흐름의 철학

경락

한국과학기술한림원

- 과학기술에 전문적 경륜과 식견을 가진 석학들을 회원으로 엄선, 각 부문별 전문성을 효율적으로 활용함으로써 국가 과학기술의 진흥과 창달에 기여하기 위해 1994년에 설립되었습니다.
- 2005년 기초과학연구진흥법 제11조(한국과학기술한림원의 설립 등)에 의거 법정기구화되었습니다.
- 독립성, 자율성 및 전문성을 바탕으로 하는 순수 민간 과학아카데미로, 편견 없는 대정부 정책자문을 통해 올바른 과학기술정책의 수립을 유도하고 있으며, 범부처적 국가 과학기술정책에 대한 자문과 건의를 통한 과학기술 발전의 장기적 비전을 제시하고 있습니다.
- 또한, 우리나라의 과학기술 선진국 진입을 위한 기초 과학기술 진흥사업을 수행하고 있으며, 외국 한림원 및 과학기술 국제기구 등과의 학술교류를 통해 과학기술 민간외교의 중심체 역할을 담당하고 있습니다.

흐름의 철학
경락

저 자 이혜정, 인창식
발행인 주정희
발행처 자유아카데미
디자인 오피에스디자인

주 소 경기도 파주시 문발동 527-2
파주출판문화정보산업단지
전 화 031-955-1321
팩 스 031-955-1322
홈페이지 www.freeaca.com
전자우편 main@freeaca.com(대표)
editor@freeaca.com(편집)

등 록 제406-2003-017호, 1980. 7. 12
제1판1쇄 2011년 12월 31일 발행
정 가 23,000원

ISBN 978-89-7338-914-8 93510

한국과학기술한림원
『석학, 과학기술을 말하다』 시리즈 ⑭

흐름의 철학

평락

이혜정 · 인창식 지음

자유아카데미

머리말

일찍이 동양에서 말하는 몸은 하나의 커다란 경락 체계로부터 그 설명이 시작되며, 이 체계를 운영함에 일명 몸의 지혜와 타고난 지능이라고도 불리우는 '정보' 형태로 이루어진 기의 세계를 활용한다. 이를 바탕으로 침이나 뜸, 한약물 및 기공 등과 같은 적극적 행동 양식이 하나의 치료자극 체계로서 등용된 것이 오늘날의 한의학이다.

우리가 살고 있는 세계는 대부분이 음과 양의 대조적인 상황, 즉 위치나 공간 및 상황의 대립 속에서 오묘한 질서와 균형을 이루고 있음을 본다.

최근 동서양의학계에서는 몸에 대한 기계적이고, 물질적인 관찰법에서 점차 자연적이고, 인간적이면서 유연한 보살핌의 차원으로 변화되는 새로운 진료패러다임 구축 논리에 관심이 모아지고 있는 중이다. 즉, 단순 치료만이 아닌 조화와 균형의 섭생, 흐름, 소통, 공감의 정신을 바탕으로 자연과 인체, 몸과 감정, 의사와 환자 사이에서 상호작용이 존재함을 인식한 결과이다.

따라서 환자와 의사의 관계 및 모든 진료 행위는 과학적 지식이라는 고정적 척도만을 통해 규정되기보다, 문화적 가치 요인을 포함한 환자 중심, 서비스 중심 및 보살핌 중심의 의료 모형으로 변화되어야 하며, 동시에 사회 저변의 삶과 건강에 대한 인식이 의료의 변화에도 영향력을 행사해 주어야 한다는 것이다.

이러한 모든 원리와 사회적 흐름을 바탕으로 한의학의 경락학적 관점에서 바라보는 우주와 세계는 어떤 모습이며, 몸의 경락을 중심으로 발전된 이론들이 주변의 삶 속에 어떻게 투영되어 있는지 등을 생각하면서, 건강과 행복을 간절히 추구하는 우리 모두에게 그 작은 해결의 실마리가 되었으면 하는 마음에 감히 본 서를 집필하게 되었다.

우선 내용의 흐름을 보면, 제 1장에서는 동양의 '기와 경락이야기'로 시작된다. 만물이 생성하고 소멸하는 원천으로서의 '기(氣)'는 우주 공간에 가득 찬 형태로 물질적 · 정신적 기운의 씨앗과도 같은 것으로, 자연과학의 법칙 또는 원리의 틀 속에서 음양오행과 더불어 동양의 사상체계 및 경락론에 많이 등장하고 있다는 사실로 그 첫 장이 열리게 된다.

헤라클레이토스의 "만물은 흐른다"라는 말도 있듯이, 만물의 역동적이고 안정적인 흐름 속에, 에너지나 생명을 담은 그 본성이 유기체인 몸으로 들어와 기의 흐름으로 나타나니, 곧 전일적 생명체계의 통합된 기능 노선으로서 경락의 활동을 이루게 한 것으로 여긴 것이다. 이러한 내용을 바탕으로 우리의 생활 속에 더불어 존재하는 기의 특성과 활용에 대한 이해를 더욱 증진시킬 수가 있을 것으로 기대된다.

이러한 경락학적 이론의 바탕 위에, 제 2장에서는 뇌신경계의 기능과 구조를 상세히 설명하면서 경락기능과의 상관성을 살펴보는 데 의미를 두었다. 뇌와 신경계의 기본 구성과 역할, 신경세포가 우리 몸과 함께 살아가는 방식들을 통해 몸에 대한 균형잡힌 이해가 생길 수 있을 것이다.

그러나 아무래도 위의 내용들은 지식체계의 바탕을 위한 설명 방식을 취했음에 조금은 딱딱하고, 지루하게 여길지도 모른다. 이러한 염려를 해소시키고자 제 3장과 4장에서는 경락의 기능과 연계되는 조화와 균형의 현상들을 삶의 저변에서 발견한 내용들과 연계시켜 풀어보고, 이어서 전인적 건강을 위한 경락음양섭생법의 일환으로 몸과 마음의 만성적 피로나 장애 등을 극복할 수 있는 여러 종류의 예나 방법들을 쉽고 재미있게 표현하고자 노력하였다.

이를 통하여 평소 누구나 경험할 수 있는 제반 통증 및 질병에 대한 이해를 포함하여 마음의 조절 및 음식 섭생의 과정 속에, 긍정적이고 적극적인 자세로 대처할 수 있는 지혜를 얻을 수 있으리라 본다.

그리고 이제 본 서의 가장 중심 사상이라 말할 수 있는 제 5장의 '창조와 흐름의 대우주와 소우주'에 조금 더 주목해주기를 바라는 마음이다.

사실 동양의 학문 그리고 한의학의 몸에 대한 인식과 그를 표현하는 언어 및 개념들은, 우주의 흐름에 조화로운 에너지 역학을 직관적으로 파악하고, 해석하고, 응용하는 방법을 터득하면서부터 고유의 모습을 만들고 다듬어 나간 것이다.

우주의 끊임없는 팽창과 탄생, 성장과 진화의 과정은, 음양의 지속적인 충돌과 변화, 성장 및 발전을 통해 소우주 인체의 생명이 탄생되고 유지된다는 한의학적 인체관, 질병관 그리고 치료법칙의 원리와 유사한 모습을 보이고 있다.

더불어 흥미로운 것은, 고대 그리스시대부터 자연의 본질과 요소를 분석하고, 그 속에 깃든 수학적 원리를 객관적으로 탐구하면서 우주와 인간의 포괄적 관계를 이해하려 했던 서양의과학의 세계관에서도 자연철학적 기반을 가지고 발전한 한의학적 정신이 함께 녹아있다는 점이다.

따라서 한의학의 전일생명체 이론은, 경락치료의 원리임과 동시에 우주와 세계 속에 존재하는 정보의 에너지로 재해석이 될 수 있다는 점에 기초하여 본 장의 내용이 서술되고 있다.

그에 대한 구체적인 예로서 '몸이 곧 문화'라는 말이 나온다. 우리의 두뇌는 직감적, 예술가적인 우뇌의 기능과 분석적이고 과학적, 기계적인 좌뇌의 기능이 서로 독립적이면서도 균형적인 조화를 이루고 있고, 그 가운데 분할된 뇌 반구의 역할 차이가 개인의 몸과 마음을 만들어낸다는 것이다.

이를 사회현상에 비유컨대 인간세계 전반에 존재하는 본성 모두에도 두 종류 세계관의 협력과 갈등이 공존하고 있음을 시사하는 것으로, 세계에 대한 이해의 근본을 현상세계 속에 존재하는 몸의 기를 통해 인식하면서 몸과 문화가 공존하며 함께 걸어온 과정을 설명하고 있다.

조금 더 들어가면 이제 하나가 된 우주와 나는 명상과 기의 세계로 안내된다. 명상을 통해 몸 안에 흐르는 지혜의 정보, 기의 자연스런 균형이 유지됨과 동시에, 의식적으로 정신신체 네트워크 안으로 들어가면서 몸과 마음의 대화에 참여할 수 있게 된다. 그 결과 몸의 생화학적 작용이 유도되고, 생리적 변화가 일어남으로써 소위 스스로 '건강을 창조' 할 수 있다는 원리에 도달하게 되는 것이다.

이제 잠시 숨을 돌려보자. 앞에 설명한 대로 우리 모두가 몸과 세계의 원리에 입각하여 올바른 삶의 방식을 취했다 하더라도 결코 피할 수 없는 것이 있다. 질병과 죽음에 대한 문제이다. 이에 제 5장의 후반부에서는 그들에 대한 긍정적인 이해와 포용의 변과 함께 양생의 길로 인도하는 경락건강학이 소개된다.

과거 르네상스시대의 문학과 철학에서는 질병과 죽음을 삶의 일부이자 보편적 가치를 지닌 것으로 인식해야만이 인생의 진정한 의미를 얻게 된다고 여겼던 반면, 금세기 의과학은 이들을 통제에 대한 최고의 도전이자 삶의 의미를 앗아가는 적으로 여기며, 공격적으로 대응해온 결과 많은 부작용이 생겼다.

따라서 우리 뇌 좌우반구에 나타나는 대립적 기능과 상호보완 협력 관계를 통해 인식되는 긍정적 사고의 유형과 방법을 소개하고, 나아가 흐름의 철학 경락론을 바탕으로 한 양생론의 예를 들어 건강을 지키고 유지하기 위한 예방의학적 메시지를 전하고자 하였다.

마무리로 들어가, 최근 인문학의 화두인 스토리텔링과 한의학이 만나는, 이른바 서사중심의학을 소개하고, 이어서 몸과 마음(bodymind)을 하나로 통일시키는 미래의학 모형을 소박하게 그려보았다.

환자를 진단하고 치료함에 과거의 경험과 현재의 상황은 매우 중요한 열쇠가 된다. 의사와 환자가 공감이라는 튼튼한 사다리를 통해 하나가 되면서 환자 콘텐츠에 맞춘 통섭의 스토리텔링 요법이 시작되면 치료의 속도도 놀랄 만큼 빨라질 수 있다는 신념으로, 몸과 마음을 통일시키는 정직한 감정, 심신 세포수준의 의사소통이 우리를 긍정의 세계로 인도해주고 건강의 기반을 이룬다는 간절한 소망을 담아보았다.

오랜 세월을 두고 쌓여진 많은 생명의 언어와 감정들을 불과 몇 달 만에 글로 옮긴다는 일은 쉬운 작업이 아니었다. 그러나 집필기간 내내 이어진 밤샘 작업에도 건강과 활력이 유지되었던 개인적인 비결로 명상 기수련의 묘미를 들지 않을 수가 없다. 특히 공저자 인창식 교수의 해박한 신경학적 지식과 임상 경험들은 한의학 이론과의 소통과 융합을 끌어내는 자료로 백분 활용되어, 전체 내용을 한결 더 살찌우게 하는 데 지대한 공헌을 하였다.

본 서를 통하여 독자들의 몸과 마음 그리고 사회 속에 소통, 공감, 화해의 씨앗이 뿌려질 수 있는 여지가 생기고, 나아가 모두에게 생기 넘치고 건강한 삶이 이루어지는 계기가 된다면 이보다 더 큰 격려와 위로가 없을 것이다.

완성된 원고를 아무리 거듭 보아도 여전히 충분치 못한 내용과 아쉬운 부분들이 계속 발견됨이 매우 부끄럽지만, 새로운 의료패러다임 구축에 대한 학문적 흐름에 공감하는 좋은 참고문헌들의 힘을 많이 받을 수 있었음에 다행스럽고 고마운 마음이다. 향후에는 이번에 단편으로 그친 몸과 마음 내면의 이야기와 치유법들이 더욱 구체적인 모습으로 다시 태어나기를 고대하며, 여러분들의 많은 질책과 충고를 기대해본다.

끝으로, 일반 독자들의 과학지식과 기술 함양을 목표로 한 회원저술사업을 통해 본 서가 나오도록 지원하고 이끌어 준 한국과학기술한림원과 자유아카데미에 깊은 감사를 드리며, 꼼꼼한 교정으로 수고해 준 유선정, 이정남 선생, 그리고 아름다운 책의 탄생을 위해 모든 과정을 이끌어 준 출판 관계자 여러분께도 감사의 마음을 전하며, 지금껏 이 길을 인도하시고 지켜주신 하나님께 감사드린다.

2011년 12월
첫 장의 불을 밝히며
대표 저자 이혜정

차례 Contents

제3장 조화와 균형의 경락 현상

제4장 전인적 건강을 위한 경락음양섭생법

차례 Contents

제1장 동양의 경락이야기

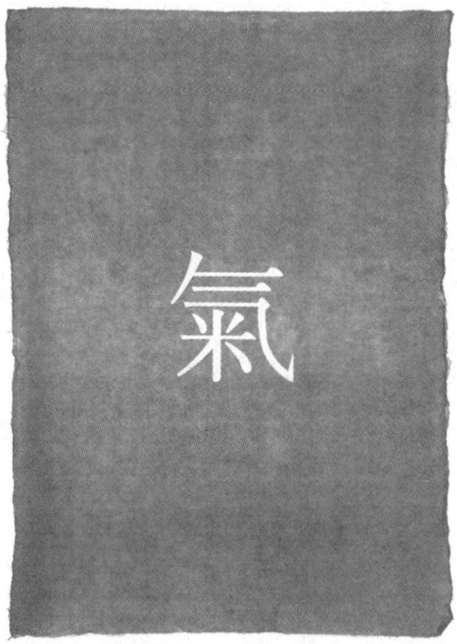
氣

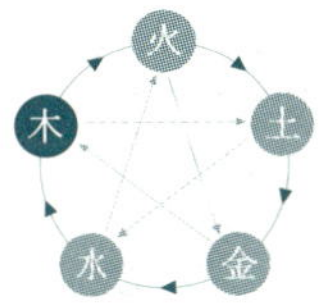

01 기란 무엇인가?

한의학이 체계를 갖춘 것은 대략 2천 년 전이다. 당시 동아시아 문명권에서는 당대 최신의 자연과학 지식과 철학 관점, 합리적인 사유검토를 거쳐 한의학 체계가 구성되었다.

따라서 지금 우리가 일상생활에서 쓰는 '기(氣)'라는 용어의 개념은 사실상 그 때 이후 계속 우리의 학문과 문화와 생활 속에 스며들어 전해왔다.

본래 기(氣)는 물질이나 어떤 대상의 에너지 상태 등을 표현할 때 사용되어 온 개념인데 자연과학의 법칙 또는 원리의 개념인 이(理)와 함께 음양오행과 더불어 동양의 사상체계에서 많이 등장하고 있다.

다시 말하면 기(氣)는 삶을 유지하는데 필수적인 삶의 시스템 안에서 순환되고 있는 물질적 정신적 기운을 내포하고 있으며, 이(理)는 삶을 의미있게 영위하고자 하는 도리의 개념을 내포하고 있다. 따라서 이 둘을 합친 이기(理氣)의 개념은 물질 및 사실의 세계와 정신 및 당위의 세계를 넘나들며 생명을 가능하게 해주는 요소를 가지고 있다고 해석되고 있다.

비유하건대, 물이 물고기를 기르는 것처럼 음양의 기가 사람을 기른다고 한 한나라 동중서(董仲舒)의 말은 우주 공간에 가득 찬 기를 잘 표현하고 있다.

장재(張載, 1020~1077)는 광대무변한 우주공간, 곧 태허(太虛)가 '기'라고 하여 만물이 생성하고 소멸하는 원천으로 삼았고 이처럼 기가 모여 여러 형태의 만물을 만들고 다시 또 흩어져 퍼지는 모양을 얼음이 얼고 녹음에 비유하였다.

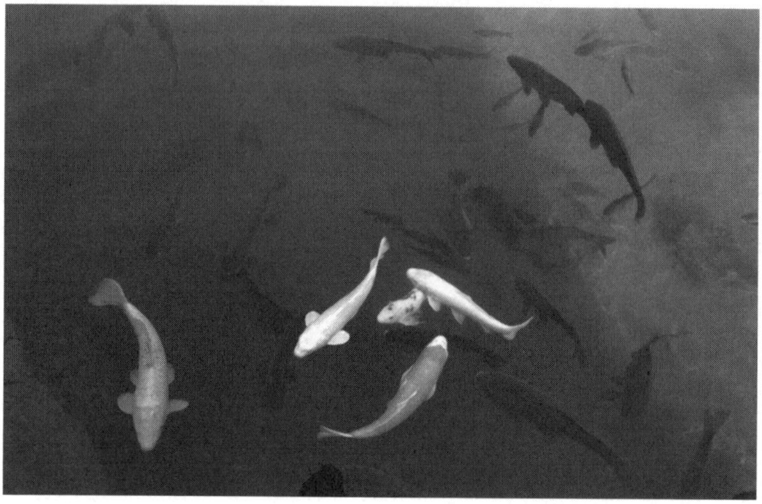

그림 1-1 동중서는 물이 물고기를 기르는 것처럼 음양의 기가 사람을 기른다고 했다.

또한 주희(朱熹, 1130~1200)는 기의 회전운동론에서 맷돌에서 밀가루가 갈아져 고운 가루와 거친 가루가 나오듯이, 기가 회전하여 삼라만상을 빚어내고, 이들 만물 모두가 합하여 통일된 자연상을 구축한다고 하였다.

이와 같이 장재와 주희의 우주관처럼 우주공간과 일체화되는 기 개념 속에는 에너지와 엔트로피 개념이 포함되어 있음을 알 수 있다. 이는 본래 동양의 자연관이 사물에 대한 열역학적 관점을 취하는 것으로 인식되면서 전체적 성질의 변화로 인한 운동에 관심의 초점을 맞춰온 결과이기도 하다.

더 나아가 16세기에는 조선 성리학의 신유학사상이 독창적 학문의 발전을 이루었음을 볼 수 있다. 장현광(張顯光, 1554~1637)의 우주설이 나온 때는 서양의 갈릴레이 갈릴레오가 지동설을 주장하며 종교재판을 받고 있던 시절이다. 이때에는 특히 우주의 시공간적 구조와 이 가운데 존재하는 만물의 생성과정 및 존재질서에 대한 관심이 고조되었으며 여기에 이기(理氣)이론이 등장하는 것이다.

따라서 우주가 단순히 물리적 실체나 시공개념만을 의미하는 것이 아니었기에 삼라만상 모든 것을 있게 하고 이를 총괄하고 품어 안는 그 무엇의 존재를 이(理)라고 규정하였고 그로서 모여 만들어진 태극 자체를 기(氣)라고 불러 우주의 허다한 변화를 가능케 하는 무궁한 존재로 표현하였다.

이러한 내용은「장회익의 물질, 생명, 인간」에 더 자세히 표현되어 있는데 이러한 본질적인 기에 이어 의학 영역에서의 기는 어떠한가? 그에 대한 검토를 하려면 우선 대상을 명확히 해야 할 것이다.

흔히들 무협영화에서 장풍으로 상대방을 쓰러뜨리는 장면을 보고 기라고 표현하는 사람들도 있다. 하지만 기가 그렇게 상대방에게 위해를 가하기 위해, 일종의 물리적 충격을 가하는 정도의 국한적 개념이 아님을 이미 우리는 살펴보았다. 자연과학과 철학의 본질적 측면에서, 혹은 의학 영역, 즉 건강과 질병의 관점에서 생명체에 대해 분석 탐구하고 진단하는 지표가 되고 치료 작용을 일으키며 생리 병리적으로 건강과 질병의 과정을 이해할 때의 전체적 개념이 바로 기인 것이다.

한의학에서 말하는, 그리고 일상생활 속에 스며든 '기'라는 개념을 탄력적으로 이해하려면 앞 서 말한 것처럼 '기'의 본래 의미 즉 한의학 형성기의 자연과학과 철학의 관점을 살펴보면서 당시 사람들의 생각과 사상을 먼저 이해하는 것이 순서이다. 첨단과학적 방법 또는 새로운 학문적 접근법을 이용하여 기의 본질을 규명하고자 할 때도 역시 동일한 이해에 기반을 두고 진행되어야 어그러짐이 없을 것이다.

잠시 책에서 눈을 떼고 주변을 둘러보자. 여러 색깔과 모양의 사물이 보이고 그리고 눈에 보이지는 않지만 우리를 둘러싸는 공기 속에 산소, 질소,

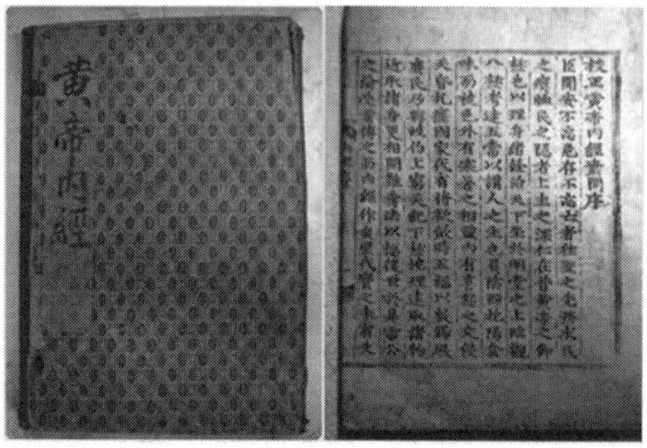

그림 1-2 『황제내경(黃帝內經)』. 대표적인 한의학 고전의 하나.

이산화탄소 등 여러 공기분자가 떠다니고 있으리라는 생각도 들 것이다. 이제, 잠시 눈을 감았다가 떠서 다시 한 번 주변을 둘러보자. 무엇이 보이는가?

옛 사람들은 우주의 모든 사물현상, 다종다양한 사물의 변화는 기본적으로 '기'의 일종이라고 보았다. 눈에 보이는 사물, 눈에 보이지 않는 사물, 정신적인 현상, 육체적인 현상, 심지어 시간과 공간조차 기의 유형의 하나라고 보았다.

한의학의 대표적 고전인『황제내경(黃帝內經)』(「영추(靈樞)」와「소문(素問)」)을 보면, 기가 모이면 유형이 되고 기가 흩어지면 무형이 된다고 하였다. 눈에 보이고 존재하면 그건 기가 단단하게 뭉친 것이고, 눈에 보이지 않는 어떤 존재나 현상이라면 그건 기가 느슨하게 흩어진 것이라는 해석이다.

기본적으로 기의 본질은 공통적으로 매우 안정되면서도 매우 유동적이기 때문에 이 세상의 모든 사물현상과 우리 인간은 서로 영향을 주고받을 수 있다. 만일 이렇게 공통적인 속성이 없다면, 즉 현대 용어로 표현해보면 현실의 사물현상은 상호작용을 하지 못하는 일종의 '닫힌 계'로 규정되고 말 것이다.

영화 '매트릭스'를 보면 어느 순간 새로운 각성이 찾아왔을 때, 이 세상의 모든 존재와 작용은 일종의 정보로, 끝없이 요동치는 빛의 물결로 보이는 장면이 나온다. 우주의 모든 사물현상이 '기'라는 본질의 여러 종류에 불과하다는 인식, 시공간과 유무형을 관통하는 본질적 속성을 이 세상의 모든 존재가 공유하며 따라서 이 세상의 존재들은 유형무형, 시간공간을 관통하여 서로 영향을 주고받을 수 있다는 인식이 바로 옛 사람들의 인식이었다.

모두 뭉뚱그려 이야기하면 하나의 '기'라고 말하지만 현실적으로 여러 사물현상은 다른 특성을 보이고 있기에, 옛 사람들은 기의 여러 유형과 존재 방식, 작용 방식에 대해 분석하여 파악하고자 하였다.

기는 그 범주와 작용 방식에 있어서 우선 기본적으로 크게 음(陰)과 양(陽)의 둘로 나누어볼 수 있다. 그리고 중간적 존재를 추가하면 생장성(生長成) 혹은 본중말(本中末)의 세 단계로 나뉜다. 또한 사상(四象)이라는 네 종류, 혹은 목화토금수 오행(五行)의 다섯 종류로 나뉘기도 한다. 세 개의 음과 세 개의 양 즉, 육기(六氣)로 나뉘고 팔괘(八卦)의 여덟 가지로 나뉘기도 한다.

또한, 인체기능을 조절하는 경락의 주요 기는 열두 유형, 즉 12경락(十二經絡)으로 말한다. 더 나아가 주역에서는 64괘(六十四卦) 유형으로 일체의 사물현상을 포괄하여 설명하려 시도하였다.

현실적으로 각 사물현상마다의 명칭과 개념이 존재하지만, 이를 개괄적으로 이해하려 하면 위와 같이 64유형으로, 12유형으로, 8유형으로, 6유형으로, 5유형으로, 4유형으로, 3유형으로, 그리고 궁극적으로는 2유형으로 대별해 인식하고 그 대별된 유형 사이의 상호 작용을 고려하여 통합적이고 우주적인 인식에 도달한다.

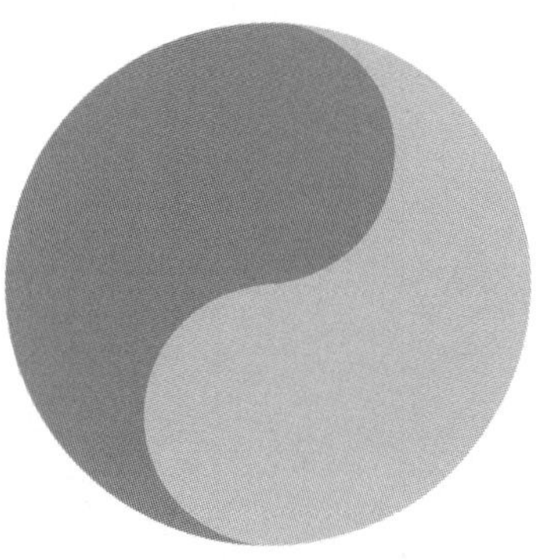

그림 1-3 태극. 태극은 음양이라는 두 속성의 공간적 상대성, 시간적 연속성, 전체로서의 조화성을 표현한다.

이러한 관점을 잘 나타내는 것이 태극이다. 우리나라 국기 중앙에 자리잡

표 1-1 기의 분화 방식

<table>
<tr><td rowspan="9">기(氣)</td><td>둘</td><td>음/양</td><td></td></tr>
<tr><td>셋</td><td>생장성
본중말</td><td></td></tr>
<tr><td>넷</td><td>사상</td><td>음(陰) → 음(陰) = 태음(太陰) → 수(水)
음(陰) → 양(陽) = 소양(少陽) → 목(木)
양(陽) → 양(陽) = 태양(太陽) → 화(火)
양(陽) → 음(陰) = 소음(少陰) → 금(金)</td></tr>
<tr><td>다섯</td><td>오행</td><td>목(木) · 화(火) · 토(土) · 금(金) · 수(水)</td></tr>
<tr><td>여섯</td><td>육기</td><td>한(寒) · 서(暑) · 조(燥) · 습(濕) · 풍(風) · 화(火) 등
음양의 여섯 가지 기운</td></tr>
<tr><td>여덟</td><td>8괘</td><td>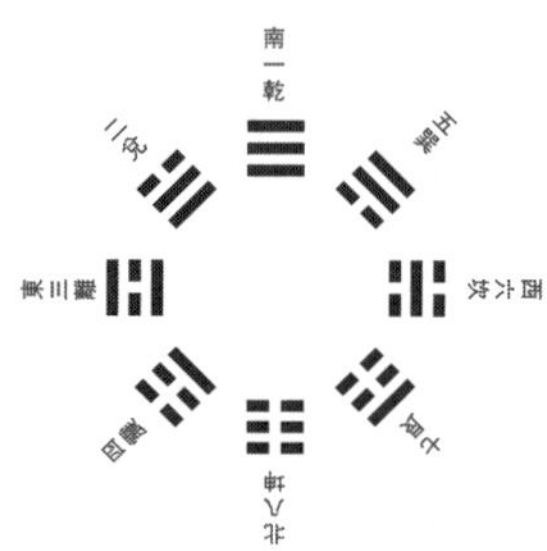</td></tr>
<tr><td>열둘</td><td>12경락</td><td>수3양(手三陽), 수3음(手三陰), 족3양(足三陽), 족3음(足三陰)
수태음폐경(手太陰肺經)
수양명대장경(手陽明大腸經)
족양명위경(足陽明胃經)
족태음비경(足太陰脾經)
수소음심경(手少陰心經)
수태양소장경(手太陽小腸經)
족태양방광경(足太陽膀胱經)
족소음신경(足少陰腎經)
수궐음심포경(手厥陰心包經)
수소양삼초경(手少陽三焦經)
족소양담경(足少陽膽經)
족궐음간경(足厥陰肝經)
※십이경맥의 유주순행 순서</td></tr>
<tr><td>주역</td><td>64괘</td><td></td></tr>
</table>

은 태극을 보면 상대적으로 존재하고, 서로 자리를 바꾸기도 하면서, 전체적으로 조화된 통일체의 모습이 잘 표현되어 있다.

요약하면, 기, 음양, 사상, 오행, 육기, 육십사괘 등은 일종의 '나는 세상을 이렇게 본다' 라고 하는 '관점' 즉, 세계관, 생명관에 해당하는 내용이다. 그러나 오늘날 우리에게 주어지는 이러한 질문은 세계가 실제로 그렇게 되어 있는가에 대한 정확한 '사실' 을 추구하는 서구적 방법론과는 다소 거리가 있어 보이는 것이 사실이다.

그렇다면 '기' 에 대해 이해한다거나 '기' 의 실체를 밝힌다고 하는 말의 뜻은 무엇인가? 우주의 유형 무형의, 시간과 공간의, 정신과 육체의 일체 사물현상이 '기' 이므로 기존의 자연과학적 지식의 사물현상과 전혀 다른 별도의 실체가 존재하리라는 가정에서 기의 이해 작업이 시작된다면 그것은 매우 잘못된 견해이다.

탄소를 연구하는 학자가 있다면 그는 탄소라는 기를 연구하는 것이다. 철학자들은 우주와 생명체 현상 속의 기를 탐구하면서 삶의 정체성을 이해하려는 것이다. 경제학으로 인간사회를 이해하길 원하는 사람은 그런 기로서 인간사회를 이해해보려는 것이다. 신경학자는 신경계라는 기를 연구하는 학자이고, 분자생물학자는 DNA를 비롯한 분자적 관점에서의 기를 연구하는 학자이다.

한편 '기' 라는 개념은 현실의 개별 사물현상을 모두 그대로 포괄할 뿐만 아니라 반대쪽 다른 측면의 문제의식을 제기하기도 한다. 태극의 다른 한 쪽의 현상은 물론이고 더불어 태극의 음적, 양적의 두 측면이 이루어내는 온전한 전체성에 대해서도 눈을 크게 뜨고 바라보아야 한다.

개별적인 이해와 분석을 넘어서서, 그 개별 기와 반대편 다른 종류의 기는 어떤 관계이고 어떤 작용을 주고받는지, 그렇게 하여 구성되는 온전한 전체는 어떤 모습인지에 대해서도 깨어 있어야 할 것이다. 그것은 곧 우리가 살아가고 있는 우주 전체이기 때문이고 그 우주에서 생명의 모든 현상이 발휘되고 발전되어 나가기 때문이다.

따라서 '기'의 실체를 규명하겠다는 문제의식은 하나의 단편적, 부분적 현상이 전체의 모습인양 오해될 소지가 많은 탓에 그 출발과 방향이 잘못된 곳으로 인도될 가능성이 많다. 오히려 현대과학이 밝혀 놓은 단편적, 부분적 존재와 사실 사이에서 발생되는 역동적 상호관계에 대한 탐구 속에 '기' 개념의 활용가치와 의의가 더 커질 수 있다고 여겨진다.

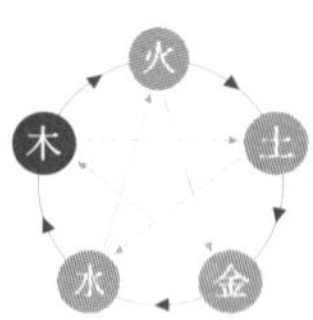

02 경락의 개념과 형성과정

경락, 어려운 주제이기도 하고 오해가 많은 주제이기도 하다. 대학에서는 학문으로서의 경락학을 연구하고 교육하며 병원에서는 경락을 다스려 병을 치료한다. 반면 생활 주변에서는 마사지와 지압을 통해 피부미용과 피로회복에 도움을 받고자 한다. 경락을 눈으로 보았다는 사람들도 있고 경락에서 어떤 신호를 측정하였다는 사람들도 있다.

경락이라는 용어 역시 우리의 문화와 전통 속에 너무도 익숙하게 자리한 개념이어서 자칫 합리적 의심과 비판적 성찰을 통해 객관적으로 조명해보지 못하고 잘못된 선입견을 갖게 되기도 한다. 눈으로 보았다는 사람이 말하는 경락, 마사지에서 말하는 경락, 학문으로 연구하는 경락이 제각각 다른 개념이라면? 그것은 아마도 경락의 참 본질을 모른 채 극히 일부분의 의미만을 드러내어 탐구하고 활용해 온 결과일 수도 있다.

그렇다면 정말 경락이란 무엇인가?

경락은 한의학에서 사람의 기능과 구조를 이해하는 기본 골격이며, 임상에서는 진단상 맥진이나 촉진 방법, 치료상 약물 처방과 침구학적 처치와 직접 관련된다. 주로 인체의 상하/수직 방향으로 분포하는 굵은 줄기를 경(經) 혹은 경맥(經脈)이라 부르고, 주로 경맥 사이를 가로지르며 가지처럼 분포하는 가는 줄기를 낙맥(絡脈)이라 부르며, 이 둘을 합쳐서 경락이라 말하는 것이다. 인체를 진찰하기 위해 맥을 짚었던 팔목 부위가 바로 경락 중 일부 지점이며, 이곳 외에 다른 여러 지점에서 맥박 외에 여러 촉진상 특성을 살폈고, 침이나 뜸을 시술할 때 주요 근간으로 삼았던 곳이 경락이다.

옛 사람들은 분명 경락 개념에 대한 확신을 가졌기에 진찰이나 치료 시 중요한 이론적 근거로 활용하였고, 사람의 생명활동을 이해하는 데에 적용하였다. 허리나 다리가 아플 때 머리를 문지른다든가 어떤 자극을 주는 방식의 치료는 어느 문화 · 전통에나 존재한다. 하지만 서양에서는 피부를 통해

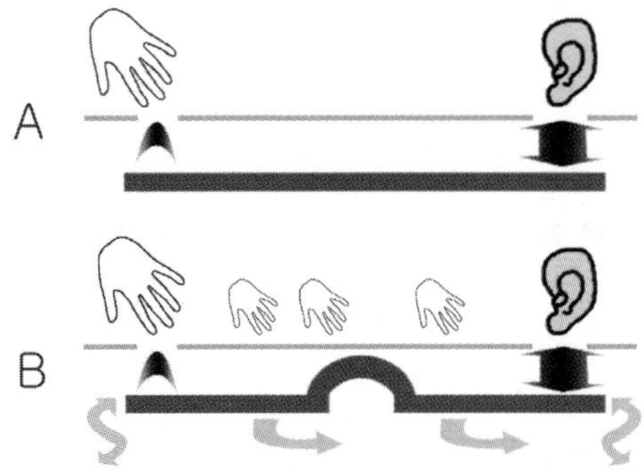

그림 1-4 A. 경락개념의 최초형태. 사지 말단의 맥동처와 머리몸통 부분의 병증 사이의 진단적 치료적 연관관계에 대한 인식을 얻음. B. 경락개념의 변화발전. A 단계의 초보적 인식을 바탕으로 중간 경로상의 여러 진단, 치료 지점에 대한 가정과 임상적 경험을 통해 경락의 노선이 복잡하게 다듬어진다. 나아가 몸통 속 장기와의 연관관계도 상정하게 된다.

자극을 주는 방법이 체계적으로 발달되지 못하고 유독 동양에서 침구학, 경락학이라는 독특한 의학으로 발달되었다.

단순히 국소 자극을 주어 해당 국소 병증에 대한 효과를 기대하는 수준이라면 별도의 체계가 필요하지 않았을 것이고, 그 방향으로 발달하기도 어려웠을 것이다. 그러나 한의학 침구 · 경락 분야에서는 단순히 국소 효과 외에 멀리 떨어진 부위와 관련된 진찰과 치료가 가능하다고 말하면서 그러한 원격치료, 원격진찰의 밑바탕에 경락 개념을 두고 있는 것이다.

즉, 원격진료는 해당 병증과 관련된 국소 부위를 넘어서 몸의 상하 좌우 전후 및 내외로 연계되는 경락의 특성을 염두에 두고 발전된 것이며, 이에 경락과 장부와의 관련성은 더욱 깊어져, 비록 질병 발원지에서 먼 곳에 위치한 경락을 자극해도 내부의 해당 질병이 치유되는 원리가 존재하게 되는 것이다.

경락이라는 개념은 역사의 산물이다. 오랜 경험과 통찰 속에 경락에 대한 인식이 형성되고 또한 형성된 후에도 역사적 변천을 겪어 온 가운데 오늘날 경락 체계의 골간은 한의학이 형성된 시기, 즉 대략 2천 년 전에 만들어졌다.

당시의 사람들은 대우주 안에서 일어나는 탄생과 소멸의 과정이 소우주인 사람의 삶 전체에 그대로 투영된다고 느끼고, 이러한 원리가 우리 몸 안에서 전일적 생명체계의 통합된 기능 노선으로서 커다란 정보 네트워크인 경락의 활동을 이루게 한 것으로 여겼다.

그렇다면 어떤 과정을 거쳐 무엇을 근거로 만들어졌을까? 눈으로 보고 손으로 만져 보았을까? 아니면 전기적 특성을 측정했을까? 옛 문헌에 기록된 경락에 대한 설명을 보면 실제로 당시 사람들의 해부학적 지식도 일부 반영되었음이 쉽게 확인된다.

혈관 혹은 신경과 흐르는 방향이 비슷하고 일부에서는 거의 일치하며 실제로 어떤 지점에서 경락은 맥박이 뛰는 곳으로 묘사되기도 한다. 그러나 혈관이나 신경 등 해부학적 구조물과 일부 비슷한 점을 보이는 것 이상으로 온전히 일치하지는 않으며, 오히려 혈관이나 신경의 범위를 넘어서는 많은 내용이 경락이라는 개념 속에 포함된다.

경락의 형성과정과 그 속에 담긴 핵심 과정은 다음과 같이 간략히 정리해 볼 수 있다. 머리나 몸통에 어떤 병증이 있을 때 팔다리 특히 손발 인근의 특정 지점의 촉진상 특성이 관찰되는 현상, 그리고 손발 인근의 특정 지점에 자극을 주었을 때 멀리 떨어진 머리나 몸통 부위의 병증이 치유되는 현상이 인식되었다. 예를 들면 치통이 있을 때 손 부위 어떤 지점에서 맥박이나 감각이 평소와 다른 양상을 보이고, 그 부위에 자극을 주면 치통이 가라앉는 경험을 통해 손 부위의 특정 지점과 치아 부위 사이를 이어주는 어떤 기전에 대해 인식하게 된다.

이렇게 멀리 떨어진 인체 부위 간의 긴밀한 연관성을 설명하기 위하여, 인체 기능과 구조에 대한 지식을 참고하고 또 자연과학적 용어와 개념을 응용하여 원격부위를 이어주는 체계가 상정되는데 그것이 바로 경락이다.

오랜 세월 속에서 임상적 진찰과 치료상 경험이 누적되고 또 이론적 성찰이 결합되면서 경락체계는 점차 몸의 왼쪽과 오른쪽, 위와 아래, 얕은 부위와 깊은 부위, 신체 표면과 내부 장기, 정신과 육체, 감정과 이성을 포괄하여 서로 멀리 떨어진 부위 상호 간의 진단적, 치료적 영향을 설명하는 체계로 발전된다. 그 중에 전형적이고 대표적인 노선이 12경락을 포함하여 임맥, 독맥이 있고 옛 문헌을 보면 이들 노선 외에도 많은 연결체계들이 경락의 범주에 포함되어 있다.

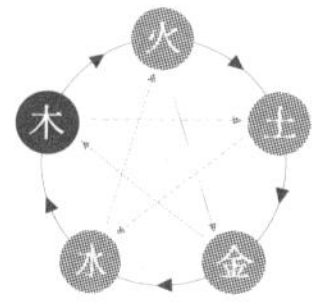

03 경락은 눈에 보일까?

과연 경락이란 눈에 보이고 손으로 만져지는 실체인가? 특정한 전기적 특성이나 온도분포를 나타내는 노선인가? 아니면 어떤 분자구조체가 흐르고 분포하는 일종의 맥관인가? 이에 대한 확실한 해답은 아직 규명된 바가 없다. 옛 사람들은 경락을 보고 그렸던 것인가? 오늘날 첨단과학 문명의 이기를 통해 경락을 볼 수 있는가? 많은 사람들이 이러한 의문을 제기한다.

경락을 눈으로 보기 위해 혹은 어떤 측정기기로 측정해 내기 위해 다양한 현대과학적 연구 도구가 동원되기도 하였다. 전기적 특성을 측정하거나 적외선으로 체열을 측정하거나 체표면에서 분출되는 미량의 가스를 측정하기도 하였다. 기존에 알려진 혈관계나 림프계 외의 또 다른 체액 순환계통을 탐색하면서 그것이 경락일지도 모른다는 관점도 제시되었다.

만일 경락의 해부조직학적 혹은 생리학적 실체가 밝혀진다면 인체에 대한 새로운 차원의 이해를 가능케 하는 현대과학의 새 지평이 열릴지도 모른다는 기대도 있었다. 다만 눈에 보일지 모른다는, 손으로 만져질지 모른다는, 특정한 전기적 특성을 가질지 모른다는 가설하에 지금까지 여러 연구가 진행되어 왔다.

그러나 여기에서 한 가지 놓치지 말아야 할 것이 있다. 옛 사람들이 생각하였고 기록으로 남긴 경락, 오랜 세월을 거쳐 오늘날까지 임상에서 중요하게 활용되는 경락의 참 모습을 밝히기 위한 올바른 방향성의 정립이다. 찾고 싶은 그 경락의 본질이 무엇인지, 어떻게 임상치료 차원에서 활용되어 왔는지 등의 핵심 개념을 모른 채 무작정 나아간다면, 마치 현재 위치가 어디인지, 어디에서 와서 어디로 가는지도 확인하지 않고 무작정 열심히 달리는 모양과 크게 다르지 않을 것이다.

그렇다면 경락의 범주에는 눈에 보이는 별개의 어떤 해부조직학적 실체도 포함되어 있는 것인가? 앞에서 지적했듯이 경락이라는 개념이 고대 동양인의 세계관 속에서 생성된 기의 본질을 바탕으로 형성된 개념이므로 옛 사람들이 생각했던 경락 초기개념을 먼저 이해하는 것이 순서일 것이다.

경락이라는 명칭은 앞서 말한 것처럼 본래 경맥과 낙맥의 합쳐진 표현이지만, 일반적으로 설명할 때는 피부 밑 깊숙이 자리하며, 삼음 삼양의 속성과 내부 장기와의 관련으로 이름 붙여진 12경맥을 대표해 경락이라 말하기도 한다. 이에 대해 『황제내경』에서는 경락에 대해 우선 체표면에서 눈에 보이지 않는다고 설명한다.

> 경맥은 근육 사이를 지나며 깊은 곳이어서 보이지 않는다.
>
> 얕은 곳이어서 보이는 것은 낙맥이다.[1)]

옛 사람들의 경락에 대한 기술 중에는 혈관, 신경 등 눈에 보이는 해부학적 구조물에 대한 설명으로 이해되는 구절도 있는 것이 사실이다. 예를 들면 발목 내측을 통과할 때 밖으로 드러나 보이는 족태음경락[2)]을 설명할 때 그러하다. 그러나 '경맥은 눈에 보이지 않는다' 라고 한 『황제내경』의 말을 상

---

1) 經脈十二者(경맥십이자), 伏行分肉之間(복행분육지간), 深而不見(심이불견), 諸脈之浮而常見者(제맥지부이상견자), 皆絡脈也(개락맥야). —「영추(靈樞)」, 경맥편(經脈篇)
2) 其常見者(기상견자), 足太陰過于外踝之上(족태음과우외과지상), 無所隱故也(무소은고야).—「영추(靈樞)」, 경맥편(經脈篇)

기시킬 때, 위에서 말하는 것은 낙맥의 범주에 속한 경락의 한 물줄기, 지선에 해당된다고 볼 수 있다. 따라서 경락을 논함에 별개의 해부학적 구조물의 존재를 가정하는 것은 옛 사람들이 인식한 경락의 본개념과는 거리가 멀다는 것을 알 수 있다.

즉, 경락 개념을 잘 이해하고 활용함에는 해부조직학적 구조물이 필수 요소가 아니며 오히려 임상적 유용성 여부가 필수 구성요건이다. 예를 들어 정신적으로 육체적으로 몸 내부에 혹은 멀리 떨어진 부위에 병리적 변화가 진행될 때 몸의 어느 곳에선가(가까운 곳이든 멀리 떨어진 곳이든) 피부 가까운 지점을 손으로 더듬어 관찰해 보면 촉진상 변화가 관찰이 되고, 그렇게 촉진상 변화를 보이는 지점을 잘 찾아 적절하게 자극을 가하면 몸의 다른 곳에서 진행되

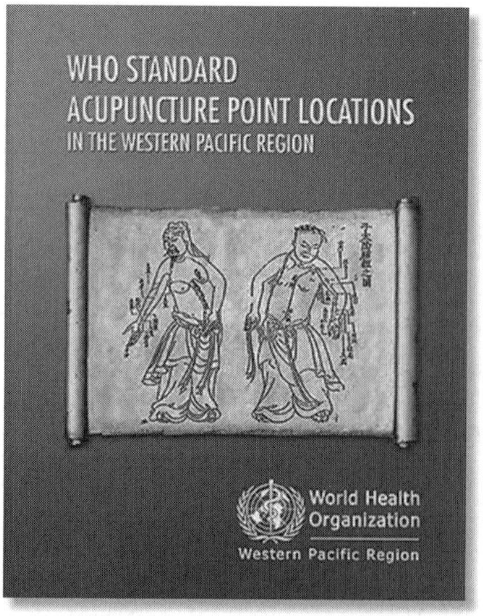

그림 1-5 표준경혈위치에 대한 WHO 전문가 합의안. 361개 표준 경혈의 명칭, 위치설명, 위치그림 등이 정리되었다.

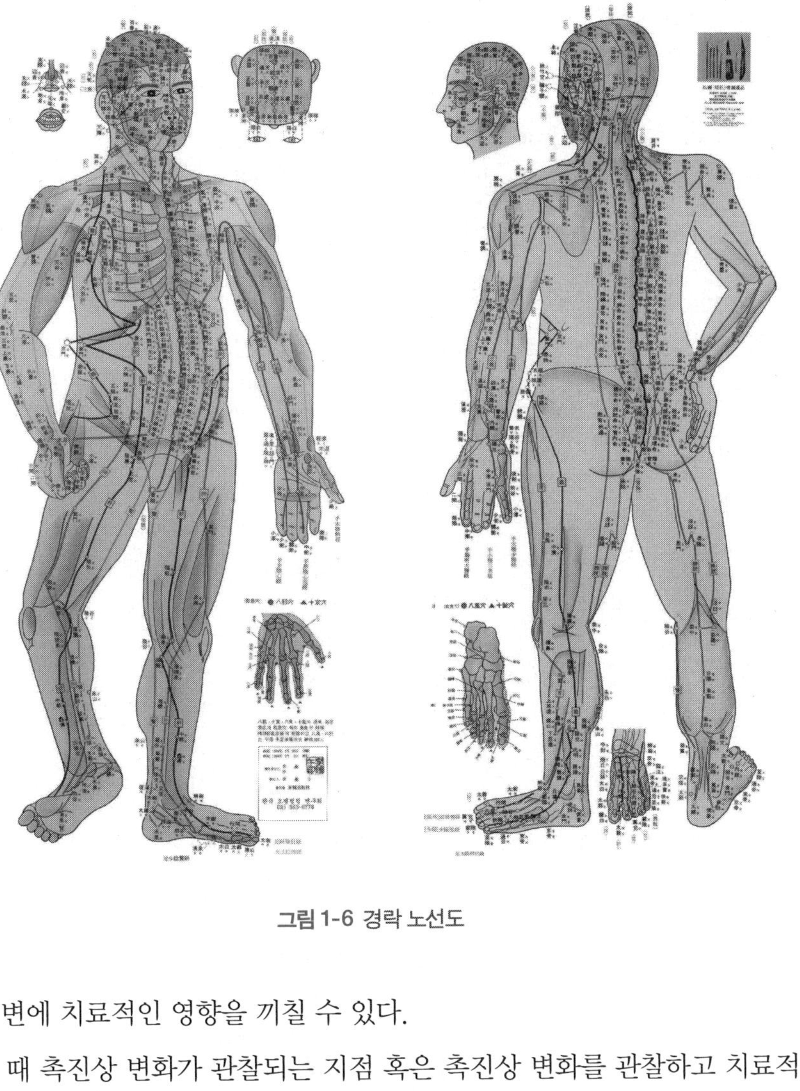

그림 1-6 경락 노선도

던 병변에 치료적인 영향을 끼칠 수 있다.

이 때 촉진상 변화가 관찰되는 지점 혹은 촉진상 변화를 관찰하고 치료적 자극을 가하게 되는 지점이 바로 혈위(穴位, 경혈)이고 혈위와 멀리 떨어진 부위와의 연결 관계를 설명해주는 인체 기능 체계가 바로 경락이다.

옛 문헌에는 수많은 혈위와 경락이 설명되어 있는데, 정의상 기존 문헌에는 설명되지 않은 지점이나 노선이라 할지라도 체내의 변화가 체표로 반영되는 지점 혹은 체표에서의 반영을 관찰하여 자극을 가할 때 치료적 효과를 거둘 수 있는 지점은 혈위와 경락으로 설명할 수 있다.

하지만 간편한 학습과 체계화의 필요성 때문에 가장 전형적이고 대표적인 혈위와 경락을 중심 체계로 하여 추려지고 기록되면서 일부 내용이 첨삭 수정되는 역사적 과정을 거쳤다.

가장 최근의 설명 방식으로서 21세기의 의학계에는 가장 기본적인 혈위와 경락 체계로서 361경혈, 12경맥에 임맥–독맥을 합한 14경맥이라는 표준안이 세계보건기구 (WHO)를 통해 제시되었다.

경락 연구를 위해 기존에 있었던, 가시적이고 조직학적인 관점에서 물질 구성을 관찰했던 연구, 전기적 특성이나 생화학적 변화를 관찰했던 연구 등 소위 과학적 입장에서 접근했던 연구 중에는 이러한 경락과 혈위의 핵심 구성요건 즉 진찰과 치료상의 유용성을 보이는 지점과 체계라는 차원의 의미에 대해서는 전혀 보여주지 못한 연구들이 상당수였다.

즉, '경락' 이라는 용어를 쓰기는 했으나 그 연구의 대상과 내용이 옛 사람들이 생각했고 오늘날에도 한의학 임상에서 적용되는 경락의 진실성 그 자체를 보여주지 못하는 연구들이 많았다는 말이다. 실제는 경락이 아니라 개인적으로 가지게 된 어떤 선입견이나 새로운 논리 및 현상에 대해 탐구하면서 용어만 경락이라고 한 것인지도 모를 일이다.

결론적으로, 경락이란 인체의 정신과 육체의 변화나 현상이 체표 쪽으로 반영된다는 이론하에, 임상적 촉진의 근거가 되며, 촉진상 변화가 관찰된 그 부위에 자극을 가했을 때 긍정적 치료반응이 유도될 수 있다는 경험에 기초를 둔 경락–장부의 정보네트워크 선인 것이다.

04 혈위(경혈)는 어떻게 활용되나?

한의학의 고전인 『황제내경』은 혈위(穴位)에 대해 "혈도(穴道), 수혈(輸穴), 공혈(孔穴), 기혈(氣穴) 등으로 불리어 온 혈위는 체표와 경락, 장부가 서로 연계되어 통하는 점이고, 맥기(脈氣)가 나오는 빈 틈새이며, 또한 침 뜸 시술의 자극점이다"라고 정의하였다.

또한 이러한 혈위가 일정 경락과 상호 연계를 갖고 있는 것을 '경혈(經穴)'이라 칭하며, 민감한 부위와 압통이 느껴지는 점과 질환 부위에 정한 혈위를 '아시혈(阿是穴: 아! 바로 거기.)' 이라고 칭하였다.

이 모든 혈위의 개념을 통칭하여 '이통위수(以痛爲輸)' 라고 표현하였는데 이른바 압통, 민감 등의 반응으로 진단도 할 수 있고 침이나 뜸으로 치료도 할 수 있는 점들을 혈위로 삼아 활용했다는 의미이다.

혈위를 활용하던 최초의 시기에, 사람들은 칼이나 날카로운 것에 찔려 손상을 입은 자상이나 화상과 같은 우연한 자극으로 인하여 그 부분의 질환이나 통증이 경감 또는 치유되거나, 침 뜸, 안마 등을 통하여 통증이 완화되는 등, 오랜 경험의 축적을 통하여 점차 혈위가 치료에 응용될 수 있음을 인지하기 시작하였다.

그러한 부단한 과정과 경험을 거쳐 혈위에 대하여 비교적 명확한 인식을 가지게 되었고, 혈위는 몸의 내부와 연계되는 통로가 됨을 알게 되었으며 이를 한의학에서는 '경락(經絡)' 이라고 칭하였던 것이다.

선사유적지 등을 발굴 조사하다보면, 원시시대 질병이 발생되었을 때 주변의 일상 환경 및 도구를 활용하여 적극 대처한 흔적들이 많이 발견되곤 한다.

어릴 적부터 많이 들어온 "어머니 손은 약손"의 의미는 배가 아픈 어린 자녀들에게 베풀었던 어머니의 따뜻한 사랑의 표현이기도 했다. 또 한편으로는 어느 일정 부위가 아플 때 그 아픈 곳을 치유의 손으로 문지르거나 눌러줌으로써 통증이나 증상을 경감시킨 대표적인 임상 사례라 여길 수도 있다.

이와 같이 아픈 그 부위를 문지르거나 눌러서 치료했던 초기 단계 혈위를 아시혈(阿是穴)이라 명명하였으니 우리 온 몸에 퍼져 있는 땀구멍 하나하나, 머리털이 나있는 모공 하나하나를 다 혈위라 칭하여도 과언이 아니다.

그러나 점차 사람들의 질병이 복잡해지고 다양해지면서 장부(臟腑-오장육부의 줄임말)를 활용한 치료이론이 발달되었고, 그에 연계된 경락이론이 보다 체계화되면서 경락-장부 관계를 조절하는 혈위의 특정 효과가 세세하게 탐구되기 시작하였다.

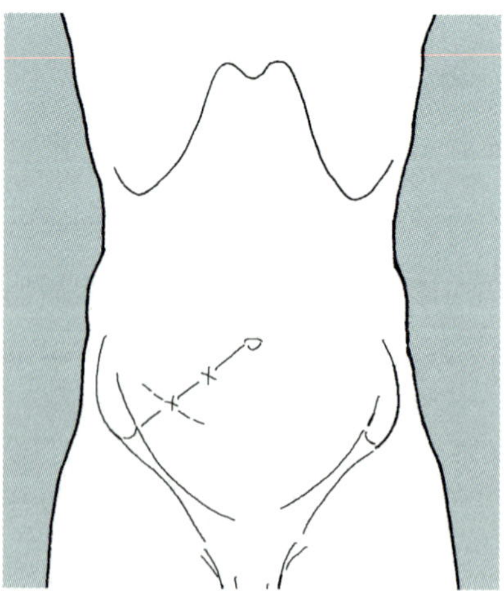

그림 1-7 맥버니점(McBurney's point). 막창자꼬리(충수)와 배꼽에 이르는 선에서 가쪽 1/3에 해당하는 지점에 있다. 막창자꼬리에 염증이 생긴 경우 이곳을 누르면 뗄 때 강한 통증을 느끼며 막창자꼬리절제술을 실시하는 부위이다.

앞에서 정의하였듯이 혈위는 침구치료 시 치료효과를 얻기 위해 자극을 가하는 특정 지점이며, 환자를 진찰할 때 질병의 상태를 파악하기 위해 임상의사의 시각, 촉각, 온각 등 감각을 이용해 환자의 체표면에서 관찰하게 되는 병리적 지점이다.

동시에 혈위는 인체의 생리화학적 차원의 대사기능과 정보활동이 활발하게 이루어지는 지점이고, 이를 한의학 용어로 설명하면 기혈 순행이 활발하게 이루어지는 특정 지점이다. 또한 진단적, 치료적 관점에서 보면, 몸 전체 또는 내부, 아니면 멀리 떨어진 어떤 부위와 서로 반응을 주고받을 수 있다고 보는 체표면의 어떤 특정 지점이다.

『황제내경』에서 설명하는 혈위의 핵심 개념은 아래와 같다.

> 혈위는 신체에서 반응이 들고 나는 지점이다. 피부, 근육, 힘줄, 뼈 등 해부조직학적 구조물 개념은 아니다.[3)]

즉 체내 장부의 생리 · 병리적 변화와 체표 어느 지점 조직의 변화가 서로 반응을 보이고 영향을 미치는 관계가 있을 때 이러한 체표 쪽 지점을 혈위라 한다. 진찰 측면으로는 체내 변화에 반응하여 나타난 체표 쪽 지점에서의 변화를 관찰하여 진찰 정보를 얻고, 치료 측면으로는 체표 쪽 해당 지점에 침이나 뜸 등 어떤 자극을 가함으로써 신체의 정상적 변화를 유도하는 치료 행위를 가할 수 있다.

이를 바탕으로 고전 한의학에서는 인체의 다양한 질환에 대하여 전신의 피부, 근육, 골막에 걸쳐서 다양한 질환에 미세한 기능적 변화까지 포괄하는 이러한 반응점을 분석하고 그에 대한 치료경험을 축적시켜 왔다.

사실 현대의학에서도 이와 비슷한 개념으로서 몇몇 질환에서 해당 반응점에 대해 잘 알려진 것이 있다. 예를 들어 급성 막창자꼬리염(충수염) 때 복

3) 所言節者(소언절자), 神氣之所遊行出入也(신기지소유행출입야), 非皮肉筋骨也(비피육근골야). —「영추(靈樞)」, 구침십이원(九針十二原)

부의 오른쪽 아래 부분의 맥버니점(McBurney's point)에 압통이 관찰되는 것을 볼 수 있다.

혈위의 종류로는, 먼저 가장 전형적인 예로서 12개 경맥과 임맥 · 독맥을 합한 14경맥상의 361개 경혈을 들 수 있다. 그리고 이들 경혈과는 별도로 경험적으로 많이 활용되어 온 기혈 및 신혈, 그리고 기타 혈위의 조합 등 여러 부류가 있다. 이들은 대부분이 환자의 특정 부위를 통하여 압통점 혹은 유발점의 형태로 해당 질병의 존재를 시사해 준다. 마치 숨바꼭질할 때 술래가 찾아다니는 그림자처럼 임상의사에게는 매우 고마운 것이 혈위이다.

즉 전신 체표 쪽 피부, 근육, 골막 등 조직 어디든 몸 상태의 변화에 따라 예민한 압통을 나타내거나 만졌을 때 딱딱해지거나 물러지거나 붓거나 기타 어떤 반응이 나타나는 점, 혹은 체표 쪽 조직에 침이나 뜸 기타 다양한 방식으로 자극을 줄 때 몸에 치료적 반응을 유발할 수 있는 지점은 모두 혈위에 해당된다.

그래서 고전 침구학 기록에는 침구 시술 시 환자의 반응을 세심하게 살피면서 반응 유무에 따라 그리고 반응의 방향에 따라 침구 자극을 조절한다는 언급이 많다. 치료적 반응을 제대로 얻어냈는지, 득기(得氣)의 여부가 혈위를 올바로 선택해 올바로 자극했는지를 가늠하는 기준이었기 때문이다.

따라서 침 치료 시 경락과 혈위 선정의 중요성과 함께, 원하는 치료 효과를 얻기 위한 기술은 매우 중요한 것이다. 낚시를 할 때 물과 고기의 흐름을 잘 파악하고 원류를 찾아 고기가 많이 있을 법한 곳에 올바른 규격의 낚싯대를 드리워야 만이 원하는 만큼의 고기를 얻을 수 있는 원리와 같다.

최근 경락에 관한 논쟁과 마찬가지로 혈위가 눈에 보이는 별개의 해부조직학적 특성을 지닌다든가 혹은 전기적 특성과 같이 특정 생리 특성을 나타낸다는 가설 아래 여러 연구가 진행되었다.

그러나 이와 같은 혈위의 임상적 중요성과 가치로 미루어보아, 혈위에 독특한 해부학적 구조물이 있으리라는 가정 아래 진행된 연구나 임상은 고전의 핵심 내용을 간과했을 가능성이 높다. 즉 체내의 어떤 변화, 주로 병리적 변화라는 전제조건을 염두에 두지 않은 체표 조직에 대한 단순 관찰은 혈위 개념의 핵심 요소를 빠뜨린 추론에 불과했을 것이다. 그리고 신체에 치료적 반응을 유도하지 못하는 체표 쪽 조직에 대한 자극 역시 혈위에 대한 자극이라고 보기 어려울 것이다.

하물며 혈위에서 작용하는 부분적 현상이나 변화만 가지고 기와 경락의 실체를 밝혀보겠다는 일부 과학자들의 최근 몇 가지 시도는 옛 사람들의 모호한 개념과 용어를 그대로 차용했을 뿐이므로 실체적 사실 규명에는 긍정적인 기여를 하기 어려울 것으로 보인다.

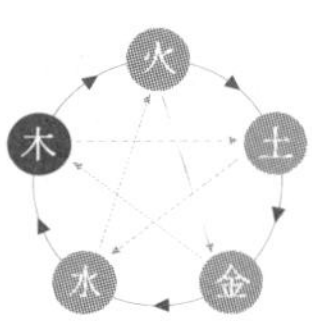

05 혈위의 특이성에 대한 토론

1970년대 초기부터 현대 의학적 지식이 한의학 영역에 더욱 깊이 활용되면서 '혈위는 체내의 일정한 조직 및 그 속에서의 기능이 체표에 반영된 것이며, 여기에는 신경 · 혈관 · 근육 및 기타의 조직이 포함되는 것' 으로 이해하기 시작하였다. 실제로 많은 혈위가 신경과 신경 사이나 그 분지의 분포부위에 해당된다는 연구 결과를 보여주기도 하였다.

한의학에서는 혈위가 침구치료의 자극점이라는 것과 함께 질병의 반응점으로서도 존재의 의의를 가지고 있음을 기초로, 이 두 가지 면이 상호 결합된 경락이론의 바탕하에 임상치료가 발달되어 왔다.

반응점이란, 국소에 나타나는 자발성의 동통이나 검사에 의해 알 수 있는 압통, 과민반응, 피부의 색과 윤기의 이상, 전기저항의 저하 등의 현상을 포괄하는 것이다. 반응점에 대한 이러한 검사는 혈위가 진단상의 가치를 갖고 있음을 말해주고 있기 때문에 임상 응용에 있어서도 이들 과민점을 찾아 침구의 치료점으로 삼는 근거가 되는 것이다.

이러한 혈위의 발전과 분류에도 나름대로 그 역사성이 존재하는데 첫째가 혈위 미정단계이다. 동양의 천인합일(天人合一) 자연사상에 기초한 의료발달 초기에 사람들은 질병을 이기기 위해 원시적 침자극을 포함한 어떠한 형태의 자극을 몸 전체에 시술하기 시작하였다. 이것이 국소 취혈의 시초이며 이통위수(以痛爲輸) 개념의 시작으로, 규정된 부위도 명칭도 없이 혈위는 마치 촘촘한 그물눈처럼 존재하였다.

그러나 반복되는 의료경험을 통하여 사람들은 어떤 병증에 어느 혈위를 시술하면 좋은지, 또한 그 혈위는 어느 한 병증에만 효과가 있는 것이 아니라 다른 병증에도 효과가 있다는 것 그리고 국소의 병증만이 아니라 원격부위의 병증에도 효과가 있다는 것 등을 깨닫기 시작하였다. 이 시기에는 사람들이 매우 많은 치료적 경험을 축적함으로써 혈위의 위치상의 특징과 특정 치료 작용을 인식하게 되면서, 구체적으로 혈위의 위치를 확정하고, 그 혈위에 이름을 붙이게 되는 발전단계가 이어졌다. 이 때가 혈위의 명명단계(이름을 붙이는 단계) 이다.

그 다음이 혈위의 계통화 단계인데, 장기간에 걸친 많은 경험 결과 혈위에 대한 인식도 한층 더 깊어졌다. 즉 혈위가 개별적으로 고립되어 국부적으로 단일화된 작용만 하는 것이 아니라 전체적으로 연관된 각종 작용을 하는 것으로 인식하게 된 것이다. 이와 같은 유기체의 네트워크적 통합 개념을 통하여 경락-혈위의 맥락이 보다 구체적으로 인식되었음을 알 수 있다.

따라서 혈위를 떠나 경락만을 논한다면 경락의 개념을 파악할 수 없을 것이며, 경락의 개념을 떠나 혈위만을 본다면 인식의 범주는 최초의 원시적 단계를 벗어나지 못할 것이다.

물론 개념의 출발 차원에서 혈위가 먼저인가 경락이 먼저인가 하는 문제는 의사학적 관점에서 여전히 논란이 되고 있다. 그래도 우리는 침구경락학적 임상을 논함에 양자를 반드시 결부시켜 생각하지 않으면 안 된다. 즉, 혈위는 경락이론을 형성하는데 있어서 중요한 하나의 열쇠가 되었던 것이며, 경락은 또한 혈위의 계통적 분류를 이론화한 것으로, 여전히 침구임상의 중요한 이론적 근거가 되어주고 있기 때문이다.

침구임상에서 혈위의 존재가 갖는 의미는 사람에게 질병이 왔을 때 이를 치료하기 위해 작전상 동원되는 특수기동대의 역할과 같다. 세밀한 진단을 통하여 장부의 질환과 관련된 경락과 혈위가 선정된 이후에는 침구의 도구를 활용한 단순 자극만이 대두되는 것이 아니다. 일정한 치료이론의 규칙에 따라 다양한 형태의 혈위 선정과 혈위 배오(혈위 짝짓기) 방법 및 침 보사자극법들이 함께 등장함으로써 질병에 대응하기 위한 전력 강화가 있게 되는 것이다.

침자극법에 대하여 좀 더 깊이 살펴보자. 일반적으로 활용되는 자극을 보면, 아시혈 등의 응용은 '점'의 개념을 활용하는 단순자극법이 되고, 혈위 배오법 등의 응용은 경락의 '선', 즉 '통로'의 개념을 활용하는 복합자극법이 된다. 이어서 경락과 장부의 상태, 즉 음양허실 변증에 따른 혈위의 선정과 침 보사자극법 등이 운용된다. 더 나아가서는 우주만물과 인체의 기가 상부상조하여 원활한 소통을 이룰 수 있도록 기 운행 규율을 바탕으로 한 자오유주침법의 활용까지 감안한다면 혈위의 특정 가치와 의미는 매우 넓은 범위에까지 응용되고 있다고 여겨질 수밖에 없을 것이다.

이 같은 원리하에 혈위의 특이성을 충분히 감안한 침이나 뜸의 자극이 광범위한 질환의 치료에 매우 긍정적인 효과를 나타낸다는 기초 및 임상 연구 결과도 이미 수십 년간 여러 지면을 통해 발표되어 왔다. 여기에서의 혈위 특이성이란 경혈 부위가 경혈이 아닌 다른 부위에 비해 차별적인 효능이나 특성을 갖고 있다는 의미가 될 것이다.

그럼에도 불구하고 오랜 역사를 통해 이미 기정사실로 규정되고 활용되어온 하나의 학설이 때로는 과학이라는 새로운 틀 속에서 공통된 이해와 인식을 위해 겪어야 되는 관문이라는 게 있는 듯하다. 과학계에는 하나의 정설이 받아들여지는 영역이 있는가 하면 다시 그에 대한 반대적 성격의 다양한 견해가 제시되기도 하고, 이제 막 새로이 탐구되고 논의되는 영역도 있다. 이렇게 연구결과에 기반한 다양한 견해가 제시되고 토론되면서 진실을 찾아가는 과정은 과학의 본질적 속성이다.

하나의 정설이 굳건하게 버티고 있던 분야라 해도 파격적인 새로운 연구에 의해 기존 정설이 폐기되고 새로운 정설이 자리 잡곤 하는 것을 우리는 역사를 통해 수 없이 경험하였다. 그 중 혈위나 경락에 대한 학설은 다양한 방법론으로 새롭게 탐구되고 논의되는 영역이라 할 수 있다. 마치 얼음 속에서 방금 해동되어 나온 맘모스의 실체처럼.

여기 하나의 예를 들어보기로 하자.

2006년 7월 〈미국 국립과학원 회보(PNAS)〉에는 논문 철회의 글이 하나 실렸다. 바로 동 저널 1998년 3월자에 실렸던 「f-MRI를 이용한 침과 뇌 사이의 상응하는 관계에 대한 새로운 발견(New findings of the correlation between acupoints and corresponding brain cortices using functional MRI)」이라는 논문에 대한 것이었다.

원래 본 연구는 한의학계, 물리학계 및 의학계 연구자들의 공동 참여로 이루어진 것이었는데, 공동연구자들 중 일부가 경락이론과 혈위의 특이성에 대한 회의적 인식을 가진 것으로부터 시작하여 서로의 의견 차이를 좁히지 못한 채 공식 철회된 것이다. 그 대신 철회에 동의하지 않는 공동연구자들(물론 한의학계 연구자들)의 의견도 함께 게재함으로서 이를 관심 있게 지켜보는 많은 의과학자들이 객관적 평가를 내릴 수 있도록 하여 한동안 전 세계 신경과학자 및 침 연구자들의 집중 조명을 받는 일이 있었다. 새로운 연구결과에 대한 '와!' 하는 놀라운 탄성이 오랜 세월이 지난 어느 날 갑자기 '아!' 하는 안타까움으로 바뀌는 순간이었다. 논문을 게재한지 이미 8년이나 지난 시점에 무슨 사연이 있었던 것인가?

이 논문은 혈위 특이성(point specificity)을 영상의학적으로 규명한 학계 최초의 연구로 당시 일반 과학계와 침구경락학계에 큰 반향을 불러일으킨 바 있다.

철회의 이유는 후속 연구 결과, 혈위 특이성이 적어도 통증 조절에 있어서는 인정될 수 없었다는 점 때문이었다. 당시 철회를 주장하였던 모 박사는 혈위 특이성을 인정하지 않는 대신 broad sense hypothalamus-pituitary-adrenal (HPA) axis라는 새로운 가설을 제안하였다. 이 가설에서는 경혈 부위이든 아니든 그 사실은 중요하지 않다고 여기며, 단순히 침을 놓는 행위의 스트레스에 대한 반응으로 통증억제 효과가 나타난다고 보며 이 때 신경면역계의 염증억제 작용도 함께 나타난다고 설명하였다. 그럼에도 논문 철회와 가설 제안 이후 이미 5년이 흐른 지금, 이를 뒷받침할 만한 더 발전된 연구 결과가 아직 나오지 않은 것도 여전한 사실이다.

오래 전부터 전 세계 과학계에는 한의학에 관심이 깊어짐을 계기로 혈위 특이성을 인정하는 쪽과 인정하지 않는 쪽의 견해가 함께 제시되면서 다방면의 과학적인 연구가 진행되어 왔다.

1998년 당시의 PNAS 논문이 큰 반향을 불러일으켰던 것도, 이렇게 논란이 분분하던 주제에 대해 혈위의 특이성을 지지하는 쪽의 증거로서 최초로 영상학적 방법에 의해 다시 한 번 평가되었다는 사실이 하나의 이유로 작용하였을 것이다.

침으로 자극을 줄 때에는 혈위 특이적인 효능과 비특이적인 효능이 함께 유발된다. 비특이적 효능이란 혈위든 비혈위든 관계없이 나타나는 효능이다.

Broad sense HPA axis 모델은 이러한 비특이적 효능을 설명하는 데에 적절한 모델로 볼 수 있을 것이다. 서울에서 부산에 가려 할 때 고속도로를 통해 갈 수도 있고 국도나 기타 간선도로를 통해 갈 수도 있기 때문이다.

경락학 이론에 의하면 사람의 몸에는 고속도로와 같이 큰 길에 해당되며 빠르게 기를 몸 안 장부 등에 전달하는 경맥과, 국도나 작은 간선도로에 해당되는 낙맥과, 기타 동네 길에 해당되는 손락, 부락들이 있어 모세혈관처럼 몸의 구석구석을 촘촘히 연결하는 네트워크가 구성되어 있다.

예를 들어, 통증의 경우만 해도, 적절한 혈위에 침을 놓았을 때 더욱 효과적이고 빠르게 몸의 기능을 조절할 수 있지만, 혈위가 아닌 자리에 침을 놓으면 혈위의 효과보다는 다소 낮지만 기타의 경락 네트워크를 통해 일부의 효과를 발휘할 가능성이 있다.

또한 인체 어디에든 침을 놓는다는 물리적인 조작이 국소 부위의 소통을 도와 어느 정도 진통효과를 나타낼 수 있다는 것이 아시혈의 개념으로 이미 오래 전부터 알려져 있었다. 이렇듯 혈위가 아닌 부위의 비특이적 작용 즉, 약간의 진통작용이 존재한다고 하여, 보다 더 상위개념이면서 다방면의 치료효과를 보이는 혈위 특이적인 효능이 부정되어서는 안 되는 것이다. 아니 더 나아가 다양한 종류의 질환, 특히 난치성질환들에 대한 침 치료 효과를 극대화하기 위해서 오히려 혈위 특이적인 효능의 기전을 규명하고 최대한 활용할 방법론을 찾아야 하는 필요성이 지금 우리 연구자들에게 과제로 다가와 있는 것이다.

"특정 혈위에 놓아야만 치료 효과를 내기 보다는 침의 강도와 주기, 빈도 등에 의해 효과가 결정되는 측면이 강한 것으로 추측된다"는 견해를 앞세우며 논문 철회를 주장하던 팀과 논문 철회의 부당성과 혈위 특이성을 주장하던 팀 사이에 언론 공방이 오갔던 당시의 사건은 경락과 혈위 맥락의 관계성과 한의학의 오랜 역사성 또는 다양한 치료의학적 경험들을 송두리째 흔들어놓았던 일로 기억되고 있다.

사실, 침 효과를 높이기 위해서는 혈위의 특이적 효과를 살리기 위한 정확한 혈위의 선정 및 위치가 매우 중요함은 임상적으로 오랫동안 확인이 되어왔다. 동시에 환자 병증의 진단 상태에 따라 침의 강도나 주기는 물론 적절한 수기자극법(보사법과 같은 치료기술)의 제반 요소들이 모두 합해져야만 제대로 된 치료효과를 낼 수가 있다. 단순히 물리적 자극의 특성이나 강도가 같다고 해서 모든 혈위에서 같은 효과를 기대할 수는 없는 것이다.

이어서 새끼발가락 끝에 있는 '지음' 혈위와 대뇌시각피질과의 특이적 관련성을 확인한 결과들 그리고 팔꿈치의 테니스 엘보(상완골 외상과 염증) 환자나 암 환자에서 특정 혈위에 침을 놓는 자극이 혈위가 아닌 곳보다 통증억제 또는 관절기능 개선효과가 우수하다고 발표한 자료들처럼 혈위 특이성과 관련된 연구물들이 과학계에 계속 보고되고 있다.

사실 1972년 미국의 닉슨 대통령이 중국을 방문하였을 때 침마취 수술장면이 전 세계에 방영되어 본격적으로 침 치료의 우수성이 알려지기 시작하면서 과학계는 새로운 것에 대한 흥미와 침의 과학적 효능을 선불리 인정하고 싶지 않은 갈등의 사이에 전전긍긍하고 있었다. 그러나 그 이후 신경과학적, 면역학적, 약리학적 방법론 및 임상연구 등 다양한 방법론들에 의해 침 치료 효과 및 경혈 특이성에 대한 과학적 연구 데이터가 쌓여가면서, 1996년 미국 FDA는 침에 붙어 있던 '시험적(experimental)' 의료도구라는 수식어를 공식적으로 삭제하였다.

그리고 얼마 후 1998년에 〈미국의학협회지(JAMA 280:1518-1524)〉에는 "침 치료의 가치를 인정할 만한 특정 혈위의 효과에 대한 충분한 증거가 있으므로 침을 기존 의료체계에 확대적용하고 앞으로 이에 대한 생리학적, 임상적 연구를 권장해야 할 것이다"라는 논문이 게재되었다.

예전에는 침의 효과를 단순히 위약(플라시보) 효과 혹은 최면효과의 연장선에서 치부해 버리는 견해들도 있었지만 지금은 그것만으로는 설명되지 않는 침의 특정효과가 있다는 것이 확인되어 있는 것이다.

이러한 과정을 거치는 가운데 과학적 연구결과가 오랫동안 누적되면서 지금까지 경락 및 혈위에 대한 일반 과학계의 인식이 깊어져 온 것처럼 앞으로도 다양한 병증에서 효능이 규명되고 그 기전이 폭넓게 해명되고 더 나아가 더 나은 치료기술이 확립될 수 있어야 할 것이다.

06 침과 뜸의 과학적 원리와 치료 효과

전일적 시스템을 갖추고 있는 인체를 대상으로 내부 장기의 기능과 몸 바깥 피부 근육의 연계성을 근거로 한 경락이론이 보다 구체화되면서, 경락-장부 관계를 조절하는 경락과 혈위의 특정 효과와 적절한 치료법의 적용이 주요 관심사가 되었다.

침이나 뜸의 치료 효과를 높이기 위해서는 환자의 한열허실[4] 등 병증의 상황을 잘 감별해야 하며 이에 따라 자극의 방법이나 양, 자극 부위 등을 결정하게 되는데 이 때 침과 뜸 또는 다른 치료법과의 선후관계 설정도 매우 중요하다.

일반적으로 혈위를 선택할 때 "혹시 혈을 잃더라도 맥은 잃지 말라"는 말이 있다. 이는 환자의 질병 상황에 대한 정확한 진단과 함께 그에 부합한 경락의 흐름을 잘 선택해야 한다는 말이다. 동시에 올바른 경락이 선택되면 침 치료의 혈위는 그 경락선상에서 쉽게 얻어진다는 의미이다.

원래 침술의 진정한 의미는 몸 안 기의 문란, 또는 부조화적인 상황을 진정시키고 기의 폐색을 소통시키는 등 기를 조절하는 작용이나 기를 모으는 일에 중심을 두고 있다. 그러므로 이를 통해 근육 뭉침이나 장부의 이상 상태가 조정됨과 함께 통증도 진정시킬 수 있는 것이다. 따라서 침 치료 시 정확한 자극 방법을 가하고 경락과 혈위를 잘 선택함으로써 원하는 치료 효과를 얻어내야 할 것이며 여기에 득기(得氣)와 조기(調氣)의 실질적 가치가 더해

4) 한증(寒證), 열증(熱證), 허증(虛證), 실증(實證)을 일컫는 말이다.

지는 것이다.

고기가 많이 있을 법한 은밀한 물길을 찾아 여러 모양의 낚싯대를 드리우고 기다릴 때, 커다란 물고기가 '탁!' 하고 찌를 무는 순간, 그 순간의 낚싯대 손잡이의 떨림과 탱탱한 긴장감을 연상할 수 있겠는가? 혈위를 잘 선정해서 제대로 침 효과를 얻을 때의 감응이 바로 이것이며, 이 감응을 '기를 얻었다' 라고 하고 득기감이라 칭한다.

그러므로 침을 맞을 때 아무 감각이 없는 것을 아프지 않다고 좋아하기보다는 어느 정도의 긴장감—즉 시다, 뻐근하다, 묵지근하다, 마비되는 듯하다, 때로는 열감도 있다 등의 감각—을 기대하고 즐길 수 있어야 하는 것이다. 다정한 아버지가 아들을 데리고 뜨거운 목욕탕에 들어가면서 당당하게 "어! 시원하다"라고 외칠 수 있는 이유는 우리 선조들이 나름대로의 기혈 흐름과 치료의 원리를 느끼고 체험하였던 탓이라 이해가 된다.

뜸을 활용하는 이치도 마찬가지이다. 『침구대성(鍼灸大成)』[5]의 '이법방의시론(異法方宜始論)' 을 보면 동서남북 각 지역에서 발생되는 질병과 함께 그에 적합한 치료법이 소개되어 나오는데, 여기에 뜸은 북방한수(北方寒水) 지역에서 유래한 것으로 말하고 있다. 즉, 기후가 한랭한 북방지역에는 기혈의 흐름이 항상 응축되어 원활하게 흐르지 못하고 그로 인해 내부 장기에 한기가 쌓여 생기는 병이 많다는 것이다. 이에 대한 치료법으로 뜸요법이 발달되어 온 것이다.

뜸요법(구법; 灸法)의 방법에도 여러 종류가 있다. 크게 둘로 나누면 사람에

---

5) 『침구대전(鍼灸大全)』이라고도 하며 전 10권으로 된 명나라 양계주(楊繼洲)가 편찬하고 1601년에 간행된 침구서이다.

게 나타나는 각 증상에 따라 해당되는 피부, 혈위 상에 직접적으로 뜸을 가하는 직접구법과 얇게 썬 생강, 마늘, 부자 또는 소금 등을 밑에 깔고 그 위에 뜸을 가하는 간접구법이 있다. 이를 더욱 발전시켜 침 위에 뜸쑥을 얹어 침과 뜸을 함께 활용하는 온침법도 개발되어 치료에 응용하고 있다.

물론 최근에는 좀 더 사용하기 쉽고 효과도 증대시킨 다양한 뜸요법 기구도 개발되어 있으나, 어떤 방법을 응용하든지 각 사람의 증상에 따라 나오는 한열기혈성쇠(寒熱氣血盛衰)의 진단에 따라 정확한 치료법이 정해져야 함은 당연한 이치이다.

때로는 질병과 관련하여 어느 혈위에 이상뭉침, 경결의 현상이나, 비정상적 색깔과 윤택을 띠는 경우에도 혈위 조절법으로 부항 사혈법, 자락법(피부의 얇은 부위만을 약하게 자극하는 등의 방법) 등을 활용하기도 하지만 침과 뜸의 요법이 가장 전통적인 치료법으로 인정을 받고 있다.

그렇다면 이러한 가느다란 침 끝 또는 뜸의 온열자극을 통해 어떤 원리로 우리 몸 기혈의 소통과 조화를 이루고 질병이 치료된다는 것인가?

침자극은 아시혈 등 점의 개념을 활용하는 단순자극과 적합한 혈위들의 배합에 따른 경락이라는 선의 개념을 활용하는 복합자극으로 나뉜다. 여기에 경락 장부의 음양한열허실 변증에 따른 혈위의 선정과 자침수기법이 달라지게 되어 이른바 기운을 더해주거나 덜어주는 방법의 보사법[6]까지 다양하게 운용되는 것이다.

결국 진단에서의 변증의 중요성과 치료에서의 자침수기법 및 혈위 배오

6) 보사법: 허증을 치료하는 수법을 보법, 실증을 치료하는 수법을 사법이라 하고 이들을 합하여 이르는 말이다.

의 중요성 등이 침 치료의 관건이 된다. 나아가, 시간 흐름에 따른 기 운행 규율의 차이를 활용한 자오유주법이 침 자극에 미치는 영향까지 참조하노라면 치료의 단계는 훨씬 더 복잡한 곳으로 들어가게 된다.

여기에 가장 핵심으로 남는 하나의 개념은, 경락과 장부의 음양한열허실 정황을 감별케 하고 치료의 핵심으로 삼는 기라고 하는 것, 즉 경락의 기이고 장부의 기이다.

인체는 우주에 내재하는 하늘의 대기(大氣)와 땅의 곡기(穀氣: 味)를 흡수하여 화생된 산물로 생명활동을 영위하는데, 이때 생기는 진액과 정신의 작용으로 내부의 기가 힘을 얻으며 체내의 모든 대사과정이 이루어진다.

물론 그 과정에 대해서는 여러 가지 현대과학적 학설이 분분하지만, 경락의 기 자체를 생화학적 에너지로 보는 견해도 많다. 즉, 경락의 대사 과정에서 최종 생산되는 에너지는 ATP와 같은 속성을 지니며 일종의 전위차를 형성하게 되는데 실제로 자침으로 얻은 생체 세포의 전위차는 정상 생리하에서 자침 이전에 얻은 전위차보다 18배나 증가하는 결과를 보이고 있다.

이는 자침으로 인해 피부에 전리현상이 발생되어 기류의 상태로 흐르면서 전위차가 형성되는 원리이며, 이러한 작용은 곧 세포 및 체액의 능동수송 체계인 전자전달계를 거쳐서 일어남을 경락의 기능원리에 연결시킬 수 있다는 견해이다.

따라서 혈위 상의 침 자극으로 인해 체액의 이온농도 불균형이 조절되고 동시에 생화학적 변화가 유도되어 질병이 치료된다는 것이므로, 결국 침 자극이 기혈의 불균형을 조절한다는 한의학적 이론은 바로 이러한 과학적 개념과 상통하는 것이 아닌가 생각해본다.

그러나 이러한 생화학적 견해를 포함하여 신경이나 혈관, 림프관 및 근육이나 피부 등에서도 침 자극에 대한 일련의 특이 현상들이 나타나고 있음을 볼 때, 침 · 뜸요법의 원리는 우리 몸 전체 생명체계의 통합된 기능 노선으로서 커다란 생명 정보의 네트워크를 통해 이루어질 수 있다는 과학적 추론이 가능하다.

이와 같은 전일생명체의 개념과 연결된 또 하나의 새로운 이론은 암의 성장과 발달과정이 신경계, 내분비계, 면역계가 함께 의사소통을 하고, 기능적으로도 통합한다는 심신의학적 과정에 기초하고 있음을 주지하면서 정신 면역 내분비 네트워크를 제시하고 있다.

1985년, 생화학자 캔더스 퍼트[7]는 '펩타이드와 그 수용체들은 뇌와 전신을 연결하는 의사소통의 네트워크 안에서 뇌와 분비선, 면역계를 결합시키는 감정의 생화학적 기초물질로 보인다' 라는 연구결과를 내놓았다. 이로 미루어 볼 때 펩타이드 또는 정보물질이라는 용어로 전신에 걸친 의사소통의 체계를 설명하려는 과학적 시도는, 혹시 세포나 조직의 구조적 장벽을 넘어서 정보를 공유하려는 유기체의 최초 시도, 즉 경락학설의 초기에 형성된 아시혈과도 같은 전신 그물망의 구조를 대변하고 있는 것은 아닐까 생각해본다.

일련의 과학자들은 유기체 전신에 걸쳐 있는 그 시스템은 과연 무엇일까라는 의문과 함께, 우리가 인간으로서 겪는 경험과 행동을 표현하는 방식으로 뇌지도화 작업을 하던 중, 의사소통을 하는 화학물질이 뇌의 일정 영역에 감각경로를 따라 가장 밀집되어 있음을 파악하였다.

이미 잘 알려진 뇌신경물질 엔도르핀은 뇌뿐만 아니라 전신의 넓은 영역

---

7) 현재 조지 타운 대학 생리학 및 생물 물리학 교수이다. 최초로 아편 수용체 발견한 여성 과학자이다. 저서 〈Molecules of Emotion (1999)〉는 〈감정의 분자〉라는 이름으로 2009년에 국내에 번역되어 출간되었다.

에 걸쳐서 화학적 의사소통을 하면서 행복, 슬픔, 느긋함 등의 정신적 영역에 영향을 미치고 있음이 보고되었다.

에드 블레일락은 1982년 〈네이처(Nature)〉지에 면역계 세포들이 펩타이드 그 중 특히 엔도르핀을 분비한다는 사실을 밝히면서, 뇌와 분리된 것으로 알려진 내분비계가 개념적으로 신경계와 유사한 행동을 하는 것으로 해석함에 주변의 많은 경계를 받기도 하였다.

그러나 당시의 내분비학자들은 뇌는 하나의 커다란 호르몬 자루인데 뇌세포와 분비선에서 방출된 펩타이드 액들이 특정 수용체와 결합함으로써 그 액체들은 원래 생겨난 곳으로부터 멀리 떨어진 위치에서도 작용이 가능하다고 인식하면서 이것을 펩타이드의 원격작용이라 불렀다.

흥미로운 것은 굳이 펩타이드와 그 수용체라는 과학적 용어를 논하지 않더라도, 한의학에는 이미 경락이라는 정보시스템 속에서 침과 뜸의 치료과정은 해당 장부와 연계된 경락의 노선을 따라 멀리 떨어진 혈위까지 연결되어 그 효과를 발휘한다는 원격치료 이론이 있다는 점이다.

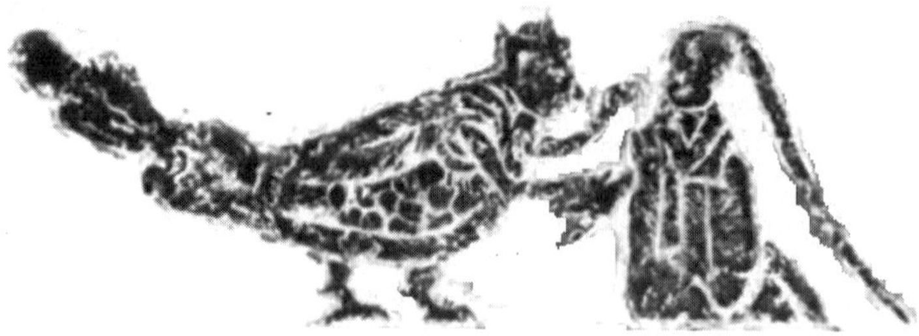

그림 1-8 한나라 시기 침구도의 탁본. 사람의 얼굴과 새의 몸을 한 의사가 침을 시술하는 모습

이와 같이 서양의학에서도 내분비학과 신경학처럼 같은 과정과 현상을 놓고도 두 가지 이상의 측면을 탐구하는 다양성이 존재함을 알 수가 있다.

또 다른 차원으로 들어가 보면, 우리의 건강을 위협하는 낯선 침입자를 방어하고 상처 치유와 조직 복구의 메커니즘을 가진 면역계가 존재하는데, 이는 비장, 골수, 림프절 등 다양한 종류의 백혈구들로 이루어진 가운데 어떤 백혈구들은 몸 전체를 순환하고 어떤 것들은 피부 등 다양한 신체조직에 머문다.

면역세포의 중요한 성질은 움직이지 않는 뇌세포와 달리 우리 몸 어디든지 다니며 임무수행을 한다는 것이다. 후에 대식세포로 변하는 단핵백혈구 같은 것은 건강을 유지하고 치유하는 중요한 조절인자인데, 여기에는 뇌에서 보이는 신경펩타이드 수용체들이 똑같이 존재하고 있어 몸을 순환하던 중 엔도르핀 같은 내인성 아편제에 결합하여 특정 효과를 발휘하는 것이다.

그렇다면, 경락학적으로 기와 혈이 함께 다니고 서로 영향을 미친다는 뜻의 '기혈동수(氣血同帥)' 이론에서 또 하나 원리론적 추론이 가능하다. 즉 침이 신경펩타이드라는 기(氣)분자적 요소를 자극하고 조절함으로써, 단핵백혈구 등 면역세포와 같은 혈(血)의 흐름을 통해 엔도르핀의 분비를 유도해 통증 및 기타 질병이나 감정 등을 치유하는 것은 아닌가? 하는 것이다. 여기에서 조기치신(調氣治神), 즉 경락, 기를 조절함으로써 정신적 영역까지 치유될 수 있다는 개념의 치료 이론도 해석이 가능해지며, 혈위를 통한 침 뜸자극의 치료 원리도 일부 이해될 수 있을 것이다.

총체적으로 면역세포의 활동은 신체 세포 조직을 온전하게 통제하고 기분이나 감정조절을 위한 정보 화학물질을 제조한다. 이는 뇌와 신체 간의 쌍방향 의사소통의 예로서, 한의학에서도 이른바, 몸 전체에 펼쳐진 경락과 기항지부(奇恒之府)[8]의 하나인 뇌의 관계성을 대변해주는 좋은 사례가 될 수 있다.

결국 인체가 전체적 상호 소통의 시스템을 가지고 있음에도 불구하고, 만일 경락의 작용이 오로지 신경의 지배 이론, 혈관운동, 대뇌 중추의 활동, 생체 전기현상, 또는 봉한관[9] 이론 같은 단적인 구조나 기능 현상만으로 결론 내려진다면, 오랜 역사를 두고 통일 정체관에 그 기능 뿌리를 내리면서 형성된 전일생명체적 경락의 개념이나 한의학적 임상 개념은 빛을 잃어버리게 되므로, 오랜 역사를 두고 발전해온 한 학문의 정체성을 밝힘에 참으로 신중해야할 일이다.

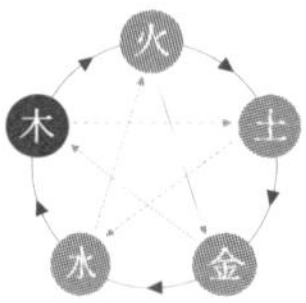

07 침의 통증 제어 원리

침 치료는 각종 통증질환에 광범위하게 응용되고 있다. 다른 내장질환 등을 치료하는데 있어서 전통적인 침 치료를 적용하는 것에 대해 아직 완전히 인정하지 않는 서양의학계에서도 침 치료의 진통작용에 대해서는 어느 정도 공감하고 있다. 그렇다면 침은 어떤 기전으로 통증을 감소시키게 되는가? 이러한 침의 진통기전을 신경학적으로 어떻게 이해하면서 치료에 응용해야 하는가?

---

8) 오장육부에 소속되지 않는 특수기능을 담당하는 6개의 장기로, 뇌(腦), 수(髓), 골(骨), 맥(脈), 담(膽), 여자포(女子胞)가 여기에 속한다.

9) 북한 의학자 김봉한(1916~ 실종 혹은 사망) 교수가 주창한 '봉한학설' 중 경락의 실체라고 지목한 생체조직이다. 봉한소체를 서로 연결하고, 피부조직에서 혈관벽을 따라 내부장기까지 퍼져있다고 본다.

우리가 느끼는 통증은 신경병변성 통증(neurogenic pain)과 유해수용기성 통증(nocigenic pain)으로 구분할 수 있다. 신경병변성 통증은 직접적으로 말초신경계나 중추신경계에 병변이 발생해 통증이 느껴지는 것을 말하며, 유해수용기성 통증은 손상 받은 조직에서 나온 화학물질들이 신경말단의 유해수용기를 자극해 통증이 느껴지는 것을 말한다.

통증을 느끼는 현상에는 세 가지 즉 체성감각적 측면, 정서적 측면 및 인지적 측면이 내포되어 있다. 체성감각성 측면이란 통증감각 수용기가 자극을 받아 통증신호를 전달하는 것을 말하며, 정서적 측면이란 둘레엽(변연계, limbic system) 등 계통발생학적으로 오래된 뇌에서 통증신호에 대해 나타내는 반응을 말하고, 인지적 측면이란 대뇌피질에서 통증의 위치, 성격 등에 대해 객관적으로 인지하는 것을 말한다.

통증이 유발하는 불쾌감은 뇌의 둘레엽에서 온다. 둘레엽이 차단된 사람은 어느 부위에 어떠한 통증이 있는지 정확하게 인지하더라도 통증으로 인한 불쾌감은 느낄 수 없다. 그래서 20세기 초에는 조절되지 않는 통증질환에 둘레엽을 차단하기 위한 수술도 많이 행하여졌다.

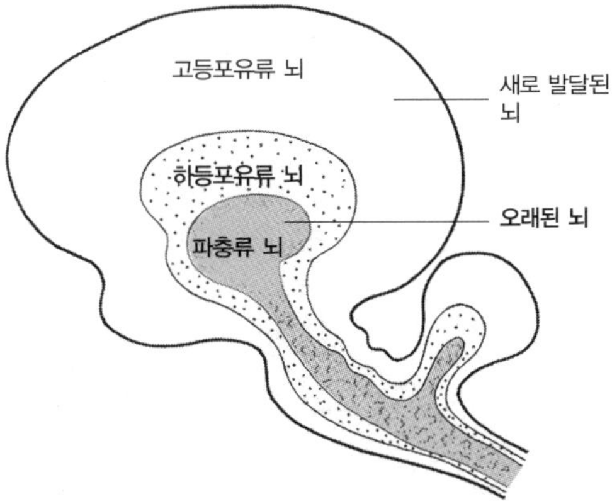

그림 1-9 뇌의 발달. 뇌는 오래된 것을 새로운 것으로 대체하는 것이 아니고, 오래된 것에 새로운 것이 더해지는 방식으로 발달했다. 즉 뇌간, 중뇌, 간뇌에 변연계가 더해지고 다시 대뇌피질이 더해진 것이다. 그래서 마지막에 발달된 대뇌피질을 신피질이라고 한다.

어떤 사람은 작은 자극에도 통증을 쉽게 느끼며 견디기 어려워하지만 어떤 사람은 여간한 통증도 잘 견뎌낸다. 그리고 같은 사람이라도 상황에 따라 어떤 경우에는 살짝 접촉하는 것만으로도 통증을 느끼지만, 어떤 경우에는 웬만한 통증쯤은 아무렇지도 않게 견디는 것을 본다. 이러한 차이는 왜 생기는 것인가? 이것을 잘 이해하면 각종 통증질환에 대처하는 치료법을 찾는 데 도움이 될 수도 있다.

일반적인 생각과는 달리 통증의 체성감각성 측면 즉 유해수용기가 통증자극을 받아 통증신호를 신경계에 보내게 되는 통증역치는 사람마다 거의 같다. 하지만 통증에 대한 차이는 통증신호가 신경을 타고 전달되어 신경계 안에서 전달되는 과정에서 거치는 신경계의 상태에 따라 나타난다.

우선 통증신호가 신경계에서 전달되는 경로를 간단히 살펴보자. 전선을 고무 등 절연성이 있는 물질로 감으면 전기가 도중에 흩어져 소모되는 것을 막을 수 있고 또 굵은 전선은 더욱 많은 전기용량을 전달하는 것과 같은 이치로, 수초화된(myelinated) 신경섬유나 굵은 신경섬유는 대량의 신호를 더욱 빨리, 정확하게 전달할 수 있도록 설계되어 있다.

통증신호는 크게 두 가지, 수초화된 굵은 Aδ 신경섬유나 수초화되지 않고 가느다란 C 신경섬유를 타고 전달된다. 굵은 Aδ 신경섬유는 5~15m/s의 빠른 속도로 빠르고 날카로운 통증신호를 전달하지만, 이 신호는 오래 지속되지 않는다. 반면 가느다란 C 신경섬유는 0.5~2m/s의 느린 속도로 느리고 둔한 통증신호를 전달하지만 이 신호는 오래 지속된다.

그런데 척수 수준에서 통증이 억제되는 기전에 대한 고전적인 이론으로 관문이론(gate control theory)이란 것이 있다. 위에서 언급한 Aδ 신경섬유나 C 신경섬유를 통한 통증신호가 척수로 들어올 때, 이들 두 개 신경섬유보다 더 굵은 Aβ 신경섬유가 있어 여기를 통한 신호가 다시 들어오게 되면, 척수 뒤쪽의 교양질(substantia gelatinosa) 신경섬유가 작동하여 Aδ 신경섬유나 C 신경섬유를 통한 통증신호가 억제된다는 이론이다. 피부를 문지르거나 꾹 누를 때 주변의 통증이 없어지는 것은 이러한 기전 때문이다.

그렇다면 이 Aβ 신경섬유는 또 무엇인가? 이 신경섬유는 피부, 근육, 관절 등에 위치하면서 촉감, 압력, 근육관절의 상태 등에 대한 신호를 전달한다. Aδ 신경섬유나 C 신경섬유보다 훨씬 굵고 또 수초화된 신경섬유이므로 대량의 정보를 30~100m/s의 빠른 속도로 신경계에 보낼 수 있다.

굵은 신경섬유를 통한 신호가 들어오면 가느다란 신경섬유를 통한 신호가 차단된다는 것은 이해하기 쉬운 원리이다. 가느다란 신경섬유를 통해 들어오는 신호는 느리고 용량도 작다. 즉 속삭이는 소리에 비유할 수 있다. 반면 굵은 신경섬유를 통해 들어오는 신호는 빠르고 용량도 크다. 즉 큰 아우성에 비유할 수 있다. 결국 속삭이는 소리와 아우성치는 소리가 동시에 신경계에 전해지면 속삭이는 소리는 들리지 않고 아우성치는 소리만이 들리게 된다.

따라서, 통증이 억제되는 기전은 뇌에서의 통증억제와 척수에서의 통증억제로 크게 두 가지로 생각해 볼 수 있다.

뇌줄기의 숨뇌에는 세로토닌을 분비하는 신경세포들이 있어서 척수 후외측 경로를 통해 척수후근의 신경에 신호를 보내 척수로 들어오는 통증신호를 억제하는데, 대뇌 전두엽피질, 시상, 시상하부, 편도체, 중뇌의 방수도회백질(PAG) 등이 바로 이 세로토닌을 사용하여 통증을 차단하게 된다.

한편 굵은 신경섬유를 통해 들어와 척수 뒤쪽 경로를 타고 위로 올라가는 신호들도 척수로 들어오는 통증신호를 억제하고, 빠르고 날카로운 자극도

척수로 들어오는 보다 느리고 둔한 통증신호를 억제한다. 이 신호들은 뇌로 전달된 후에도 몇 가지 경로를 거쳐 다시 숨뇌의 세로토닌 함유 신경세포들을 자극해 통증신호를 억제하는 작용도 한다.

침 치료 시 처음에 빠르고 날카로운 감각이 따끔하게 느껴지는데, 이 신호를 받아 즉각 척수 수준에서, 혹은 중뇌의 방수도회백질과 숨뇌의 세로토닌 함유 신경세포를 통해서 진통효과가 나타나게 되는 것이다.

하지만 일반적으로 환자들은 빠르고 날카로운 자극이 비록 치료자극이라 할지라도 일단 민감해지는데, 침 치료 시에는 이러한 통증자극과는 확연히 구분되면서 가장 효과적인 시술을 위한 득기(得氣) 감각에 대한 사고가 매우 중시되어 왔다.

침 시술자는 침을 처음 삽입한 이후에 환자의 증상에 따른 수기법(手技法)을 시행하게 되는데, 이때 환자의 조직이 침을 빽빽하게 조이는 듯한, 낚시바늘에 물고기가 낚인 듯한 팽팽한 느낌을 갖게 되고, 침을 시술받는 사람은 뻐근하고, 무겁고, 그득한 느낌을 받게 되는 것이다. 이런 때에 득기, 즉 기(氣)를 얻었다고 말한다.

예로부터 침 치료 시에 득기감이 있으면 치료효과가 훨씬 뛰어나게 된다고 말해왔다. 그래서 치료 시에 "아파도 참아야지!"하는 의사의 말은 바로 이러한 뻐근하고 그득한 느낌의 득기감을 오히려 즐기라는 권유로 해석해도 좋을 것이다. 그러나 정말 심하게 아플 때는 참기보다는 치료하는 의사에게 바로 말해야 할 것이다. 그것은 득기감이 아니기 때문이다.

오랫동안 한의학 임상에서는 양질의 득기를 유도하기 위해 침의 기술을 조작하는 여러 가지 수기법이 개발되어 왔다.

득기현상의 신경학적 배경에 대해서는 여러 가지 가설이 있지만, 기본적으로 득기현상은 빠르고 날카로운 신호를 유발하는 가느다란 신경섬유보다는 굵은 신경섬유가 흥분되었을 때 나타나게 된다. 즉 굵은 신경섬유를 통해 대량의 정보가 전달됨으로써 척수 수준에서 혹은 뇌줄기의 여러 신경세포를 통한 진통기전이 활성화되어 진통효과가 나타나게 되며, 때문에 가느다란 신경섬유를 통한 경우보다 그 효과도 뛰어나고 지속적이게 된다. 아울러 더 가늘고 비특이적인 불편감(즉 뻐근한 감각 등)을 전달하는 경로도 활성화된다.

또한 침 치료를 받으면 국소적인 혈류 개선 효과가 있다. 혈액순환이 촉진되어 주변의 근섬유 조직들을 이완시켜 세포의 신호전달 기능이 활성화되어 진통 효과가 동반될 것으로 생각된다.

치료에 있어서의 신경학적 응용은 기본적으로 신경계가 스스로 가지고 있는 조절기능을 활성화하고 조절함에 목표를 두고 질병을 다스리고자 하였다. 따라서 각종 치료방법을 동원하여 신경계의 기능을 조절하여 앞에서 살펴본 침의 진통기전에 관여하는 신경계 즉 척수 수준에서의 진통작용과 뇌 수준에서의 진통작용을 활성화시키게 된다.

따라서 관절주변 근육 등의 감각수용기를 통해 신경계로 적절한 정보가 들어가도록 하거나 뇌줄기의 신경세포를 직접 자극하기도 하며 혹은 대뇌피질의 활동을 자극하여 뇌줄기의 통증조절 신경세포가 활성화되도록 하기도 한다.

그러나 이러한 치료를 하기에 앞서서 환자의 전체 신경계의 상태를 면밀히 진찰하여 파악하고, 신경계의 상태에 따라 적절하게 치료가 진행될 수 있도록 하여야 한다.

따라서 통증 치료 시에는 스트레스를 유발하지 않는 자세로의 조절, 몸 앞뒤 면 또는 굴곡, 신전 측면에서의 근육과 관절의 편안한 균형, 근육과 신경에 염증을 유발하지 않고 충분한 에너지를 공급해주는 영양, 적절한 활동과 휴식 등의 조건들이 모두 중요하다. 침 자극 역시 신경계의 균형을 회복하고 신경계가 스스로 지닌 통증조절 기능을 더욱 활성화시키려는 큰 그림 아래 동원되는 여러 치료법 중 하나, 또는 오히려 기존 치료법의 단점을 더 보완할 수 있는 방법으로서 유용하게 활용될 수 있는 것이다.

통증에 대해 한 가지 더 생각해 볼 것이 있다. 갑작스레 밀어닥친 어떤 통증으로 인해 대증적인 치료를 받고나서 통증이 사라졌다고 하자. 당장은 매우 행복할 수 있을 것이다. 하지만, 이 결과만 가지고 치료가 매우 잘 되었다고 항상 말할 수 있는가? 이에 대한 대답은 이 환자의 통증이 없어진 이유를 잘 살펴봄으로써 얻어질 수 있다.

즉, 통증을 느끼는 데 관여하는 신경계의 상태가 악화되어 완전히 기능을 잃었기 때문에 더 이상 통증을 느낄 수 없게 된 것인지, 아니면 통증을 조절하는 신경계의 기능이 활성화되어 통증을 조절하게 되고 또 통증을 유발했던 병변이 해소되었기 때문에 통증이 없어진 것인지에 따라 달라질 것이다. 통증감각에 관여하는 신경세포의 기능이 저하되어 통증을 느낄 수 없게 된 것이라면 올바른 치료라 할 수 없지 않은가?

앞서 말했듯이 20세기 초에는 둘레엽의 신경세포를 차단하는 수술도 많이 시행되었다. 오늘날에도 꼭 뇌수술은 아니더라도 이런 관점에서 통증치료에 접근하는, 통증을 감지하고 처리하는 몸의 기능을 더욱 떨어뜨리려는 치료법들이 많이 행해지고 있는 것도 사실이다.

하지만 이런 관점의 치료법은 최후의 선택 혹은 응급상황에서 시행되는 것이 바람직하다. 통증으로 인해 정상적 생활이 심각하게 저해되거나, 말기 암환자의 극심한 통증에 다른 방법이 없을 때에는 어쩔 수 없이 이런 치료라도 받아야 할 경우가 발생한다. 그러나 가능하면 인체의 정상적인 기능을 활성화시키고 또 병변의 원인을 제거함으로써 치료하는 원칙이 선행되어야 할 것이다. 통증이란 우리 몸의 세포가 살아있고 건강하다는 의미의 저항적, 긍정적 신호이기 때문이다.

인체의 정상적인 통증조절 기전을 활성화시키기 위해, 또 내부 작용의 활성화와 평형을 이루기 위한 다양한 신경계 활동을 기능적으로 평가하고 조감하기 위해, 침구경락학적 연구와 신경학 관련 연구가 함께 소통할 수 있는 이유가 여기에 있다.

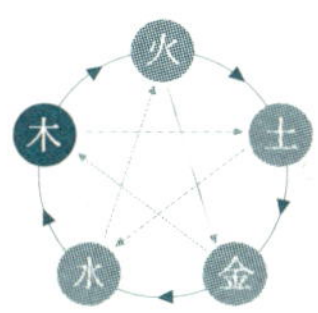

08 현대과학에 비추어본 경락의 의미

앞부분에서 일반적인 경락의 개념과 형성과정에 대하여 알기 쉽게 풀이해 보았다. 그러나 이젠 좀 더 깊이 들어가 이 우주 속에서 우리의 몸과 질병에 관여하여 능동적 세계를 형성해 온 경락의 철학성과 과학성을 논해보고자 한다. 본 장에서 다루는 경락의 기본 정신은 뒤에서 보게 될 '창조와 흐름의 대우주와 소우주' 에서 더욱 설득력 있게 설명될 것이다.

지구상에 인류가 태동하면서 의학의 형성 발전은 그 지역 문화의 특수성과 사유방식의 영향, 대상관의 차이에 따라 독특한 체계로 이루어져 왔다. 금세기 한의학의 뿌리를 이루었던 동양의학은 중국을 중심으로 특히 전국진한(戰國秦漢) 시대에 의학적 분류방법이 확립되어 학문의 한 분야로서 자리매김을 시작하였다.

이 시기에는 질병의 발생 원리와 인체 생리 기능의 균형 있는 조화를 대상으로 하는 학문적 틀이 세워졌는데, 그 이론 형성은 동양의학의 기초경전인 『황제내경』을 기반으로 우주와 인간을 하나로 보는 '천인상응론(天人相應論)'에서 출발한 것이며, 인간을 우주 자연의 일부로 보고, 우주의 특성적 규율을 사상적 근거로 삼아 형성된 인체의 변화 원리를 질병 치료에 응용하였다.

본시 한의학적 우주관은 『황제내경』 소문(素問)에 있는 '천원기대론(天元紀大論)' 편에서 이른바, '태허요확 조기화원 만물자시(太虛寥廓 肇基化元 萬物資始)'라 한 것과 같다. 이를 해석하면 무궁 광대하고 무한한 우주가 만물 자생의 기초이며, 생성 발전의 세계인 동시에 그 운동은 객관적 규율에 따라 이루어지고 있다는 것을 일컫는 말이다.

여기에 나오는 운동과 규율 자체는 천지의 모든 이치를 분석하고 설명하는 도(道)로서 음양이라는 상대적 개념으로 요약되는데, 이는 우주의 대립과 통일 법칙의 근간으로서 나누어 논하면 만물을 설명하는 무궁의 수가 되고, 합하여 논하면 하나의 기(一氣)가 되는 원리이다.

따라서 만물의 운동 발전 변화의 근원은 음양의 모순운동 법칙으로 대립하여 있고, 이로 인하여 균형과 상호 조화를 이루는 가운데 부단한 항상성 운동이 가능하여지며, 그 결과 자연계의 모든 현상을 이루는 오운(五運), 육기(六氣), 음양(陰陽), 진사(眞邪), 육경(六經) 등의 운동 변화 과정이 성립될 수 있는 것이다.

생명계 전체에 보이는 모순 대립 현상은 사물 내외의 자발적인 운동과 발전 및 전화(轉化)의 보편법칙으로 나타나면서, 우주에서는 변화의 원리, 만물의 강령이 되고, 인체에서는 질병 발생의 원인, 치료의학의 근본적 사상기반이 되기도 한다.

따라서 만물의 생존과 발전의 양상이 인체 생명현상에도 그대로 발현된다는 원리하에 우주 간의 자연변화를 나타내는 천기(天氣)와 지기(地氣)의 상호운동 변화 적응의 과정을 인체의 생리현상에 연계시킨 것이 바로 경락의 기화(氣化) 작용이다.

이를 바탕으로 형성된 경락의 기초개념은 더 나아가 인체 각 조직 기관의 기능을 통하여 나타나는 상호 협조 및 제약의 관계 속에 그 작용 근원인 기의 운동현상을 분석하고 그 결과를 인체 생리기능에 귀납시킨 이론이다.

즉 사계절의 기는 인체의 음양과 상통하고 오장(五臟-간장, 심장, 비장, 폐장, 신장을 일컫는다)에 합하며 이 오장의 기는 외부 경락에 발현된다. 그리고 이 경락은 자연의 육기와 외합하면서 안으로는 다시 장부에 배속하게 된다. 이와 같이 천지와 인간의 상관관계 속에서 기의 운동규율에 관한 통합적 인식 없이는 치료의학적 의미가 부여될 수 없다.

대우주의 법칙과 질서 속에서 생명체는 항상 그 영향과 지배를 받으며 자발적으로 적응하고 변하게 된다. 이들 사이의 상호 적응관계에서 질서와 균형이 유지될 때에는 건강하다고 일컫는 반면 그 균형이 깨질 때에는 질병이 야기된다고 말하는 것이다.

한의학에서 침과 약물의 치료이론은 음양의 균형을 조절함에 준하여 그 방법과 목표가 설정된다. 특히 침을 이용한 경락치료법에서는 각 장부의 기능에 연결된 해당 경락에 나타나는 증후를 살핀다. 동시에 경락의 실질 요소인 기혈의 성쇠 여부를 살펴 침으로 그 균형을 조절함에 의의를 두는데 이것이 곧 조기치신(調氣治神)이며, 이로 인해 제반 심신의 기능도 조절된다는 의미이다.

경락은 인체의 장부와 긴밀한 관계를 갖고 생리활동, 병리변화를 나타내는 기능적 계통임과 동시에 기혈 순환의 통로로서, 그 분포는 인체의 표리 상하 좌우 내외를 통하는 네트워크를 형성하고 있는데 이를 일컬어 통일적, 유기적 정체라 표현하기도 한다.

그러나 이와 같은 유기체 속에서의 기의 운동 변화 및 그에 따라 발생되는 에너지의 각종 전화 과정을 측정할 수 있는 현대 의과학적 방법은 아직 발견되지 못하였다. 하지만 사물의 실증적 검토나 분석을 시도하기 보다는 우주 속에 내재하는 어떤 포괄적 질서나 전체성의 생명활동을 중시한 한의학의 특성을 감안한다면, 기와 경락을 한정된 언어로 정의하고 표현한다는 것 자체가 무리인 것은 사실이다.

그럼에도 불구하고 수십여 년 동안 경락의 항상적이고 자발적인 변화 규율과 치료 효과의 원리를 설명하고자 질병 시나 자침 후에 나타나는 경락 상의 현상을 과학적으로 분석하려는 시도가 많이 이루어져 왔다.

현대과학이 주류를 이루는 이 시대에서 경락에 대한 객관적 분석 시도는 당연한 수순이다. 그러나 우선 경락에 대한 올바른 인식과 이해가 가장 중요하다. 동시에 침 등의 물리적 자극 또는 병리적 상황 속에서 일어나는 경락의 통합적이고 반복적인 현상들이 임상 치료 차원에서 어떤 의미를 가지는지에 대한 고민이 반드시 수반되어야 한다.

고대의 의가들은 경락을 관찰할 때 만져보고, 눌러보고, 문지르고, 더듬어보면서 해당 부위의 한온(寒溫) 상태, 기의 성쇠 여부 및 압통점, 과민점 등을 살펴 질병을 진단하였다. 이는 내부 장기의 병변이 외부와 관련된 경락 상에 투영된 결과로서 진단 치료의 운용 근거가 되기 때문이다.

즉 폐의 기능에 이상이 있으면 수태음폐경이라는 폐와 관련된 경락 상에 압통이나 자발통 혹은 피하조직의 경결이 촉지되는데, 이때 세워지는 치료

원칙은 폐의 경락에 선택적으로 영향을 미치는 약물과 혈위를 중심으로 세워지는 것이다.

침이나 기공 등 물리적 자극이 인체에 가해지면 하나의 민감한 감응노선이 경락과 일치하여 흘러가는 현상이 발견되는데 이를 기향 또는 침향이라 하여 경락현상의 하나로서 침 자극의 중요한 기준이 되기도 하였다.

침 시술의 목표점인 혈위는 경락 내에서 보다 많은 기혈의 집합처로 인식되고 있는데, 바로 이러한 기혈의 상태를 전류량이나 온도분포 현상과 연결지어 관찰하여 병적상태와 건강한 상태를 상대적으로 비교한 연구도 일찍이 있었다.

물론 경락 경혈부위를 중심으로 한 형태학적 관찰에서는 주변 신경이나 혈관, 림프관의 분포가 밀집되어 있다거나 매우 풍부한 신경말초, 신경총 및 신경속에서 발견되었다는 연구 결과도 있다.

고대인들은 경락계통을 설정함에 해부학적 구조도 함께 설명하였는데, 즉 혈맥, 근육, 골격, 내장 등 해부 생리방면에서의 일정한 이해와 지식을 가지고 있었다. 그럼에도 불구하고 구조적 연계보다는 그 내부에서 상호 작용하는 기능적 연계성을 더욱 중시했기 때문에 경락을 운용할 때에도 언제나 눈에 보이지 않는 기의 작용만을 강조해 왔던 것이다.

따라서 경락 개념에 따른 과학적 연구의 지향점으로 신경망과는 구별되는 독특한 경락현상의 규명과 함께, 경락 내에 존재하는 혈위의 특이적 기능이나 장부에 연관된 각 경락의 특수성 등을 연구하여 보다 더 객관적이고 과학적인 치료 방법들이 개발될 수 있는 것이다.

지금 우리가 보고 경험하는 현대과학은 과거에는 어떤 모습이었을까? 어디서부터 시작하여 어떠한 과정을 밟아 여기까지 오게 되었을까?

오래전부터 현대과학계의 대부분은 마음과 몸을 너무 가까이 연관시키면 특정 질병이 허구적, 비현실적 또는 비과학적으로 보이게 되고 그로서 그 질병의 의학적 존재 의의가 위협받는다고 여겼다. 또한 우리의 감정과 행동을 중재하는 신경전달물질과 펩타이드가 뇌에서만 생산되고 그 수용체도 뇌세포에만 있다고 믿었다.

그러나 1980년대 이후부터 몇몇의 선구자적 과학자들은 미국의 여성과학자 캔더스 퍼트가 백혈구, 위장, 심장 등 온몸의 세포가 신경전달물질 수용체를 가지고 있음을 발견한 이래, 더 나아가 면역계 세포들 자체가 뇌와 똑같은 화학물질 모두를 만든다고 새로 믿게 되었다.

이러한 놀라운 발견을 통하여 현대의학은 다양한 감정의 발생이 뇌에서만 기원하는 것이 아니며 온 몸의 세포에서 분비되는 100여 개 펩타이드의 총합으로 이루어진다는 혁명적 개념을 인정하기 시작하였고, 동시에 면역계가 방어역할뿐만 아니라 뇌와 하나로 통합된 정보 네트워크를 구축하여 환경변화에 정교하게 반응한다는 사실도 수용하기에 이르렀다.

바야흐로 우리의 몸과 마음을 연계시키는 정신신경면역학의 새로운 관점이, 오랫동안 가장 견고하게 현대과학의 틀을 형성 발전시켜준 데카르트의 몸과 마음의 이분법적 분석 패러다임을 무너뜨리기 시작한 것이다.

그렇다면 정신, 마음, 의지, 행복, 사랑, 분노 등을 포괄하는 감정이라는 것은 뇌에서 기원하여 몸으로 전달되는가? 아니면 몸에서 뇌로 전달되는가?

매순간 우리 몸 전체에서는 다량의 정보교환이 일어난다. 이를 동양에서는 기혈의 흐름을 통해 일어나는 경락의 현상이라 말하고 있고, 서양의 한 여성 과학자 퍼트는 감정을 실은 분자들이 변화와 운동의 과정을 통하여 하나의 역동적 음악을 만들어낸다고 표현하고 있다.

체내 화학물질들의 역동적인 정보망이 마음과 몸을 연결한다는 그녀의 연구결과가 정신신경면역학을 탄생시킨 것이다. 서양의 첨단 주류 과학자로서 과감하게 동양적 심신의학을 포용하고 교류하면서 몸과 마음의 전일성을 이해하고 심신치유 메커니즘을 분자 수준에서 연구할 필요성을 강조하고 있는 그 모습은 커다란 충격과 희망이 아닐 수 없다.

이른바 한의학에서 깊게 다루고 있는 경험과 직관의 세계가, 서양 과학자들 사이에서 펩타이드와 그 수용체를 통한 감정의 뇌과학 이야기로 발전하면서 혁명의 시대, 패러다임의 전환시대, 건강과 질병을 다루는 방식에 엄청난 여파를 미칠 것을 시사하고 있다.

원래 과학이란 매우 인간적인 추구에서 시작된 것이다. 진보하고 있는 서양 첨단과학의 역설적이고 독창적이며 기존 한계를 뛰어넘는 이론들이 그

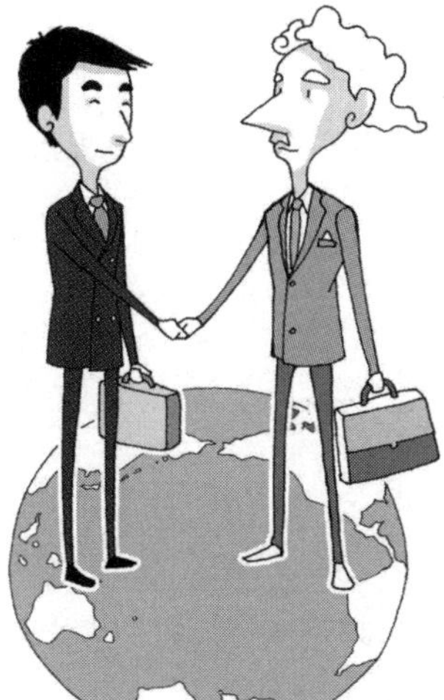

그림 1-10 동양과 서양이라는 음양이 만드는 태극은 인류문명의 새로운 도약을 이루어줄 것이다.

옹벽을 깨고, 이제는 바야흐로 동양적 사고, 한의학적 경락의 관점에서 새로운 패러다임의 해답을 찾으려 뛰어들고 있는 이 시점에, 우리는 과연 어떠한 대비책을 준비하고 있는 것인가?

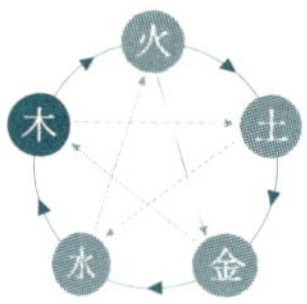

09 한의학에서의 음양오행

흔히들 한의학은 철학적이고 연역적인 사고를 바탕으로 하며 서양에서 유래한 의학 즉 양의학은 과학적이고 귀납적인 사고를 바탕으로 한다고 말한다. 또한 한의학이 음양오행이라는 고대 동양철학에 바탕을 두고 기, 경락 등의 개념을 가지고 인체를 설명하고 치료해 온 체계라는 설명도 더해진다. 그리고 일부에서는 음양오행이 과학적으로 검증된다면 한의학에 대한 과학성 시비도 잦아들 것으로 예상하여 음양오행을 과학적으로 밝힐 필요성을 강조하기도 한다. 더불어 경락의 명칭에 음양오행 개념이 반영되어 있으므로 기와 경락 연구도 음양오행과 동일한 검증과정을 거쳐야 한다고 말한다.

그렇다면 정말로 한의학은 고대철학의 음양오행으로부터 연역적으로 전개된 체계인가? 음양오행은 무엇인가? 음양오행이 과학적으로는 어떤 모습으로 보일 수 있는가?

우선, 음양오행(陰陽五行)이란 개념은 어떤 특정 이론이나 특정 철학이라기보다 고대 동양의 보편적 세계관이었다는 점을 이해할 필요가 있다. 마치 하늘과 땅 사이에 사람이 산다는 인식만큼이나 보편적인 세계 인식 방법이 음양이고 오행이었다. 그래서 옛 사람들의 다양한 학문활동과 경험에 대한 서술이 음양과 오행이라는 용어와 개념을 통해 표현되고 모색된 것은 당연한 일이었다. 때로는 똑같이 음양오행에 근거해 설명하는 듯한 정반대의 주장과 내용이 충돌하기도 하였다.

고대 동양에서 골격이 형성된 한의학이 음양오행의 자연철학을 설명방식으로 동원한 것은 한의학의 구체적인 내용이 음양오행에 의해서 지배되고 연역되고 규정되기 때문이 아니다. 사실 음양오행으로는 구체적인 사안에서의 구체적인 판단이 규정되기 어려운 면이 많다. 단지 그 개념이 고대 동양 당대의 보편적인 세계관이었기 때문에 의학적 관찰사항과 이론 설명에 동원되었을 뿐이다. 오늘날 새로운 현상을 관찰하거나 새로운 학문을 전개하려면 오늘날의 보편적인 세계관을 반영하여 물리학적, 생물학적 용어나 해부학적 용어로 설명을 시도하는 것이 당연한 것처럼 말이다.

그렇다면 음양오행은 한의학에서 얼마나 핵심적인 위치를 차지하는 것인가? 한의학은 자연철학이 아니라 의학이라는 학문의 한 분야이다. 의학은 매일 임상에서 환자에게 적용되고 검증받아야 한다는 점이 철학이나 종교와 상황이 사뭇 다르다. 한의학의 용어와 개념이 음양오행이라는 고대 동양의 자연철학 용어와 개념을 빌려 표현되었다고 해도 한의학의 핵심 가치와 존립근거는 현실에서의 환자 평가와 치료에서 얼마나 합리적인 해석력을 발휘하고 치료효능을 발휘하는지에 있다. 아무리 현란한 음양오행적 수사로 장식한다 하더라도 평가에서 합리적 설명력과 치료효능을 발휘하지 못한 의학이론은 더 이상 가치를 인정받을 수 없다.

지난 2천 년의 역사를 통하여 한의학의 기본 이론, 음양오행 등에 대한 수많은 주장이 나왔지만 일부는 더욱 확산·발전되어 온 반면 일부는 외면받아 묻히기도 하는 가운데, 때로는 비합리적 주장이 세력을 얻기도 하고 합리적 견해가 묵살되기도 하였다. 예를 들어 동의보감에도 수록되었던 전녀위남법(轉女爲男法) 즉 모체 속 여성 태아를 남성 태아로 성전환시키는 방법이나 투명인간 방법 등처럼 그 미신성이나 허위성 때문에 외면 받게 된 이론이나 방법들도 많았다. 그러한 역사적 전개와 학문적 고민의 끝에 오늘날의 한의학이 있는 것이다.

물론 과거 역사 속 일부 기록을 포함하여 심지어 오늘날에 이르기까지 일각에서는 한의학의 기본 의학성에 대해, 의학이 아니라 일종의 철학이나 종교적 신념의 겉옷을 입은 것으로 해석하기도 한다. 한의학의 외피를 쓴 철학으로서의, 종교로서의, 혹은 진위검토를 거부하는 절대신념으로서의 주장은 그 나름대로 걸어갈 길이 있을 것이다. 하지만 그 길은 의학으로서의 한의학과 매우 다른 길이다.

적어도 오늘날 우리가 주목하고 인류의 미래 의학에서 중요한 부분은 의학으로서의 한의학이다. 그 존립근거는 음양오행의 단순 치장이 아니라 임상현장에서의 환자에 대한 실질적 설명력과 치료효능이다. 즉, 임상적 사실성과 임상적 유용성이다. 허위와 암시에 근거한 의술이 때로는 위약효과를 통해 혹은 자기암시를 통해 마치 치료효과가 있는 듯 보일 수도 있다. 그렇지만 이것은 심리현상 자체를 탐구하고자 하는 자유 학문, 순수 학문 영역에서 다루어져야 할 뿐 의학이 허위나 암시에 근거한 치료를 추구할 수는 없다. 설사 어떠한 사실성을 근거로 하였어도 임상에서 환자 평가와 치료에 도움이 되지 않는 내용은 역시 의학에서 중점적으로 다루기 어려울 것이다.

그렇다면 한의학에서의 음양과 오행은 어떻게 이해해야 하는가? 건강과 질병 치료에 대한 인식에서 음양은 상대적 두 속성 사이의 균형, 오행은 상대적 여러 속성 사이의 조화라는 개념틀을 제공해 주었다. 둘 사이의 균형이 깨졌을 때, 예를 들어 자율신경계에서 교감신경계와 부교감신경계 중 교감신경계 항진 상태로 치우치면 건강에서 벗어난 상태로 인식할 수 있다.

흔히 태극에 대해 설명할 때 태극은 음양이라는 상대적인 두 속성이 시간상 연속적으로 교대되거나 공간적으로 상대적으로 대립하면서도 조화를 이루고 있는 전체를 나타내는 모습이라 말한다. 즉 음양은 상대적 두 속성을 나타낸다. 따라서 의학에서의 음양은 다양한 현상을 상대적인 두 가지 속성으로 나누어 큰 그림을 파악해보는 의미로 활용되었다. 일반적인 사물현상은 음양이 모여 태극을 그린다는 개념틀로 이해할 수 있다. 즉, 내 눈 앞에 음이 변한 상태가 보인다면 내가 직접 보지는 못했더라도 양에 어떤 변화가 왔을 수도 있고, 나아가 전체 태극의 균형상태에도 어떤 변화가 왔을지 모른다고 사고하는 개념틀을 음양-태극이 제공해 주고 있다.

근래에 갑자기 성격이 변한 사람이 진료를 받으러 왔다면, 성격만의 변화가 아니라 신체적 어떤 변화 혹은 생활환경이나 생활방식에 어떤 변화가 함께 동반되었을지 모를 가능성을 생각할 수 있다.

그리고 성격이 급한 사람과 느긋한 사람, 체격이 마른 사람과 통통한 사람 모두 음양학적으로 상대적인 두 개념에 해당된다. 따라서 이들은 동일한 두통을 호소한다 하더라도 각각 성격상 차이나 체격상 차이를 고려하여 병이 생기는 과정에 대한 분석이나 치료전략 수립에서 차별적으로 접근하는 것이 효과를 발휘할 수 있다.

일상생활에서도 성격이 급한 사람은 여유를 기르는 것이, 성격이 느긋한 사람은 일을 미리미리 처리하는 습관과 책임감을 기르는 것이 두통의 악화요인인 스트레스를 줄이는 방법이 될 수도 있다. 또는 통통한 사람은 식사를 절제하고 생야채 등 거친 음식 섭취량을 늘리는 것이, 마른 사람은 규칙적인 식습관을 유지하는 것이 도움이 될 수도 있다.

음양에 비해 오행은 여러 요소 사이의 조화이다. 예를 들어 음주를 과하게 하여 간장의 해독기능이 지나치게 무리를 하게 되면 단순히 간장 하나의 장기 문제로 인식하기보다 간심비폐신 전체 오장육부의 조화 상실로 전신적인 문제가 유발될 가능성을 생각할 수 있다.

오행에 대해서는 상생상극(相生相剋) 관계를 흔히 이야기한다. 오행 상생상극에 대한 가장 흔한 오해는 인과론적 관계로 전개되는 관점이다. 인과론에서는 흔히 데이비드 흄(David Hum)10)의 설명을 따라 시간상 원인은 결과보다 앞서며 결과는 원인보다 뒤서고, 원인과 결과는 시공간적으로 연속적이며 결합되어 있고, 동일한 원인이 동일한 결과를 만들며 동일한 결과는 동일한 원인이 없으면 나타나지 않는다고 본다. 즉 직선적 시간관 입장에서 설명한다.

하지만 오행 상생상극관계를 서양철학의 구텐베르크적11) 직선적 시간관, 단일원인에 의한 단일결과라는 단선적 인과론으로 이해해서는 곤란하다. 예를 들어 오행에서는 나무는 불을 살려주고(木生火) 흙을 억누르는데(木克土), 불은 흙을 살려주므로(火生土) 나무가 살려준 불이 다시 흙을 더욱 살려준다고 설명한다. 그렇다면 나무는 결국 흙을 살려준 것인가 아니면 억누른 것인가? 혼란스럽다. 그럼에도 불구하고 오행 상생상극 관계라는 개념이 전하는 메시지는 "부분은 동시에 전체와 관계를 맺는다. 전체가 부분에 반영되고

---

10) 데이비드 흄(David Hum, 1711~1776)은 영국의 철학자이다. J. 로크에서 비롯된 '내재적 인식비판' 의 입장과 I. 뉴턴 자연학의 실험과 관찰의 방법을 응용한 인식론을 펼쳤다.

11) 구텐베르크는 출판인쇄술에 기여한 인물이다. 책은 처음부터 끝까지 읽어야 그 내용을 알 수 있다는 직선적 시간개념을 일컫는 말이다.

부분이 전체에 반영된다"는 것이다. 즉 순환적 시간관과 헤르메스[12]적 동시성이다.

[그림 1-11]의 나무(木)를 보자. 나무는 어디와 관계를 맺는가? 불을 살려주는 관계(生: 木生火), 물에 의해 살려줌을 받는 관계(母: 水生木), 쇠에 의해 억누름을 받는 관계(侮: 金克木), 흙을 억누르는 관계(剋: 木克土)를 맺는다. 즉 5가지 요소로 구성된 전체 중 하나인 나무는 전체를 구성하는 다른 모든 요소와 동시에 관계를 맺는다. 그렇기 때문에 부분은 전체에 동시에 영향을 미칠 수 있고 전체는 부분에 반영될 수 있다. 오행론의 메시지는 여기까지이다.

한의학 분야에서 보면 상생상극 용어로 생리적 · 병리적 상황이나 치료법을 설명하는 사례가 나온다. 예를 들어 정신적 스트레스를 받고 예민하며 화

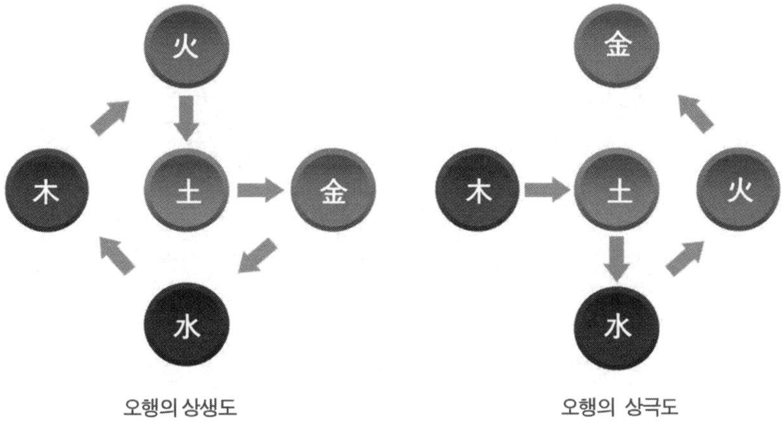

그림 1-11 오행의 상생도와 상극도

12) 헤르메스는 하늘을 날아다니며 어디든 나타나 마법을 부리는 신화 속 인물이다.

가 잘 나거나 소화가 잘 안 되는, 서양의학의 과민대장증후군과 유사한 상태를 간장과 비장이 조화를 잃은 간비불화(肝脾不和) 상태라고 표현한다. 그리고 간장과 쓸개가 오행으로 나무, 비위 소화기가 오행으로 흙이므로 목극토(木剋土) 즉 나무가 흙을 억누르는 상태라고 오행 상생상극 용어를 빌어 묘사한다. 이런 설명을 보고 자칫 엉뚱한 방향으로 오해할 수 있다. 오행 상생상극이 인체의 생리병리와 진단치료에 그대로 인과론적으로 적용 가능할 것이라고 오해한다든가 목극토가 간비불화로 설명되는 것처럼 화극금, 토극수 등에 해당되는 질병과 이론, 치료법도 있어야 한다고 오해하기도 한다. 하지만 간비불화, 목극토라는 용어는 고대 동양 자연철학의 음양오행 관점의 흔적인 용어일 뿐, 중요한 것은 그런 용어로 표현하고자 했던 실제 병증과 치료법이다. 이런 추상적 용어 자체는 다른 표현으로 얼마든지 대체할 수 있으며 그렇게 해도 옛 사람들의 실제적 의학 경험과 이론의 핵심 가치가 훼손되는 것은 전혀 아닐 것이다.

한의학에서 음양오행은 분류방식에 따라 두 가지 또는 다섯 가지로 분류할 때의 두 요소 사이의 균형, 다섯 요소 사이의 조화로서 인체 건강상태를 이해하고, 균형과 조화가 어떤 식으로 상실되었는지를 평가하는 개념틀로서 진단평가를 고민한다든가, 균형과 조화를 회복시키는 전략과 과정으로서 치료를 고민하는 모습으로 수용되었다. 또한 부분이 전체에 동시적으로 반영되고 전체는 부분에 동시적으로 영향을 끼치는 관점으로 부분과 전체 사이의 관계, 여러 요소와 단일 요소 사이의 관계를 이해하고 큰 그림을 파악하는 개념틀로서 활용되었다. 그리고 여러 증상과 여러 요인이 병증에 관련되었을 때 큰 그림을 파악하여 여러 증상과 여러 요인에 동시에 의미 있는 영향을 끼치도록 개입하는 전략을 수립하는 개념틀로서 활용되었다.

물론 음양오행이라는 틀은 우주대자연의 원리에서 출발하여 하나의 사고 방법론으로서 각 학문으로 펼쳐져 내려온 것은 사실이다. 하지만 한의학에서 말하는 음양오행을 점술원, 철학원 또는 종교적 신념체계에서 다루는 음양오행과 혼동해서는 안 된다. 임상현장에서 매일 검증되어 왔고 앞으로도 검증되어 가야 하는 의학으로서의 실질 내용을 이해하기 쉽게 표현하는 한 가지 방식으로서 옛 사람들에게 익숙했던 용어인 음양오행이 차용되었을 뿐이다.

한의학에서의 음양오행은 의학으로서의 음양오행이며, 더 정확하게 표현하자면 음양오행이라는 고대 동양철학 용어로 표현되어 있는 실질 내용 즉 실제 의학적 경험과 지식, 임상적 통찰로 이해해야 하며 우리 생활 속에서 스스로가 조절해가야 하는 섭생의 원리로 받아들여야 하는 것이다.

제2장 뇌신경과 경락

腦

우리 몸을 이해하고 설명하기 위한 여러 학문적 이론 체계가 동서양의학계에 존재하지만, 몸의 전체성과 항상성을 논하는 점에서 한의학에서는 뇌와 척수 및 신경계를 기항지부(奇恒之府)의 개념으로 설정하면서, 경락 체계와는 별도인, 그러나 결국 경락 체계에 연계되어 있는 매우 중요한 이론으로 다루어져 왔다.

최근 뇌신경학계 연구의 흐름은 과거의 구조 분석적 방법론을 넘어서서 구조와 기능의 통합, 신체와 마음 및 감정의 통합 영역으로까지 펼쳐지고 있는 추세이다. 바야흐로 한의학 속 경락의 통일정체관이 서양의학 뇌신경의 감정 영역에 접목될 수 있는 희망이 보인다.

보다 나은 이해와 통찰을 위하여 경락에 대한 서양의학의 관점과 그 연계 가능성을 잠시 살펴보기로 한다.

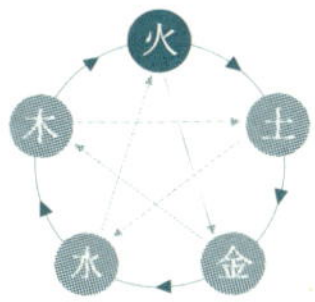

01 뇌의 주요부분이 하는 일

소뇌와 대뇌 기저핵

대뇌피질에서는 피질척수로 등을 통해 운동신경세포에 운동 명령을 내리는 일 등이 발생되는데, 이러한 기능을 미세하게 조정해 주고 또 전신에서 전체적으로 통일된 운동기능이 발휘되도록 도와주는 주요 구조가 소뇌와 대뇌 기저핵이다. 즉 소뇌와 대뇌 기저핵에서는 기본적으로 대뇌피질과의 정보교환을 통해 전신의 운동기능을 조정하는 역할을 담당한다.

한의학에서 별도의 경락에 속하는 기경팔맥(奇經八脈)[1] 중에 양교맥과 음교맥이 있는데, 이들의 기능은 인체 전신의 내측과 외측 운동기능을 나누어 담당하고, 각 질환에서 후속적으로 나타나는 운동기능장애를 치료하는 역할을 한다. 만일 양교맥과 음교맥의 운동 조정능력이 뇌에서 통괄되는 결과라고 가정한다면, 피질척수로를 통한 소뇌와 대뇌 기저핵의 연관 통로와 반응 메커니즘을 연계시켜보는 것도 좋은 방법이 될지 모른다.

소뇌에도 대뇌에서처럼 피질에 회백질이 분포하고 그 밑에는 백질, 그리고 신경핵이 차례로 자리 잡은 구조를 가지고 있다. 소뇌 깊은 곳의 신경핵은 총 4개이며, 소뇌의 피질도 표면적을 넓혀 한정된 공간에 더욱 많은 신경세포가 분포하도록 주름진 형태이다.

일반적으로 모든 정보와 신호는 대뇌피질로부터 뇌교를 거친 후 좌우가 교차되어 소뇌 피질로 전달되어 들어오며, 동시에 척수-소뇌 경로나 삼차신경-소뇌 경로 그리고 전정신경계를 통해 신체의 평형감각이나 각 근육과 관절의 상태 등 고유 감각에 관한 정보들이 소뇌피질로 전달된다. 이처럼 소뇌피질을 거치며 처리된 정보는 소뇌 심부의 신경핵을 거쳐 소뇌 밖으로 흘러간다.

소뇌의 구성과 역할을 살펴보면, 뇌줄기의 전정 신경핵과 직접 연결되면서 주로 평형감각이나 안구의 운동 등에 관여하는 전정성 소뇌와, 대뇌피질 담당인 사지 원위부의 수의적 운동에 관한 정보나 고급인지기능 등을 주로

1) 기경팔맥은 기항지부(奇恒之腑: 腦 · 髓 · 骨 · 脈 · 子宮 · 膽의 총칭)와 연계되어 있는 8가지 경맥이다. 12경맥(十二經脈)과는 별도로 고유한 경혈(經穴)을 가지고 있는 독맥(督脈)과 임맥(任脈)을 비롯하여 고유한 경혈이 없는 충맥(衝脈) · 대맥(帶脈) · 양교맥(陽蹻脈) · 음교맥(陰蹻脈) · 양유맥(陽維脈) · 음유맥(陰維脈) 등 8개의 맥을 말한다.

처리하는 대뇌성 소뇌, 그리고 사지 근위부와 척추 주변의 근육들 즉 자세를 유지하고 몸의 평형을 유지하는 다소 반사적인 근육들의 운동을 조절하는 척수성 소뇌 등으로 나눌 수 있다.

소뇌 양쪽 외측의 소뇌반구에 해당하는 피질과 외측의 치상핵에서 나온 신호는 좌우가 교차되면서 중뇌, 시상을 거쳐 다시 대뇌의 운동피질로 전해지고 이 신호를 통해 대뇌피질에서 운동신경계에 내리는 명령이 조절된다. 신체의 감각이나 운동에 관한 신경의 정보는 좌우가 교차된 반대측에서 처리되는 대뇌피질과는 달리 소뇌의 경우는 좌우 교차 없이 동측 소뇌에서 처리된다.

소뇌가 주로 하는 일은, 실제 근육이나 관절의 상태, 몸의 평형상태 등을 감지하면서, 대뇌피질에서 내리는 운동명령과 뇌줄기에서 뇌신경이나 척수의 운동신경으로 내려 보내는 운동명령을 미세하게 교정함으로써 운동이 정확하고 조화롭게 이루어지도록 해 준다.

대뇌피질에서 종합된 각종 정보는 대뇌성 소뇌피질과 대뇌 기저핵에서 목적성이 있는 운동을 수행하기 위한 신호로 다듬어지고, 전체적으로 조정된 결과는 다시 대뇌 전두엽의 운동 담당 부서로 전달되고 또 다시 대뇌 운동피질에서 내리는 명령이 소뇌로 전해져 그 명령을 조정하게 되는 등, 수없이 바쁘게 오가는 대뇌와 소뇌의 명령과 조정과 실행이 교차되고 반복된다.

근래에는 소뇌가 기억이나 고급 인지기능에도 깊이 관여하고 있다는 사실이 속속 밝혀지고 있다. 예를 들면 무언가를 의식적으로 생각해 보려 할 때, 홀로 자각하여 명시적으로 꼭 집어 표현해 내기는 어렵지만 반복을 통해 어떻게 하는 것인지 이미 알고 있는 종류의 직감적 기억에 소뇌가 상당부분 참여하고 있다는 것은 이미 실험적으로 입증된 바 있다.

다시 말해 어떤 운동종목의 동작을 반복하였을 때 자기도 모르게 점차 익숙해지는 과정을 생각해 보자. 어떻게 움직여야 하는 것인지에 대한 분명한 지식을 명시적 언어로 설명하기는 어렵지만, 각 동작에서 몸을 어떻게 움직여야 되고 각 팔, 다리, 몸통 관절의 미세한 각도나 움직이는 방향은 어떻게 조정해야 하는지에 대해 우리의 몸과 신경계에 이미 학습되어 있음을 경험하는 수가 많다.

이처럼 '어떻게 하는가'에 대한 기억의 학습에는 상당부분 소뇌의 신경계가 작용하기 때문에, 소뇌에 장애가 생기면 운동을 부드럽고 정확하게 하는 능력, 각 관절과 근육들을 전체적으로 조화롭게 조절하여 동작을 수행하는 협조운동 능력, 평형을 유지하는 능력, 또 이런 운동능력을 기억하는 능력 등이 손상된다.

한편 대뇌에서는 피질에 신경세포가 모여 있는 회백질이 있고 그 밑으로는 신경세포 축삭이 지나가는 백질이 자리하며 대뇌 기저부에 다시 신경세포가 밀집된 회백질, 다시 말해 기저핵이 위치한다.

학자에 따라 조금씩 견해의 차이를 보이기는 하지만 대뇌 기저핵에는 기능적으로 구분되는 미상핵(꼬리핵), 피각(조가비핵), 담창구(창백핵), 시상하핵(복측시상), 흑질(흑색질) 등이 포함되어 있다. 이들 중 미상핵과 피각은 전뇌에서 기원한 구조인데 앞쪽 부분에서는 서로 이어지며, 담창구는 간뇌에서 기원한 구조이다. 이처럼 발생학적으로 동일한 기원을 가지고 있는 구조는 조직학적으로도 동일한 특성을 띠게 된다.

미상핵과 피각은 거의 모든 대뇌피질과 시상의 일부 신경핵 영역으로부터 정보를 받아들여 주로 운동에 관여하는 전두엽으로 신호를 보낸다. 미상핵은 안구의 운동이나 인지기능에 관여하는 대뇌피질과 관련이 깊으며, 피

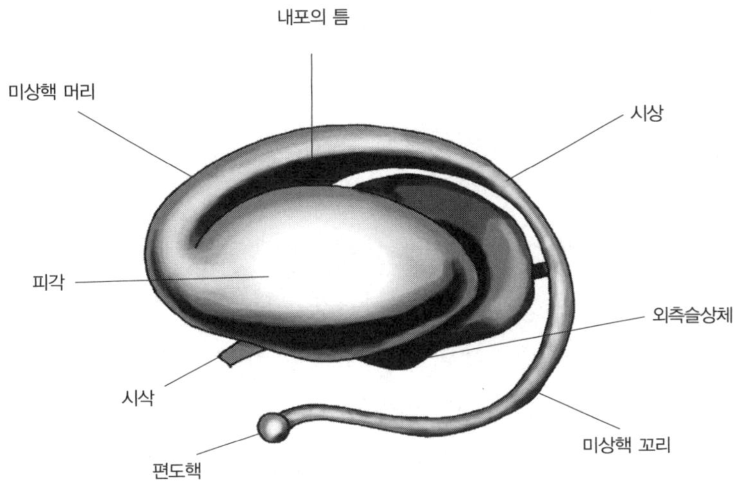

그림 2-1 기저핵: 대뇌 겉질과 시상 사이를 오가던 신호에 대해 문지기 역할 즉, 일정한 한도 이내로 정형화하고 걸러내어 행동양상을 부여하는 역할을 한다.

각은 운동조절에 관여하는 대뇌피질과 관련이 깊다. 또한 이 둘이 이어지는 부분의 아래쪽 구조는 감정이 행동에 영향을 미치는 과정과 관계된 대뇌피질과 밀접히 연결되어 있다.

최근 신경학계에 새로 대두된 뇌의 좌측반구와 우측반구 사이에서 신체와 감정의 분자 흐름이 이어진다는 논리를 상기하면서, 피각과 미상핵이 이어지는 부위에서의 감정과 행동의 연계성이 대뇌피질과 관련되고 있음이 매우 흥미롭다는 생각이 든다.

대뇌 기저핵의 각 구조들 사이에는 복잡한 신호 교환체계가 이어진다. 대뇌 기저핵에서 흘러나가는 신호는 주로 전두엽의 대뇌피질로 전해지면서, 단순한 반사적인 운동이 아닌 고급 인지기능에 의해 설계된 의도적이고 복합적인 운동을 수행하는데 필요한 정보처리 과정에 쓰이게 된다. 그리고 전신적인 자세를 교정하기 위해 각 근육과 관절에 대한 운동신호를 통합적으로 조정하는 기능도 상당부분 대뇌 기저핵에서의 정보처리 과정에 의해 이루어진다.

이렇게 대뇌 기저핵은 대뇌피질과 밀접히 연결되어 대뇌에서 운동신호를 처리하는 데에 깊이 관여하기 때문에, 대뇌 기저핵에 장애가 생기면 뇌의 여러 기능 특히 운동에 관련된 증상이 나타나게 된다. 최근에 수가 급증하면서 많이 알려지고 있는 파킨슨병이 바로 여기에 해당되는 질환이다.

파킨슨병은 기저핵 중 흑질 신경세포가 점차 제 기능을 잃으면서 파괴되는 특징을 가지고 있는 병이다. 이때 손상되는 흑질의 신경세포들은 도파민을 신경전달물질로 사용하여 다른 신경세포에 신호를 전달해주기 때문에 도

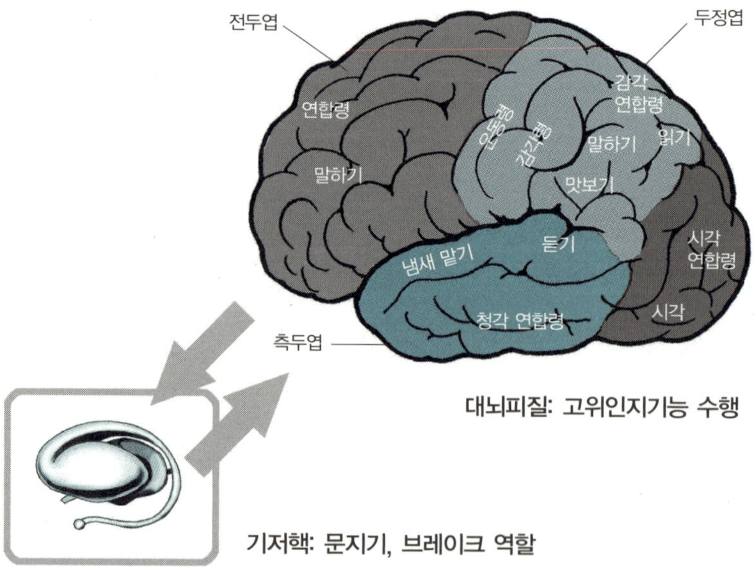

그림 2-2 기저핵: 대뇌 겉질세포 활성에 대해 선택적으로 브레이크를 걸고 적절하게 문을 닫았다 열어주면서 뇌 활동을 조절한다.

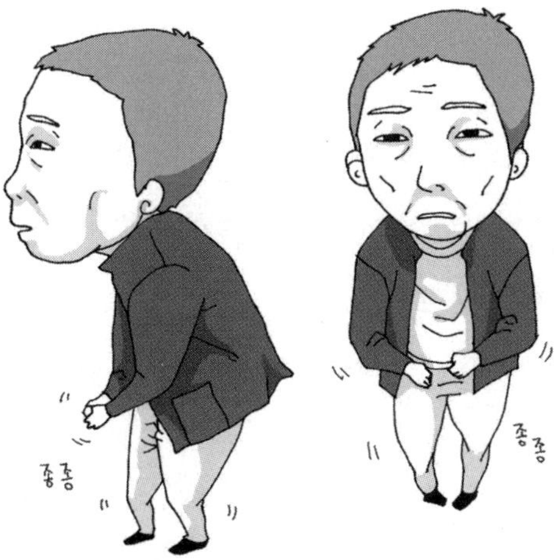

그림 2-3 파킨슨병 환자의 표정 없는 얼굴과 넘어질 듯한 종종걸음. 파킨슨병은 대뇌에서 운동신호 처리이상으로 일어난다.

파민 작용을 하는 물질을 약물로 투여해 주면 증상은 일시적으로 호전된다. 현재 대부분 병원에서는 환자를 치료하기 위해 실제로 도파민성 약물을 투여하고 있지만, 이러한 약물이 근본적으로 신경세포의 파괴를 막아주는 것은 아니기 때문에 병이 깊어지는 것 자체를 막아주지는 못한다.

따라서 이 병에 걸리면 자신의 의지에 따라 어떤 동작을 처음 시작하거나 멈추기가 힘들어져서 걸음을 걷기 시작하거나 멈추는 데에 시간이 많이 걸리고 병이 더욱 진행되어 증상이 악화되면 결국 자신의 의지에 따라 팔다리를 움직이는 것조차도 전혀 불가능해진다. 전체적으로 동작이 느려지고 근육의 긴장도가 증가되며 움직이지 않고 가만히 있을 때에는 몸 전체가 떨리는 현상, 특히 손떨림 증상이 심하게 나타난다. 마스크를 쓴 것처럼 표정 없이 굳은 얼굴도 드러나는 특징적 증상 중 하나이다.

뇌간(뇌줄기)과 간뇌

최근에 뇌간은 뇌줄기라는 말로 더 흔하게 불리며, 중뇌(중간뇌), 뇌교(다리뇌), 연수(숨뇌)로 구성되어 있다. 발생학적으로 뇌교와 소뇌는 후뇌(metencephalon, 뒤뇌)로부터 분화되어 나왔기 때문에 기능적으로나 구조적으로 매우 밀접한 관계를 맺고 있지만 소뇌는 그 나름대로의 독특한 특성이 있기 때문에 일반적으로 별도의 개념으로 나누어 설명한다.

뇌줄기는 기본적으로 소뇌와 밀접한 기능적 연관성을 유지하면서 그 상위구조인 간뇌와 대뇌반구 그리고 하위구조인 척수 사이에 위치해 상호 연락관계를 형성하는 구조이다. 즉 척수, 소뇌, 간뇌, 대뇌반구 사이의 정보전

표 2-1 뇌줄기의 주요 신경경로

	중뇌	뇌교	연수	상부경추부 척수
운동 신경핵	3번, 6번 뇌신경	5번, 6번, 7번 뇌신경	9번, 10번, 11번, 12번 뇌신경	11번 뇌신경, 척수 전각 운동신경
감각 신경핵	5번 뇌신경	5번 뇌신경	9번, 10번 뇌신경	5번 뇌신경 후주 신경핵
특수감각 신경핵		8번 뇌신경	7번, 8번, 9번, 10번 뇌신경	
보조적 운동핵	망상체, 적핵 흑질	망상체 뇌교기저핵	망상체, 올리브핵	
신경경로	피질연수로 피질척수로 상소뇌각 내측종속, 융대	피질연수로, 피질척수로 중소뇌각 내측종속, 융대	피질연수로 피질척수로 하소뇌각 내측종속, 융대	5번 뇌신경 피질척수로 척수소뇌로 내측종속 척수시상로, 후주

달경로에 해당한다. 그리고 이곳에는 각종 기본적인 생명유지장치 즉 호흡, 심장박동, 소화기계, 비뇨생식기계 등을 조절하는 중추들이 자리한다.

뇌줄기에서 일어나는 동작은 척수에서 일어나는 기본적인 반사보다는 복잡하고 조직화된 것들이다. 그러나 대뇌반구에서 조절하는 의식적이고 기교적인 동작에 비하면 상대적으로 다소 반사적인 움직임의 성격을 띠고 있다. 즉 보행 시에 손과 발이 교차되는 움직임, 몸의 균형과 자세 유지, 목표물의 움직임에 따라 시선을 적절하게 조절하기 위한 안구의 움직임 등을 조절하는 중추가 뇌줄기에 위치하고 있어서 이곳에서 어떤 문제가 생기면 생명의 유지 자체에 심각한 위협을 받기도 한다.

그 중 중뇌는 발생학 초기단계에 이미 등장하여, 다른 중추신경계 초기 구조들이 계속 분화하고 나뉘어 발생하는 동안에도 더 이상 분화하지 않고

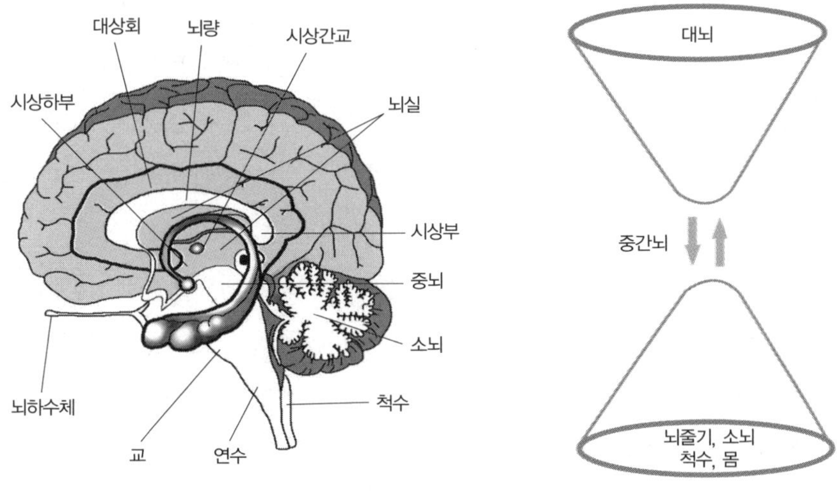

그림 2-4 중뇌(중간뇌)는 위쪽 대뇌와 아래쪽 뇌줄기, 소뇌, 척수, 몸 등 부위를 오가는 모든 신호가 통과해야 하는 아주 좁은 부위이다.

최종까지 중뇌로서 계속 남아있으면서, 간뇌와 연수 신경계를 연결해 지나가는 아주 좁은 통로구조를 가지고 있다.

뇌신경들의 신경핵이 뇌줄기에 위치하고 있으므로 뇌신경들의 기능을 이해하면 뇌줄기의 기능 중 중요한 부분들을 이해했다고도 할 것이다. 뇌줄기에 위치한 뇌신경핵과 관련된 주요 신경경로를 정리해 보면 다음과 같다.

뇌줄기를 조직학적으로 관찰해 보면 척수와 마찬가지로 신경세포들이 밀집되어 신경핵이 위치한 곳은 회백질로 보이고, 신경세포에서 뻗어 나온 축삭이 모여 지나가는 신경경로들은 백질로 보인다. 한편 신경세포들이 밀집되어 있지 않고 띄엄띄엄 넓게 분포하면서 세포체와 축삭, 수상돌기 등이 섞인 곳은 꼭 그물무늬처럼 보이는데 이 부위는 망상체 또는 그물체라고 부른다.

망상체는 중뇌, 뇌교, 연수에 폭넓게 분포되어 있는데, 중뇌에서 뇌교에 걸쳐있는 망상체 윗부분은 시상과 대뇌피질로 신경신호를 올려 보내는데, 이 상행성 신호는 우리가 각성을 유지하고 감각이나 운동 신경계를 민감하게 유지시키는데 중요한 역할을 한다. 아래쪽 절반 즉 연수에서 뇌교에 걸쳐있는 망상체 아랫부분에서는 눈의 움직임, 자세, 음식물의 섭취, 호흡, 동적 평형, 혈압과 맥박 등을 유지하는 기본적인 반사들을 조절해 준다. 그리고 이런 조절기능은 관련 기능을 수행하는 뇌신경과의 긴밀한 협조하에 이루어진다.

시상은 후각을 제외한 모든 감각정보를 받아들여 대뇌피질로 전해주고 망상체, 소뇌, 대뇌 기저핵 등에서 올라오는 운동신호를 받아들여 대뇌피질로 전해주며 망상체에서 올라가는 각성신호를 대뇌피질로 전해주기도 한다. 또한 둘레엽의 주요 신경경로이기도 하다. 시상과 대뇌피질은 대개 서로 정보를 주고받는 식으로 쌍방향 연관관계를 가지고 있다. 즉 많은 정보가 대뇌피질과 시상 사이에서 서로 전달하고 전달받으면서 다양한 감각, 운동, 정신작용에 관여하고 있다.

특히 인지기능, 기억, 언어, 감정 등 많은 정신작용까지도 대뇌피질이 시상과 직접적인 연계를 갖거나, 또는 시상을 통하여 다른 조직들과의 연계를 갖는 가운데 수행되고 있어서 사실상 대뇌피질의 모든 기능이 시상과의 관련을 통하여 수행되고 있다고 여겨도 과언이 아니다.

그래서 시상에 병변이 생기면 대뇌피질에 병변이 생겼을 때처럼 운동, 감각, 정신기능 모두에 장애를 초래할 수 있고 특히 이 곳 좁은 공간에 많은 기능을 수행하는 신경세포들이 밀집되어 있기 때문에 그 장애의 범위가 더 넓을 수도 있다.

지금까지 살펴본 뇌의 구조와 기능들을 바탕으로 하여 어떠한 분자조각들이 구체적으로 그 기능을 수행하고 전달하며 실제로 몸과 마음에 영향을 미치는지, 더 나아가 의학적으로 규명된 치료적 정보의 수준을 벗어나 일상의 감정영역에까지 어떠한 영향을 미치는지에 대한 새로운 이야기들이 앞으로 전개될 것이다.

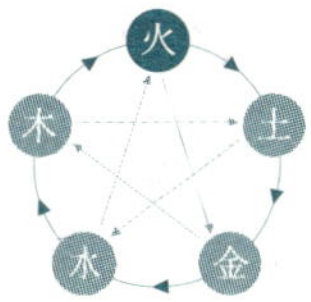

02 신경계의 기본 구성

신경학의 발달 초기에는 신경계가 뇌에서 말초까지 하나로 이어진 긴 다발로 구성되어 있다고 생각하였다. 실제 해부학적으로도 육안으로 관찰 시에 흰색의 줄처럼 생긴 구조물이 뇌 혹은 척수로부터 말초까지 뻗어 있는 것처럼 보이기도 한다.

하지만 라몬 이 카할(Ramon y Cajal, 1852~1934)의 연구에 의해 신경학은 새로운 도약을 하게 된다. 그는 신경계가 별개의 신경세포들이 서로 시냅스를 통해 연접하는 구조로 되어 있음을 밝혀 신경학이 낡은 이론을 넘어 새롭게 발전하는 계기를 마련하였다. 카할은 그 외에도 신경세포는 일정한 방향으로 전기적 신호를 전달하며 한 신경세포는 다른 신경세포와 서로 떨어진 별개의 세포로 존재하고 그 중에도 특정한 신경세포로만 신호를 전달해 준다는 이론을 내놓는 등 뛰어난 연구들을 진행하였다. 그의 연구 성과에 의해 근대적 신경학의 토대가 더욱 굳건해졌다.

신경계는 크게 중추신경계와 말초신경계로 나뉜다. 중추신경계는 뇌와 척수로 이루어지며, 두개골과 척추라는 단단한 뼈로 보호받는다. 우리 몸에서 이처럼 주변에 뼈가 둘러싸며 보호하고 있는 조직이 중추신경계 외에 또 있을까?

중추신경계는 다른 어떤 조직보다 중요하고 특별하기 때문에 이렇게 잘 보호할 필요가 있다. 즉 대뇌, 소뇌, 간뇌, 뇌줄기 등으로 구성된 뇌의 모든 기능이 상호 소통하고 연계하는 속에서 우리 몸의 조직기관들은 각각 별개의 조직기관이 아니라 유기적으로 서로 엮인 일체로서 하나의 생명체로 활동하는 것이 가능해진다.

말초신경계는 뇌 · 척수부터 말초 조직까지 연결하는 신경조직을 말한다. 말초신경계는 크게 감각신경(들신경)과 운동신경(날신경)으로 나뉜다. 감각신경은 말 그대로 신체 내부와 외부의 변화를 감지해서 중추신경계로 전달해 주는 역할을 하는 신경이고, 운동신경은 근육이나 분비선 등으로 신호를 전달해 근육의 수축이나 분비물의 분비작용을 일으키는 일을 하는 신경이다.

신경계가 어떤 신호를 전달하면 그 마지막 결과는 항상 작용기에서의 '운동'의 형태로 나타나게 된다. 우리 몸에는 다양한 형태의 운동이 존재하지

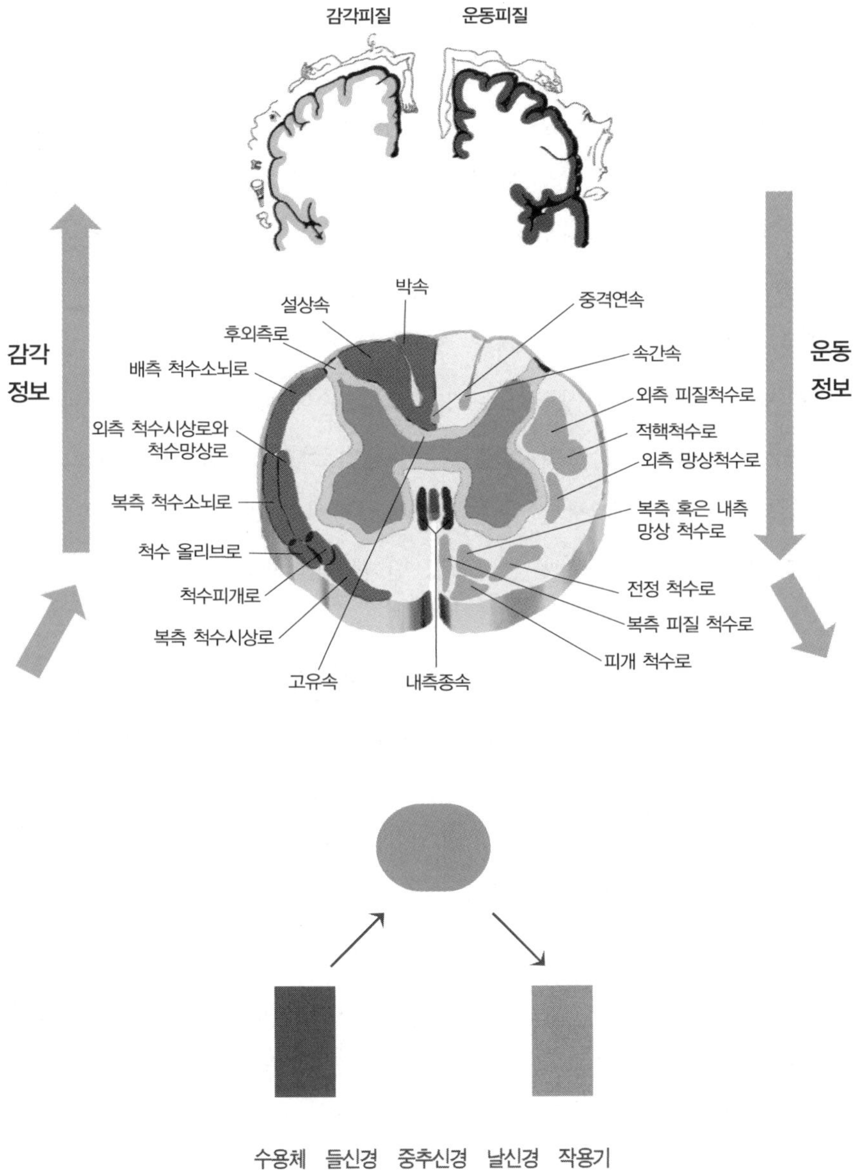
감각피질
운동피질
감각
정보
운동
정보
박속
설상속
후외측로
배측 척수소뇌로
외측 척수시상로와
척수망상로
복측 척수소뇌로
척수 올리브로
척수피개로
복측 척수시상로
고유속
내측종속
중격연속
속간속
외측 피질척수로
적핵척수로
외측 망상척수로
복측 혹은 내측
망상 척수로
전정 척수로
복측 피질 척수로
피개 척수로
수용체 들신경 중추신경 날신경 작용기

그림 2-5 신경계의 구성

만 단순하게 본다면 모두 '근육 수축' 운동과 '분비물 분비' 운동 등 두 가지 종류에 불과하다.

그 외에 자율신경계가 있는데, 이는 중추신경계와 말초신경계의 일부를 구성하는 부분이며 신경계의 다른 부분과는 달리 나름대로 독특한 기능을 수행한다. 각종 내장, 혈관과 많은 근육을 무의식적으로 자동적으로 조절하여 생명을 유지시키는 데 꼭 필요한 기본적인 기능을 수행한다.

예를 들면, 손에 무언가 뜨거운 것이 닿는 순간, "앗 뜨거워!"하며 손을 재빨리 움츠리는 경우를 생각해 보자. 우리의 손이 무언가 뜨거운 것과 닿으면 우선 손의 피부에 분포한 온열감각 수용기로부터 뜨겁다는 정보가 감각신경을 타고 중추신경계로 전달된다. 중추신경계로 들어온 정보는 척수에서 운동신경으로 바로 연결되어 손에 분포한 근육을 움직이고 그 결과 우리는 손을 움츠리게 된다.

그러나 위급한 상황에서는 고위중추로 정보를 전달해 복잡한 정보처리 과정을 거치는 것에 앞서서 신경계가 우선 반사적으로 운동신경을 통해 손을 움츠리게 하는 근육에 신호를 보내 손을 움츠림으로써 응급조치를 취한다.

이러한 반사작용이 매우 짧은 시간 내에 일어나는 동시에, 다른 한편으로는 척수로 들어온 뜨겁다는 정보가 척수를 거쳐 대뇌 둘레엽(둘레계통) 등 고위중추로 전달되어 우리의 의식은 뜨거운 것에 닿았다는 놀랍고 당황스런 느낌을 갖게 된다. 아울러 뜨겁다는 정보가 대뇌외측피질(겉질)의 고위중추에도 전달되어 구체적으로 손의 어느 부위에 뜨거운 것이 닿았는지 지각하게 된다.

그리고 중추신경계에서 자율신경계를 통해 내보낸 신호에 의해 놀라움의 감정이 전달되어 가슴이 빠르게 두근거리고, 숨을 짧게 들이쉬는 등 내부 장기를 통해 보이는 반응도 나타난다.

손에 뜨거운 것이 닿았을 때와 같은 이런 간단한 경우에도 감각신경, 운동신경, 자율신경, 말초신경계, 중추신경계가 서로 공동 노선을 재빨리 펼치게 된다. 특히 중추신경계 중에서도 대뇌둘레엽 등 계통발생학적으로 더욱 오래되고 정서적인 측면을 담당하는 부분과 대뇌외측피질 등 계통발생학적으로 보다 새롭고 냉정한, 합리적인 측면을 담당하는 고위정신기능 부위가 모두 전체적으로 하나가 되어 조화롭게 작용한다.

결국 신경계 구조나 기능에서 나타나는 제 현상들이 상호 협력과 제약의 공동 관계성을 가지고 전체적 통합을 조화롭게 이루어 생명현상을 유지한다는 관점에 집중해보면, 한의학의 중심 이론의 하나인 경락학설이 견지하고 있는 개념이나 응용차원에서 크게 다를 바가 없음을 알 수 있다.

그러나 초기의 개념을 벗어나 학문이 발달하고 분화하는 과정에서 그 고유의 특성들이 사라지고 기계적 정밀성과 합리적 분석법이 자리를 차지하는 가운데 양 학문의 치료의학적 방법론이 달라지면서 서로를 너무 많이 벌려놓은 결과가 바로 오늘의 모습이 아닌가 생각해본다.

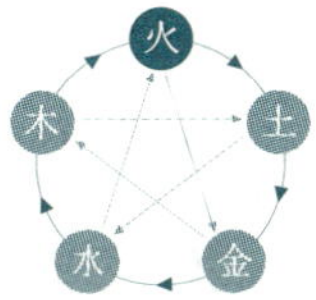

03 12쌍의 뇌신경

신경계 중 말초신경에 속하는 뇌신경은 두개골 기저부(바닥)의 구멍을 통과해 두개골 안쪽으로부터 바깥쪽으로 빠져 나오는 신경다발을 말한다. 해부학적으로 두개골의 기저부는 앞쪽, 중간, 뒤쪽의 움푹한 구조 즉 전두개와, 중두개와 및 후두개와로 구성되어 있다.

이 전두개와, 중두개와, 후두개와에는 몇 개의 구멍들이 뚫려 있어서 이 구멍들을 통해 신경다발이 두개골 밖으로 빠져 나오는데, 앞쪽부터 순서대로 번호를 붙여보면 모두 12쌍의 뇌신경이 된다.

각 뇌신경의 이름과 그 기능을 간략히 정리하면 다음과 같다.

이들 뇌신경은 발생학적으로 또는 기능에 따라 세 가지 군으로 나뉜다.

첫 번째 군은 특수감각만을 담당하는 신경의 모음으로 후각, 시각, 청각 또는 평형감각을 담당하는 1번, 2번, 8번 뇌신경이 이에 해당된다.

두 번째 군은 체절성 뇌신경의 모음으로 눈동자와 혀를 움직이는데 관여하는 3번, 4번, 6번, 12번 뇌신경이 이에 해당된다.

세 번째 군은 아가미성 뇌신경의 모음이며, 안면부와 인후부의 감각, 운동 등을 담당하는 5번, 7번, 9번, 10번, 11번 뇌신경이 이에 해당된다.

이 중 첫 번째 군으로 특수감각을 담당하는 여러 신경 중 1번 뇌신경은 후신경 신경절에서 나온 축삭의 다발로 구성된다. 2번 뇌신경은 발생학적으로나 조직학적으로 보아도 말초신경이 아니며 사실 간뇌가 그대로 전방으로 돌출된 부분이라고 할 수 있는데 망막으로부터 빛에 대한 감각정보를 전달하는 신경다발이다. 특수감각을 담당하는 세 신경 중 8번 뇌신경만이 뚜렷이 조직학적으로 말초신경의 특징을 띤다.

와우전정 신경절은 체성감각의 후근신경절에 상응하는 말초신경의 신경절인데 여기에 달팽이관과 막미로에 위치한 소리와 평형감각에 대한 수용기로부터 신호를 전달받아 중추신경계로 전달하는 신경세포가 자리한다.

두 번째의 체절성 뇌신경은 발생학적으로 뇌줄기의 체절에 해당하는 부위에서 기원한 신경이다. 뇌줄기의 체절은 발생과정에서 대부분 퇴화되나, 몇몇

표 2-2 12쌍의 뇌신경

	이름	기능
1번	후신경(후각신경)	후각감각
2번	시신경(시각신경)	시각감각
3번	동안신경(눈돌림신경)	동공축소, 안구운동
4번	활차신경(도르래신경)	안구운동
5번	삼차신경	안면부의 감각, 저작운동
6번	외전신경(가돌림신경)	안구운동
7번	안면신경(얼굴신경)	안면부의 운동, 눈물샘, 침샘자극, 미각감각
8번	와우전정신경(속귀신경)	청각, 평형감각
9번	설인신경(혀인두신경)	미각감각, 침샘자극, 연하운동, 경동맥의 혈압 감지
10번	미주신경	미각감각, 연하운동, 연구개의 거상, 발성, 흉복부의 내장감각과 부교감신경성 운동기능
11번	부신경(더부신경)	목을 돌리고, 어깨를 으쓱하는 운동
12번	설하신경(혀밑신경)	혀의 운동

근절에서는 발생분화과정이 계속 진행되어 결국 나중에 몇 개의 근육이 형성되는데 그 근육이 바로 안구를 움직이는 근육과 혀를 움직이는 근육이다.

즉 체절성 뇌신경 중 3번, 4번, 6번 뇌신경은 안구를 움직이는 근육을 조절하고 12번 뇌신경은 혀를 움직이는 근육을 조절한다. 이 중 3번 뇌신경에는 동공의 크기와 수정체의 두께를 조절하는 신경도 함께 포함된다.

아가미성 뇌신경은 발생학적으로 아가미궁(인두굽이)에서 분화되어 나온

구조들에 해당하기 때문에 이런 이름이 붙게 되었다. 5번 뇌신경은 안면부의 피부, 눈, 비강, 구강 등의 일반감각과 턱 근육을 움직이는 저작운동을, 7번 뇌신경은 저작근을 제외한 안면부 근육의 운동, 혀 앞쪽 2/3의 미각, 눈물샘, 침샘으로부터의 분비 등을, 9번, 10번, 11번 뇌신경은 인후부의 감각과 운동 그리고 일부 미각 등을 담당한다.

많은 사람들이 고통을 받는 삼차신경통[2]의 경우, 격렬하게 느껴지는 그 통증은 안면부의 감각을 담당하는 삼차신경 즉 5번 뇌신경에서 유발된 것이다. 그리고 우리가 표정을 나타낼 때 쓰는 안면부의 근육들이 힘없이 이완되어 마비가 되는 것은 안면신경에 해당되는 7번 뇌신경에 장애가 생긴 것이다.

이처럼 뇌신경의 분포가지를 따라 한 부분, 한 부분 정확하게 나누고 분석하여 각각의 기능을 나열하는 서양의 학문적 방식은 현미경 등의 이과학적 기기와 각종 수술기법의 발달에 더욱 힘을 입어 아주 정교한 수준의 신경학의 영역을 구축하게 되었다.

그럼에도 여전히 남는 질문이 있다. 과연 그 총명하고 복잡다단한 신경의 기능을 발휘하는 근본적 실체는 무엇일까? 이렇게 정교한 탐색으로 구석구석의 모든 구조와 기능이 다 밝혀졌음에도 불구하고 여전히 질병 치료 영역에 남아있는 과제 해결의 열쇠는 어디에 두어야 하는가?

---

2) 삼차신경(trigeminal nerve)은 얼굴과 머리에서 오는 통각과 온도감각을 뇌에 전달하는 뇌신경이다. 삼차신경에 병적인 변화가 생겨 얼굴의 감각이상, 통증과 함께 씹기 근육의 근력 약화 등의 증상이 나타나는데 이를 삼차신경병증이라고 한다.

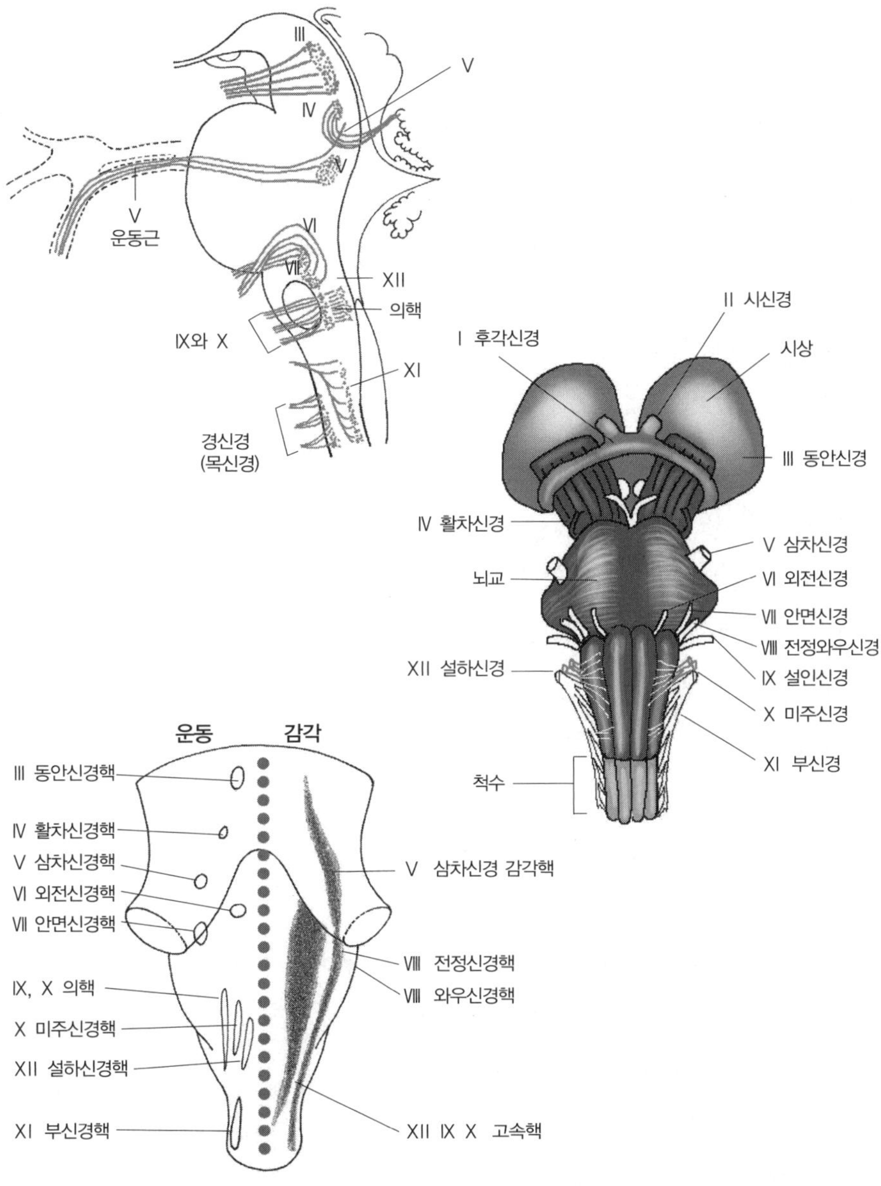

그림 2-6 12쌍의 뇌신경. 1번은 대뇌에서 2번은 간뇌에서 3번-10번, 12번은 뇌줄기에서, 11번은 척수에서 뻗어 나온다.

04 신경세포, 살아가는 방식

신경계, 신경세포

조직학적으로 신경계는 신경세포(neuron, 신경원세포)와 신경교세포로 이루어진다. 신경세포는 신호를 받아 전달하여 다른 신경세포나 조직에 어떤 작용을 하도록 지시하는 기능을 수행하도록 특별히 설계된 세포이다.

즉 신경세포의 주된 작용은 정보를 받아 전달하며 처리하는 것이라 할 수 있다. 하지만 이 작용도 신경세포 자신이 생존하고 작용하도록 스스로의 세포구조를 형성하고 유지시키는 활동이 원활한 기초 위에서라야 가능하다.

신경교세포는 신경세포 주변을 채우고 있는 세포로 신경세포를 지지하고 보호하며 신경세포에 영양을 공급하는 역할을 한다. 과거에는 신경교세포가 정보의 전달과 처리과정에는 개입하지 않는다고 알려졌으나 최근 많은 연구가 진행되면서 신경계의 생장과 조직화, 재구성에 중요한 역할을 담당하고 있다는 것이 점점 규명되는 중이다.

신경세포는 세포체와 그 세포체에서 돌출된 돌기로 이루어진다. 돌기는 두 종류인데, 즉 수상돌기와 축삭이다.

수상돌기는 보통 세포체로부터 멀리 떨어지지 않은 곳까지 여러 개가 뻗어 나와 나뭇가지 모양으로 갈라지는 형태로 신호를 외부로부터 받아들여 세포체 쪽으로 전달하는 역할을 한다.

축삭은 신경세포 하나에 길게 하나의 축삭돌기가 뻗어 나와 세포체로부터 신호를 받아 멀리 축삭의 말단 부위에 있는 조직 즉 근육이나 분비선 혹은 다른 신경세포로 신호를 전달하는 역할을 한다. 이 수상돌기나 축삭의 형태를 기준으로 하여 신경세포를 몇 가지 종류로 구분하기도 한다.

한 신경세포에서 뻗어 나온 축삭의 말단이 다른 신경세포와 만나는 곳에는 시냅스라는 신호전달을 위한 구조가 형성된다. 시냅스에서는 전기적 기전 혹은 화학적 기전을 통해 신경세포 사이에 신호가 전달된다. 시냅스 쪽으로 신호를 전해주는 쪽을 시냅스전 신경세포라 하고 시냅스로부터 신호를 받아들이는 쪽을 시냅스후 신경세포라 한다.

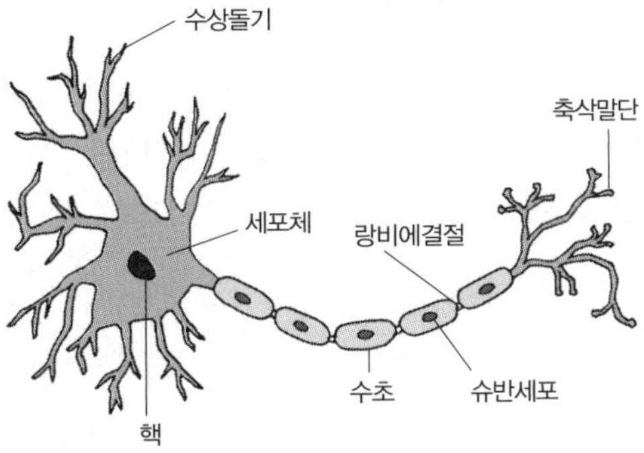

그림 2-7 신경세포. 정보는 수상돌기에서 축삭 방향으로 전달된다. 신경세포는 자신의 생존과 정보처리라는 2가지 기능을 수행한다.

시냅스를 건너간 정보는 시냅스후 신경세포의 활동을 촉진시키거나 억제시키기도 하고, 시냅스를 건너는 과정에서 정보가 증폭되거나 변형되기도 하므로 이 시냅스도 일종의 정보처리기능을 담당한다고 볼 수 있다.

전기적 시냅스는 보통 촉진적으로 신호를 전달하는 작용을 하지만 화학적 시냅스는 신경전달물질을 통해 신호를 증폭시키고 신경전달물질을 받아들이는 수용체의 다양한 작용에 따라 촉진적으로 혹은 억제적으로 영향을 끼치기도 한다.

대개 하나의 신경세포는 자신이 내보낸 신호를 1,000개 이상의 시냅스로 전달해 주고, 다른 신경세포로부터 오는 신호를 10,000개 이상의 시냅스를 통해 받아들이게 된다. 실제로 신경은 단순히 정보를 받아 전달하는 것뿐만 아니라 그 정보를 처리하는 미묘한 과정을 수행하는 단위이기도 하다.

이를 다시 계산해보면 사람의 뇌에는 1,000억 개 정도의 신경세포가 있으므로 대략 1000×1000억 개의 시냅스가 형성되어 있는 셈이며 이를 통해 복잡한 정보처리 네트워크가 구성되는 것이다.

전체적으로 신경계 내에는 다양한 신경세포가 존재한다. 이들 신경세포 사이의 정보전달방식인 시냅스를 구성하는 분자구조도 매우 다양한 가운데, 이렇게 하나의 신경세포가 다른 신경세포와 시냅스를 통해 정보처리 네트워크를 이룬다는 것은 매우 주목할 만한 점이다.

이 네트워크를 통해 외부로부터 감각으로 받아들인 정보 혹은 기억 속에 저장되었던 정보를 처리하고 최종적으로는 근육 혹은 분비선 등의 작용기에 명령을 내려 신경계 활동의 결과를 외부에 표현함으로써, 신체 각 조직이나 기관의 기능이 전반적으로 조절되거나 지적 활동이 가능해지게 된다.

신경계 내부에서 서로 전달되고 처리되는 모든 정보는 전기화학적 신호의 형태를 띤다. 신체 각 부위에서 받아들인 각종 감각 즉 시각, 청각, 미각, 후각, 평형감각 등 특수감각이나 촉각, 온도각, 통각, 고유감각, 진동감각, 위치감각 등은 모두 전기화학적 신호로 변환되어 중추신경계로 전달된다.

또한 중추신경계 내부에서 처리되는 과정에서도 전기화학적 신호가 관여하며, 이와 함께 신체 각 부위의 근육이나 분비선으로 전달되는 정보도 전기화학적 신호의 형태로 전달된다.

이러한 신호가 신체의 어느 작용기에 이른 후 비로소 근육의 수축이나 분비선에서의 물질분비의 형태로 변환된다. 이것은 컴퓨터에서 정보를 처리할 때 각종 정보들이 모두 전기적 신호로 변환되어 처리되는 것과 비슷하다.

그렇다면 중추신경계로 들어오는 수많은 신호들 중에서 시각정보를 담고 있는 신호와 촉각정보를 담고 있는 신호를 우리의 신경계는 어떻게 구분하는 것일까? 그 해답은 각각의 다른 정보마다 이를 처리하는 신경세포가 따로 정해져 있기 때문에 가능하다는 것이다.

즉 우리의 신경계는 시각정보 관련 신경세포로 전달되는 모든 신호는 시각정보로서 판단하게 하고, 피부 촉각 관련 신경세포로 전달되는 모든 신호는 피부 감각정보로서 판단하도록 구성되어 있다.

최근에는 이 원리를 부정하는 여러 현상(inter-modal interaction)에 대해서도 연구가 진행되고 있지만, 이렇게 신호 종류별로 경로가 따로 정해져 있다는 관점은 신경학에서 오래 된 원리의 하나이다.

그래서 간질 환자의 경우 뇌의 특정 부위에서 비정상적인 전기신호가 발생되는데 그 비정상적 전기신호가 시각을 처리하는 부위에서 발생하였다면 우리는 눈에 무언가 보였다고 느끼게 되고, 청각을 처리하는 신경세포 부위에서 발생하였다면 우리는 무슨 소리가 들렸다고 느끼게 되며, 그 전기신호가 팔다리의 운동을 조절하는 부위에서 발생하였다면 팔다리의 근육이 움직여지는 것이다.

말초신경에서도 마찬가지 상황이 벌어진다. 귀에서 청각에 대한 정보를 받아 그 정보를 뇌로 전달하는 일을 하는 신경에 전기자극을 주면 우리의 신경계에서는 무슨 소리를 들었다고 판단한다. 또 무릎을 굽히는 작용을 하는 근육으로 가는 신경에 전기자극을 주면 그 근육이 수축하여 무릎이 굽혀지게 된다.

하지만 각 형태의 감각 혹은 운동과 관련된 정보들이 따로따로 처리되기만 하는 것은 아니다. 뇌에는 이러한 여러 가지 감각에 대한 정보를 종합하는 부위 그리고 감각에 대한 정보와 운동에 대한 정보를 종합적으로 처리하는 부위도 존재한다.

특히 중추부위에서 더구나 고위중추 쪽으로 갈수록 여러 가지 정보를 종합적으로 처리하는 기능을 가지는 부위가 많이 존재하고, 반대로 말초 쪽에 위치한 신경일수록 단순한 하나의 기능을 수행하고 있다.

살아가는 방식

신경계를 구성하는 세포는 신체의 다른 어떤 부분보다도 다양하게 분화되었다.

신경세포는 그 표면적이 매우 넓으며 세포 안쪽과 바깥쪽의 전기화학적 특성의 차이를 일정하게 유지시키기 위해 능동적으로 일종의 펌프를 작동시키고 정보를 처리하고 전달한다. 즉 세포 내에서 밀집된 이온과 세포기관들이 활발히 활동하고 대량의 에너지를 소모하면서 활발한 대사작용을 하고 이를 통해 정보를 받아들이고 처리하며 전달해 주는 기능을 수행한다.

하지만 우선 신경세포 자신의 생존이 가능한 바탕 위에 있어야 이런 대외적인 관계 속에서의 작용도 가능할 것이다. 그래서 신체의 다른 기관과 비교해 보면 신경계는 에너지 즉 산소와 포도당을 가장 많이 사용한다.

신경세포가 신체의 다른 어느 기관보다도 다양하게 분화되는 것은 세포가 분화되고 신체가 형성되는 과정에서 사람의 다양한 유전자 중 특정한 유전자들을 특정한 시기에 발현시키거나 혹은 특정한 유전자의 발현을 억제시키는 일을 하는 자연적인 프로그램이 작동하기 때문이다.

이렇게 해서 각 세포가 분화되면서 대개 평생 변하지 않는 고유한 특성이 그 세포에 부여된다. 하지만 이런 유전자발현 프로그램이 엄격하게 고정된 상태이거나 변화의 여지가 없다고는 말하지 못한다.

실제로 신체의 발생과정이나 혹은 발육이 완전히 끝난 후에도 각 유전자의 발현 혹은 억제기능은 끊임없이 미묘하게 조절된다. 신경세포에 반복적으로 어떤 자극이 주어졌을 때 그 신경세포의 반응성이 커지거나 혹은 작아지기도 하고, 신경세포의 활동에 따라 신경세포가 다른 신경세포와 시냅스를 형성하는 면적이 변화되기도 하며, 새로운 시냅스가 형성되기도 하고 또 시냅스 수가 줄어들기도 한다.

이러한 변화는 신경세포의 전기적, 화학적 활동성의 변화에 기인하지만 상대적으로 더욱 영구적인 변화는 신경세포의 유전자발현 양상 자체까지도 영향을 받기 때문이다.

이는 근래의 다양한 분자생물학적 연구, 특히 신경계의 학습과 기억, 가소성(형성력, plasticity)과 재조직화(reorganization)에 대한 연구를 통해 계속 밝혀지고 있는 사실이다.

유전자에는 특정 단백질을 합성하는데 필요한 정보가 저장된 부분과 이 저장된 정보를 가지고 단백질을 합성하는 과정 자체를 조절하는 부분이 존재한다.

세포의 활동과정에서 호르몬, 신경전달물질, 펩타이드 성장인자 등이 세포의 수용체와 결합하여 이 조절부위에 영향을 주면 유전자의 발현이 영향을 받아 특정 단백질이 합성되게 하거나 혹은 합성되지 않도록 한다. 이렇게 만들어진 단백질을 통해 세포의 구조가 형성되고 각종 세포기관이 만들어지며 세포의 기능이 수행된다.

즉 세포가 어떻게 활동하느냐에 따라 유전자발현이 영향을 받게 되고, 유전자발현의 차이에 따라 어떤 단백질이 합성되느냐에 변화가 생기며 그 변화를 통해 결국 세포가 수행하는 기능의 차이가 초래된다.

그리고 이러한 각 신경세포의 유전자발현의 차이가 기초가 되어 신경계의 활동이나 신체의 활동에 다양한 변화가 나타나고 혹은 다양한 질병이 발생되기도 한다.

만일 유전자발현을 자극하는 세포의 활동이 없거나, 세포가 자극을 받아 기능을 수행하고 세포 자신을 구성하는 뼈대나 기관을 만들어내면서 사용하는 에너지가 공급되지 못한다면, 세포의 생존이나 정상적인 기능수행이 불가능해진다. 곧 유전자의 발현은 구체적인 신경세포의 활동이나 외부환경에 의해 영향을 받는다.

이것이 바로 신경계가 기억작용, 학습작용을 발휘하는 생물학적 기초이다. 실제로 현재 많은 질병에서 유전자발현 과정의 이상 여부가 활발하게 탐구되고 있다. 각 사람들의 개성 차이나 체질 차이도 선천적으로 타고난 유전자의 차이와 후천적으로 다듬어진 유전자발현성의 차이에 의해 나타나게 된다고 본다.

신경세포가 정보를 수집하고 가공하며 다른 신경세포나 작용기로 전달해주는 활동을 함에는 우선 신체 내외의 환경으로부터 직접 자극을 받아들이는 방법을 사용한다.

일차 감각신경은 환경으로부터 직접 정보를 받아들인다. 즉 빛, 화학적 자극, 기계적 자극, 온도, 유해자극 등은 수용기를 거쳐 신경계 내부에서 처리되는 정보의 형태 즉 전기화학적 신호로 변환된다.

그리고 일차 감각신경 외의 신경세포는 모두 다른 신경세포로부터 정보를 전달받는다. 즉 일반적으로 신경세포는 수상돌기에서 신호를 받아들이지만 세포체나 축삭의 시냅스를 통해 직접 정보를 받아들이기도 한다. 이렇게 받아들여진 정보는 축삭을 통해 다른 신경세포로 전달되거나 혹은 작용기

즉 근육세포나 분비선 세포로 전달된다.

이렇게 하여 우리 몸은 최종적으로는 근육을 움직이거나 분비선에서 물질을 분비하는 과정을 통해 활동을 외부적으로 표현하게 된다.

신경세포의 종류를 보면, 기능적으로 구심성 신경(들신경), 원심성 신경(날신경) 및 중간신경의 세 가지로 분류할 수 있다.

구심성 신경은 말초로부터 중추신경계 방향으로 정보를 전달하는 신경이다. 망막의 감각신경을 제외한 다른 모든 구심신경의 세포체는 중추신경계 밖에 위치하면서 그 세포체로부터 중추 쪽으로 뻗어 있는 축삭이 중추신경계 안으로 들어오는 것이다.

원심성 신경은 척수나 뇌줄기(뇌간)의 체성 운동신경과 자율신경성 운동신경을 말하는데, 모든 원심신경의 세포체는 중추신경계 안에 위치하고 그 말초 쪽 축삭은 말초신경계 쪽으로 빠져나와 각 신경의 작용기에 연결된다.

끝으로 중간신경은 구심신경과 원심신경의 사이에 위치한 다른 모든 신경을 말하며, 그 세포체, 돌기, 시냅스가 모두 중추신경계 안에 위치한다. 감각으로부터 운동으로 이어지는 경로는 단순히 감각신경에서 운동신경으로 바로 이어지는 단일 시냅스성 반사의 경우에서도 관찰되지만 사실상 신경계의 많은 작용은 다양한 중간신경을 거쳐 이루어진다.

이처럼 우리 몸에 매우 친숙하게 살아 작동하는 신경세포들의 종류, 그리고 그 시스템의 정체성과 살아가는 방식에 대해 살펴본 결과, 한의학에서 말하는 경락의 흐름 체계도 흡사 이와 유사하여 구심성, 원심성 및 중간 신경의 속성을 다분히 가지고 있지 않나 잠시 생각해 볼 수 있다. 말초부위와 체간부위 또는 뇌부위까지 상호 연결된 다양한 역할 즉 생리 병리 치료 차원에서의 정보전달 기능과 영양분 수송 통로로서의 역할을 경락이 수행하고 있는 점에서 더욱 그렇다.

아마도 이러한 흐름의 유사성 때문에 뇌신경학자들의 경락과 침에 대한 관심은 다른 학문분야보다 더 높은 분포를 보이며 그 관심의 증거는 오랜 기간 동안의 활발한 연구결과의 양과 질로서 나타나고 있다.

그러나 단순히 흐름의 유사성뿐만 아니라 그 시스템 안에서의 구체적 작용과 기능의 메커니즘, 또는 몸 바깥 피부와 내부 장기 등과의 관계성에 대한 견해들이 치료의학적 개념에서 만날 수 있을 때, 비로소 신경학과 경락학의 중심이 소통할 수 있는 여지를 발견할 수 있을 것이다.

최근에는 신경학의 새로운 지평으로서 정신신경면역학이 관심을 받고 있는 가운데, 신체와 감정에 관련된 정보의 신경펩타이드와 그 수용체의 결합작용으로 인해 관련 정보전달체계에 큰 영향을 미치고 있다는 새로운 보고도 많이 나오고 있다.

이러한 연구결과가 시사하는 점은 서양의 신경학이 분석적 사고를 뛰어넘어 보이지 않는 정신영역에까지 도달함으로써 동양의 통합적 심신의학적 사고와 만날 수 있다는 새로운 연구방법론의 가능성이 존재할 수 있다는 것이다.

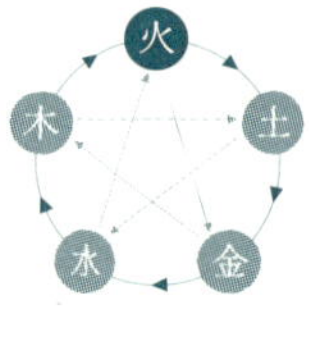

05 자율신경계, 척추로 보호받는 척수와 그 신경들

자율신경계

자율신경계는 교감신경계와 부교감신경계의 두 영역으로 나뉘는데, 민무늬근, 심장 근육, 분비선 등의 활동을 조절하는 기능이 있어 심혈관계, 호흡기계, 소화기계, 비뇨생식기계 등에 작용하면서, 무의식적으로 우리 몸의 항상성(homeostasis) 즉 동적 평형을 유지시키는 작용을 한다.

원래 근육은 횡문근(가로무늬근), 민무늬근, 심근 등 세 종류로 나누어지는데, 이중 횡문근은 주로 우리가 의식적으로 움직이는 근육으로 사지에 분포한 근육들을 말한다.

그러나 민무늬근에 해당하는 위장 근육, 혈관 근육이나 심장 근육 등은 우리가 의식적으로 움직일 수 없다. 의식적으로 노력하지 않아도 무의식 상태에서 자동적으로 활동하는 근육들이다. 여기에 자율신경계는 무의식적으로 자동적으로 활동하여 우리 생체의 영양 상태를 유지시키고 동적 평형을 유지시키는 작용을 하므로 식물신경이라 부르기도 한다.

우리 몸에서 이와 같은 동적 평형을 유지하는 두 조절체계는 내분비계와 자율신경계이다.

내분비계는 호르몬을 분비해 제반 조절작용을 하므로 다소 천천히 각 기능을 발휘하기 시작하지만 그 효과가 오래 지속된다.

반면 자율신경계는 신경계의 빠른 정보전달체계를 통해 작용하므로 우리가 외부의 상황변화에 신속히 대처하는 것을 가능하게 하지만 그 효과는 다소 짧은 시간동안만 유지된다는 점이 다르다.

이 내분비계와 자율신경계는 서로 밀접한 관계를 맺고 활동하는데, 자율신경계와 내분비계의 최고위 조절중추는 뇌의 시상하부이다. 시상하부는 자율신경계의 활동을 조절하고 동시에 뇌하수체 전엽에서의 호르몬 분비를 조절하며, 뇌하수체 후엽으로 뻗어 있는 시상하부 신경세포에서는 직접 호르몬을 혈류 속으로 분비한다.

신체의 내분비계를 조절하는 고위중추인 뇌하수체도 시상하부가 직접적으로 조절한다. 특히 시상하부는 우리의 감정 상태와 깊이 관련된 대뇌 둘레엽과 긴밀히 연결되고 대뇌, 뇌줄기의 각 조절중추와도 밀접한 연관관계를 갖는다.

결국 전체적으로 자율신경계와 내분비계 모두 중추신경계의 조절을 받고

표 2-3 자율신경계의 작용

	교감신경	부교감신경		교감신경	부교감신경
동공	커짐	작아짐	기관지	확장	수축
수정체 굴절률	0	증가	장 연동운동	억제	촉진
눈	크게 뜸	0	소화액 분비	억제	촉진
눈물샘	0	자극	장관 괄약근 수축력	증가	감소
침샘	억제	자극	장관 혈류	감소	증가
털	세워짐	0	간의 당원분해작용	증가	0
땀샘	자극	0	인슐린 분비	감소	증가
피부 혈류	억제	0	방광 배뇨근 수축력	감소	증가
골격근 혈류	다양한 작용	0	요도 괄약근 수축력	증가	감소
심장 박동	촉진	억제	발기	0	촉진
심장박출의 말초저항	증가	0	사정	촉진	0

이를 통해 신체의 동적 평형이 유지된다. 자율신경계의 작용을 간략히 정리하면 〈표 2-3〉과 같다.

일반적인 골격근으로 가는 운동신경은 척수에서 빠져 나온 후 그 신경이 직접 근육까지 도달하지만, 자율신경계는 목적지에 도달하기까지 두 개의 신경을 거친다.

즉 중추신경계에서 빠져 나오는 첫 번째 신경, 즉 절전신경의 세포체는 뇌줄기나 척수에 자리 잡고 그 축삭은 자율신경 신경절까지 이어진다. 이어서 두 번째 신경, 즉 절후신경의 세포체는 신경절에 자리 잡고 그 축삭은 내장 근육 등의 작용기에까지 이어진다.

일반적으로 교감신경의 신경절은 중추신경계에 가깝게 위치하고 부교감신경의 신경절은 작용기에 가깝게 위치한다.

자율신경계가 어떻게 활동하는지에 대한 예를 든다면, 우선 신체의 자세 변화에 따라 혈압이 자동적으로 조절되는 과정을 통해 설명해 볼 수 있다.

간혹 자리에 앉아 있거나 혹은 누워 있다가 갑자기 일어날 때 잠시 현기증이 일어나는 경험을 해보았을 것이다. 이것은 기립성 저혈압 때문이다. 누웠다가 일어나면 혈액이 중력에 의해 신체 아래쪽으로 몰리면서 머리에는 순간적으로 혈액공급이 원활하지 못하게 되고 이 때문에 정신이 아찔해지는 것이다.

뇌로 가는 동맥의 혈압이 감소되는 경우, 혈압상태를 전달해 주던 신호강도가 감소되면서 이것이 혈관벽 압력 수용기에 감지되는 순간 전기화학적 신호로 변환된 정보는 뇌줄기의 미주신경 즉 10번 뇌신경에 도달한다. 이때 부교감신경의 활동성이 감소되어 심장박동에 대한 억제력 감소가 일어나고 동시에 교감신경계의 활동이 강화되면서 골격근이나 복부 장기의 혈관이 수축되고 심장 박출력이 증가되어 뇌로 혈액을 많이 흘려보내게 된다.

이렇게 우리 몸에서는 혈압이 자동적으로 조절되고 있는데, 이 작용이 원활하지 못하면 기립성 저혈압 등이 일어나게 되는 것이다.

또 다른 예를 들어보면, 방광의 바깥쪽에 위치한 괄약근은 의식적으로 조절할 수 있어서 우리가 어느 정도까지는 소변을 참아내는 것이 가능하다. 그러나 방광에 소변이 차오르는 자극이 중추신경계로 서서히 전달되다가 소변이 일정량 이상으로 가득 차게 되면 부교감신경이 활성화되어 방광의 배뇨근이 수축하고 교감신경은 억제되면서 교감신경이 수축시키고 있던 방광의 괄약근이 이완되어 배뇨가 일어나게 된다.

이처럼 자율신경계에서는 한의학의 음양 현상과 매우 흡사한 상호 길항과 협조의 관계 속에 평형상태와 항상성을 유지시키는 기능이 작동하고 있

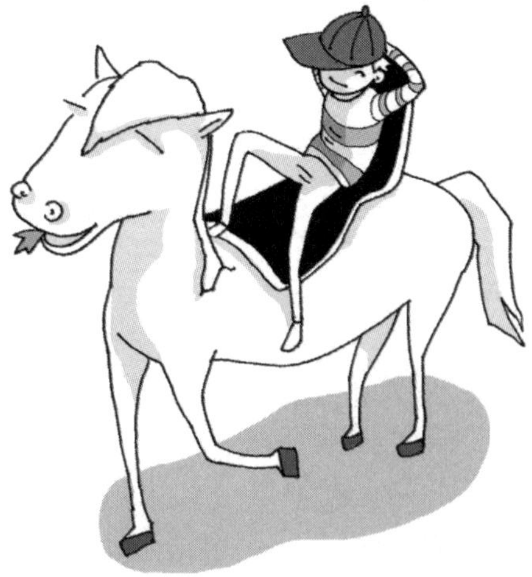

그림 2-8 자율신경은 사람이 말을 타고 가는 것과 같다. 말은 사람이 조종하지 않더라도 힘들면 쉬고 배고프면 먹고 위험하면 도망친다. 심지어 사람이 반대 방향으로 조종하고 싶더라도 그렇게 한다.

는 것이다.

척추로 보호받는 척수와 그 신경들

중추신경계는 주변이 뼈로 둘러싸여진 채 보호를 받고 있다. 즉 척수는 척추로부터 보호받고 뇌줄기, 소뇌, 대뇌는 두개골로 보호받고 있다.

발생학적으로 신경계가 처음 생길 때 장차 뇌줄기와 척수로 분화될 신경계의 옆에는 일정한 마디구조가 생기는데 이 마디구조의 한 마디는 기능적 단위로 활동하며 이를 체절(몸분절)이라 하는데, 후에는 각각 피절(피부분절), 근절(근육분절), 경절(뼈분절)로 분화되어 각각 피부의 진피층과 근육과 뼈가 형성된다. 그렇기 때문에 뇌줄기와 척수 부위를 중추신경계의 체절성 부분이라 부르기도 한다.

이런 발생과정에서의 연관성으로 인해 수정란이 나중에 신체의 각 조직기관을 구성하는 세포로 모두 분화되어 형성된 이후에도, 하나의 척수신경은 그 해당 체절에 속하는 피부나 근육에 대한 감각이나 운동신호를 전달하는 방식을 고수하면서 신체부위와 밀접한 관계가 유지된다.

발생학적 초기에 척추에는 하나의 만곡 즉 등 쪽으로 볼록한 후만이 형성되어 있었는데, 점차 요추부와 경추부에서 배 쪽으로 볼록한 만곡 즉 전만이 형성되어서 결국에는 S자 두 개를 이어 놓은 모양의 척추만곡이 형성되었다. 이러한 만곡이 형성됨으로써 사람이 직립보행을 하기 충분할 만큼 체중을 효과적으로 지지하고 분산시킬 수 있게 되었다.

아기가 처음에는 걷지 못하다가 첫돌이 될 무렵 직립보행을 할 수 있게 되는 것은 신경계와 근육, 뼈 등이 성숙하는 과정과도 관련되지만 위에서 설명한 것과 같은 척추만곡이 단계적으로 형성되는 것과도 무관하지 않다.

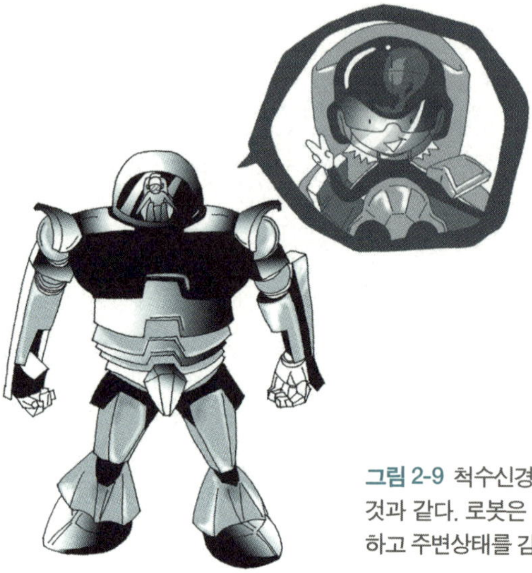

그림 2-9 척수신경은 사람이 로봇을 타고 가는 것과 같다. 로봇은 조종사의 명령을 받아 처리하고 주변상태를 감지해 조종사에게 알려준다.

그런데 2차적으로 형성된 만곡 즉 경추부와 요추부의 전만은 1차적으로 형성되었던 만곡보다 상대적으로 약한 편이다. 또 상지와 하지의 운동이나 감각과 관련된 많은 정보를 처리하기 위해 신경세포가 많이 모인 부분이기 때문에 경추부와 요추부의 척수는 다른 부위에 비해 불룩한 모양이다.

이러한 이유로 관절의 퇴행변화로 인해 생긴 주변 인대의 비대, 염증, 골극 등이 척수나 척수에서 빠져나오는 신경을 압박하여 발병하는 병증이나 추간판(척추원반) 탈출증의 경우 등이 다른 부위보다 경추부나 요추부에서 흔하게 발생되는 것이다.

척수로부터는 30쌍의 척수신경이 말초 쪽으로 뻗어 나온다. 경추부에 8개, 흉추부에 12개, 요추부에 5개, 천추부에 5개이다.

척수신경은 척수의 후근으로 들어가는 감각신경과 척수의 전근에서 나오는 운동신경이 하나의 다발을 이룬 구조이고 체성감각 혹은 내장성 감각과 운동신호가 척수신경을 통해 전달된다.

따라서 어떠한 자극이든 감각 수용기에서 접수한 내용은 전기화학적 신호로 변환되어 감각신경을 타고 척수 후근으로 전달되고, 척수 전근에서 나오는 전기화학적 신호는 운동신경을 타고 근육으로 전달되어 근육의 수축을 조절한다.

그리고 감각신경의 정보는 대뇌와 뇌줄기 등 상위 중추신경계로 전달되어 정보 판독이 이루어진 후 그에 대한 적절한 운동신호 처방이 척수를 통해 해당 분절의 운동신경으로 내려보내진다.

요즈음 여러 스포츠센터에서 각 사람의 몸 상태와 질병 유무를 관찰하여 그에 맞는 운동처방을 내줌으로써 건강을 유지시키고 질병으로부터의 회복을 도와주려는 시도가 많이 있다. 그러나 정확한 운동처방을 제대로 내기 위해서는 근육과 신경들의 각각의 기능과 활동을 감안하여야 하는데, 과연 얼마만큼이나 중추신경계의 자발적인 신속한 판단과 조절의 수준을 따라갈 수가 있겠는가!

물론 척수가 단순히 정보를 전달해주는 기능만 하는 것은 아니다. 척수 자체에서도 어느 정도까지는 정보를 처리하기도 하며 또 간단한 반사적 작용은 척수로 들어오는 감각신경과 척수에서 나가는 운동신경을 통해 직접 척수에서 조절하기도 한다. 즉 적군이 긴급 공습을 해왔는데 최고위 사령부에 보고하고 명령을 기다리기엔 상황이 너무 급박하다. 이런 때는 반사작용을 위한 응급사령부가 척수에 설치되어 기능을 발휘한다는 말이다.

척수의 생김새를 들여다보면 중앙에 나비 모양을 한 회백질(회색질)이 자리잡고 있고 백질(백색질)이 주변을 둘러싸고 있는 구조를 가지고 있다. 회백질의 앞쪽 부분에는 운동신호를 내보내는 신경세포가 있고 뒤쪽 부분에는 감각신호를 받아들이는 신경세포가 있으며, 외측 중간 부위에는 자율신경으로 운동신호를 내보내는 신경세포가 있다. 그리고 그 사이사이에는 다양한 기능을 수행하는 중간신경들이 자리잡고 있다.

회백질 주위를 둘러싸고 있는 백질은 신경세포에서 나온 여러 축삭이 지나는 경로인데 이 부위의 축삭은 대부분 수초화되었기 때문에 조직학적으로 흰색으로 보인다. 즉 백질에는 감각신경에서 뻗어 나온 축삭 다발, 운동신경으로 이어지는 축삭 다발, 또 그 중간단계의 여러 신경으로 이어지는 축삭 다발 등이 자리한다.

추간판 탈출증이나 척수의 종양 등 여러 가지 원인으로 척수가 손상을 입으면 회백질의 신경세포가 손상을 입어 그 척수분절의 운동신경, 감각신경의 작용에 장애가 생기기도 한다. 혹은 척수 위아래로 이어지며 신호를 전달해주는 백질에 분포하는 축삭이 손상을 입어 그 척수분절 이하의 모든 감각과 운동기능에 장애가 생기기도 한다.

교통사고로 경추부 골절을 입으면 경추부 척수가 손상되어 그 척수분절 이하 즉 팔, 몸통, 다리까지 모두 마비되는 경우가 있는데, 이는 손상을 입은 부위 이하의 감각신경 또는 운동신경과 손상을 입은 부위 이상의 중추신경계 사이의 신호전달 경로가 단절되어서 중추신경계의 감각 또는 운동기능에 대한 조절기능이 상실되었기 때문이다.

결국 우리 몸의 모든 감각, 느낌 그리고 적극적인 몸의 움직임 등은 단지 우리의 의지만 있다고 작동하는 것이 아니다. 앞서 살펴본 것처럼 정보 전달 체계의 수고로움과 수송통로가 있어야 가능하다는 것을 알 수 있다.

최근 우리 사회의 제반 문제점 해결을 위해 내어놓는 처방이 곧 소통과 융합의 지식정보 체계 구축이다. 이를 감안하면, 이러한 신경계의 세미한 조직과 기능을 통한 항상성 조절능력이야 말로 생명계를 살리는 최고위 지식정보체계라고 여겨진다.

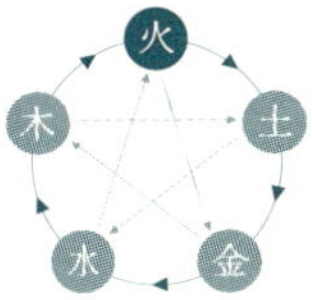

06 일반적 감각은 어떻게 전달되는가?

일반적 감각이란 시각, 청각 등 특수감각을 제외한 감각 즉 체성감각을 말한다.

체성감각은 온도각, 촉각, 통각 등 얕은 부위의 천부감각과 위치감각, 진동감각, 위치감별촉각 등 깊은 부위의 심부감각, 이렇게 두 종류로 나누어진다. 특히 심부감각에 속하는 위치감별촉각이란 매우 생소한 용어인데 피부의 가까운 두 지점에 대해 동시에 촉각자극을 줄 때 서로 다른 지점으로 구별해 느낄 수 있는 감각을 일컫는다. 이러한 상이한 위치의 감각들은 서로 다른 경로를 밟아 중추신경계로 자극을 전달하여 구별되어지는 것이다.

각 감각신경과 그 자극이 전달되는 경로를 보면 감각신경세포가 특성화되어있는 모습을 발견하게 된다. 즉 하나의 감각신경세포가 하나의 감각을 주로 전달한다는 것이다. 예를 들어 온도각을 전달하는 신경세포는 온도각만을 주로 전달하는 것이다. 이러한 특징은 감각신호가 여러 신경세포를 거치며 대뇌피질로 전달될 때까지 그대로 유지된다. 그리고 체표의 각 부위와 신경계 내에서의 감각 전달경로상의 각 부위는 서로 상대적인 위치관계가 계속 유지된다.

대뇌피질을 예로 들면 대뇌피질의 1차 체성감각피질 부분으로 전달되는

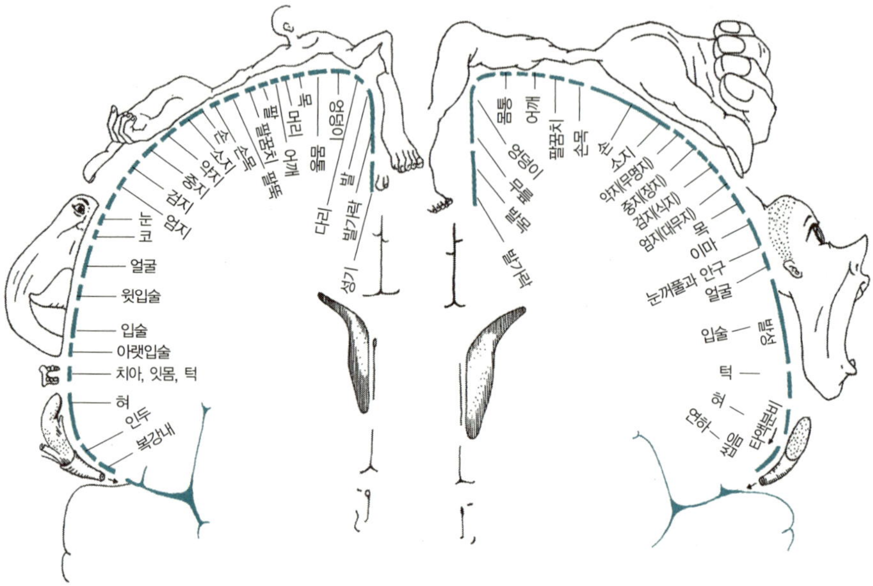

그림 2-10 축소인간 모습: 겉질의 각 신경세포가 담당하는 감각기능과 운동기능에 따라 그림을 그려보면 인체 각 부위의 모습이 겉질에 그려진다. 입, 손은 크게 그려지고 발은 작게 그려진다.

신체 각 부위의 감각신호를 원래 신체 각 부위에 따라 그림을 그려보면 대뇌피질에 사람이 거꾸로 누워 있는 그림을 붙여 놓은 듯한 모습이 나온다. 이때 감각신경이 조밀하게 분포되어 있어서 감각이 예민한 부위가 대뇌피질에서는 넓은 영역을 차지하고 있는 형태로 그려진다. 즉 감각신경이 조밀하고 예민한 부위인 얼굴, 혀, 손 등은 매우 넓게 그려지고 그 외의 부분 즉 다리, 복부, 요배부 등은 매우 작게 그려진다는 말이다.

1차 감각신경의 세포체는 척수 뒤쪽에 자리한 후근 신경절에 위치하고 이 세포로부터 이어진 신경섬유는 중추 쪽 가지와 말초 쪽 가지로 갈라진다. 말초 쪽 가지는 촉각, 온도각, 통각 등 천부감각이나 진동감각, 위치감각,

입체감각, 표면질감감각, 형태감각 등 심부감각으로부터 변환된 신호를 받아들여서 다시 중추 쪽 가지를 통해 척수 내에 위치해 있는 2차 신경세포로 전달된다.

이 2차 신경세포의 축삭은 좌우가 교차된 후 더 위로 올라가 시상에 있는 3차 신경세포로 신호를 전달시키는데 여기에서 얻은 정보는 다시 대뇌피질의 1차 체성감각피질로 전달된다.

2차 신경세포에서 일어나는 좌우 교차(decussation, 즉 Valsalva doctrine)는 중추신경계의 중요한 특성 중 하나인데, 그 결과로 신체의 좌반신이나 우반신의 감각신호는 주로 반대측 대뇌에서 받아들이게 된다. 즉 좌반신의 감각정보는 오른쪽 대뇌반구로 전달되고 우반신의 감각정보는 왼쪽 대뇌반구로 전달되기 때문에 중풍으로 대뇌 오른쪽이 손상을 입었을 때 감각이나 운동장애는 주로 좌반신에 나타나게 되는 것이다.

그러나 이러한 중추신경계의 대측성에도 일부 예외가 존재한다. 예를 들면 후각이나 청각은 기본적으로 양측 뇌 모두로 신호가 전달된다.

이렇게 몇 개의 신경세포를 거치며 신호가 전달되는 과정에서도 상당한 정도로 정보가 처리되고 변환되는 과정이 일어나며 특히 대뇌피질에서는 정보를 종합하고 처리하는 과정이 더욱 활발하게 이루어진다. 특히 안면부의 감각은 3차신경의 감각신경핵을 거쳐 시상으로 전달된다.

한편 소뇌로 전달되는 감각의 경로를 살펴보면, 소뇌로 가는 감각은 대부분 고유감각 즉 관절의 각도, 근육의 긴장도, 팔다리의 위치 등의 감각이다. 여기에 일부 체표감각이 포함된다.

소뇌로 가는 감각은 우리의 의식에 느껴지지 않는다. 우리가 의식에서 이러한 정보를 느끼는 것은 이 정보가 대뇌로 전달된 후에야 가능하다.

소뇌는 이러한 정보를 받아들여 우리 몸에서 미리 학습된 운동기능을 조절하는 데 필요한 정보로 사용한다. 하반신에서 오는 감각은 뒤쪽 척수소뇌 경로를 따라 동측 소뇌 피질로 전달되고, 상반신의 감각은 연수와 경추부 척수의 경계부위에 위치한 체성감각의 신경핵으로부터 동측 소뇌로 전달된다.

하지에서 오는 감각은 척수로 들어온 후 바로 교차하여 대측의 앞쪽 척수소뇌 경로를 따라 위로 올라가며, 이 경로는 위쪽 소뇌각을 통해 다시 좌우가 교차되어 결국 동측의 소뇌피질로 전달된다. 상지에서 오는 감각은 동측으로 올라가 소뇌로 전달되며, 또 턱을 움직여 씹는 운동에 관여하는 근육의 고유감각은 삼차신경을 통해 소뇌로 전달된다.

이처럼 간단히 보면 매우 단순할 것 같은 감각들이 발생 초기시절부터 제각기 갈 길이 있고 연결되는 통로가 있음으로 인해, 다른 조직과의 연계성이 유지되고 상호 영향을 미치는 생명체의 기능이 발휘되고 있는 것이다.

신비롭게 창조되어 복잡한 생명활동을 영위하는 우리 몸의 구조와 기능을 말함에 끝이 없다. 데카르트 이후 서양의학의 발달은 이처럼 실증 가능한 것, 일일이 눈으로 확인할 수 있고 그 기능을 투명하게 설명해낼 수 있는 구조기능 분석법으로 과학, 특히 신경과학이라는 탄탄한 기반을 구축해온 것이다.

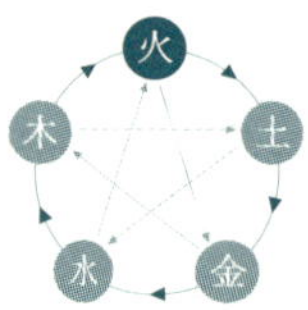

07 시각, 청각과 평형감각의 통로

시각을 느끼는 과정

명상의 세계에서는 수련의 도가 깊어지면서 "소리를 본다"라는 표현을 사용한다. 우리나라 유명한 사물놀이

패 김아무개 대장의 말을 인용하면 “사물놀이에서 집중의 마지막 단계는 우리의 소리를 영혼의 눈으로 보는 것이다”라고 말하고 있다.

정말 시각 영역이 드디어 청각 영역을 침범하는 찰나인가? 아마 이 해답에 대해서는 뒤편의 명상과 뇌에서 좀 더 넓게 다룰 수 있으리라 본다.

우리가 감각을 느끼고, 이해하고, 기억을 되살리는 신경계의 작용은 매우 ‘창조적’인 과정을 거치게 된다. 외부세계가 감각기에 의해 단순한 거울처럼 그대로 우리 정신에 투사되거나 우리가 한번 기억한 것을 보관 창고에서 꺼내듯이 그대로 되살리기만 하는 것은 아니라는 뜻이다.

우리 몸의 신경계는 주변 환경의 정보를 각 감각계를 통해 분석될 수 있는 다양한 정보들로 변환시켜 표현하며, 다시 이 정보들을 적절히 처리하여 주변 환경에 대한 인상을 만들어낸다. 기억에 대해서도 한 번씩 그 기억을 떠올릴 때마다 관련 정보에 근거를 두고 새롭게 인상을 만들어내는 과정이 일어난다.

신경계의 다양한 정보처리 과정에서 이처럼 새로 만들어내는 이미지가 곧 인상이고, 그 인상이 마음과 합해지면 심상이라고 하는 새로운 의학의 패러다임이 열릴 수 있으니 매우 창조적인 과정이라 강조해도 지나치지 않을 것 같다.

그러나 또 한편, 신경계는 나름대로 합리적이고 일관성을 갖춘 형태로 신경학적 인상을 만들어내려는 과정을 거치는데, 이렇게 만들어진 신경계의 인상이 주변 환경 혹은 기억되었던 어떤 사실과 반드시 동일할 것이며 또 동일해야 한다고 주장하는 경향이 있다. 그 때문에 간혹 착각이 일어나거나 잘못된 해석이 나오기도 한다. 재미있는 실험을 함께 해 보자.

오른쪽 눈을 가리고 왼쪽 눈을 [그림 2-11]의 A와 B 오른쪽 십자가의 중

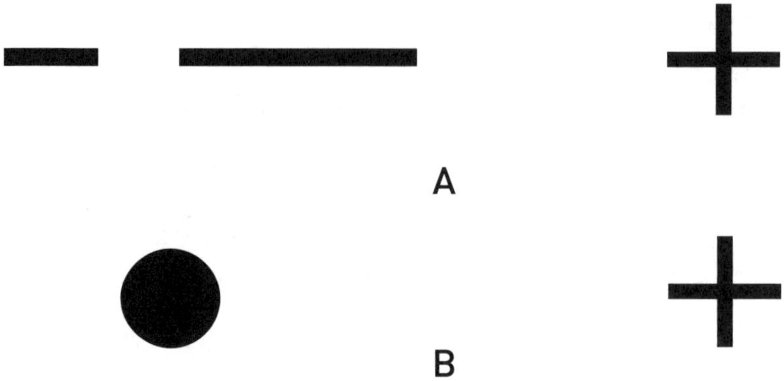

그림 2-11 생리적 맹점을 확인해보기 위한 그림

심으로부터 수직 위치에 오도록 한다. 시선의 초점을 십자가의 중심에 유지시키고 눈이 십자가의 중심으로부터 수직선상에 계속 놓이도록 하면서 눈을 책 가까이로 접근시켰다가 서서히 눈이 책에서 멀어지도록 책을 뒤로 움직여 보자. 어느 순간 그림 A의 직선은 중간이 연결되어 보이게 되고, 그림 B의 동그라미는 없어지는 현상을 발견한다.

이런 현상은 맹점 때문에 발생하는 것이다. 우리 눈에는 맹점(blind spot)이 있다. 간단히 말해, 망막에서 시세포가 없어 물체의 상이 맺히지 않는 부분이다. 망막 중심부에는 망막 중심와라는 구조물이 있는데, 수정체를 통해 들어오는 빛이 이 망막 중심와에 초점이 맞추어지고 이 부위에 감각신경이 밀집되게 분포되어서 감각의 해상도가 가장 좋고 정밀하다.

망막 중심와보다 안쪽 즉 코 쪽으로는 망막에 분포한 감각신경들, 시신경인 2번 뇌신경다발이 뇌로 향하기 위해 한데 모여서 눈 밖으로 빠져나오는 곳이 있는데, 이를 시신경 유두(optic papilla)라 한다. 이 시신경 유두에는 빛에 대한 수용체가 없기 때문에 이 지점으로 들어오는 빛은 우리가 느끼지 못한다.

하지만 방금 실험해 본 것처럼 이곳이 검게 느껴지지는 않는다. 예를 들어 선천적인 시각장애인들은 암흑세계 속에서 평생을 살까? 답은 '아니오'이다. 시각의 감각이 없다는 것은 검은 것을 느낀다는 의미가 아니다. 말 그대로 아무 것도 안 느끼는 상태이다. 하지만 우리의 신경계, 뇌에서는 늘 자신이 수집한 정보를 가지고 비교적 일관된 논리, 합리적인 해석의 결과를 만들어 내어 이야기처럼 재잘재잘 들려준다.

앞의 실험에서 그림 A에서는 직선이 이어진 것처럼 느껴지고, 그림 B에서는 검은 점이 없이 흰 종이만 있는 듯 느껴진 것은 우리의 감각이나 사고 자체가 뇌가 주어진 정보를 가지고 재해석한 결과였기 때문이다. 우리는 현실을 직접 보지 못하며 다만 뇌가 들려주고 보여주는 이야기를 사실이라고 믿으며 살아가는 존재이기 때문에 나온 결과이다.

우리가 무엇인가를 볼 때 각막, 수정체를 통해 들어온 빛은 망막의 광수용기의 색소에 흡수되어 그 색소의 분자구조에 변화를 일으킨다. 이 과정을 통해 빛이라는 정보는 신경계에서 처리될 수 있는 정보의 형태인 전기화학적 정보로 변환된다. 이 색소를 만드는 재료가 되는 물질이 비타민 A이기 때문에 비타민 A가 결핍되면 야맹증 등 시각장애가 초래된다.

이 정보는 망막의 여러 신경세포에 의해 일차적으로 처리된 후 일부가 중뇌(중간뇌)와 간뇌(사이뇌)의 관련 조직으로 전달되고, 대부분은 시상의 외측 슬상핵을 거쳐 대뇌 후두엽(뒤통수엽)의 1차 시각피질로 전달된다. 시각정보가 1차 시각피질에 도달하기까지 일부 정보처리 과정이 일어나기도 하지만 더욱 복잡한 정보처리 과정은 1차 시각피질에 도착한 이후 주변의 다른 대뇌

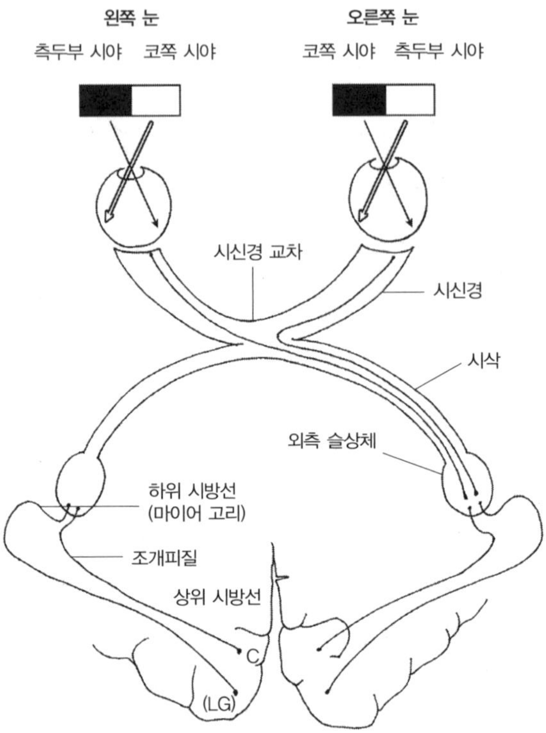

그림 2-12 시각: 시각정보가 망막에서 뇌 겉질까지 전달되는 회로

피질과의 긴밀한 정보교환 과정을 통해 이루어진다.

사람 시야의 대부분을 차지하는 중앙 부분은 두 눈으로 보이지만 시야의 왼쪽 가장자리 부분은 왼쪽 눈에만 보이고 시야의 오른쪽 가장자리 부분은 오른쪽 눈에만 보인다.

또한 빛이 망막에 도달하기까지 거쳐 가야 되는 눈의 각막, 수정체, 초자체 등의 조직들은 사진기의 구조와 유사하다. 즉 우리 앞에 어떤 대상이 있을 때 그 오른쪽 부분은 왼쪽 망막으로 투영되고, 왼쪽 부분은 오른쪽 망막으로 투영된다. 또한 위쪽 부분은 아래쪽 망막으로 아래쪽 부분은 위쪽 망막으로 투영된다. 빛이 각막, 수정체, 초자체 등을 거쳐서 망막에 도달하기 때문이다. 즉 물체의 오른쪽 부분은 왼쪽 눈의 외측 망막과 오른쪽 눈의 내측 망막에 투영되고 물체의 왼쪽 부분은 왼쪽 눈의 내측 망막과 오른쪽 눈의 외측 망막에 투영된다.

그리고 시각을 전달하는 감각신경 중 내측 망막으로부터 나온 신경은 시신경교차 부위에서 좌우가 교차되고 외측 망막으로부터 나온 신경은 교차되지 않은 상태로 대뇌피질로 전달된다. 즉 사물의 오른쪽에 대한 시각은 왼쪽 대뇌피질로 전달되고 왼쪽에 대한 시각은 오른쪽 대뇌피질로 전달되는 것이다.

이렇게 하여 대뇌피질에 도달된 정보는 대뇌피질의 다른 부위로 전달되면서 정보처리 과정을 거쳐 측두부에서 색깔, 형태, 움직임 등을 지각하게 된다. 그리고 의식적으로 시선을 옮겨 다른 사물에 눈의 초점을 맞추려 할 때 전두엽에서 안구의 근육에 명령을 내리는 데에 필요한 정보로 쓰이기도 한다. 움직이는 대상에 시선을 맞추고 부드럽게 그 움직임에 따라 초점을 유지하면서 반사적으로 눈을 움직일 때 그 안구 근육에 명령을 내리는 중뇌에서 필요한 정보로 쓰이기도 한다.

이처럼 여러 형태의 자극들이 시각의 언저리에서 정보와 명령의 형태로 부지런히 움직이는 결과로서 우리의 의식에 어떤 종류의 인상을 남기게 된다. 이를 경락학적 관점으로 새롭게 시선을 돌려보자.

우리 몸 새끼발가락 끝 부위에서 시작하여 머리 정수리를 돌아 눈 안쪽에서 끝이 나는 족태양방광경이라는 매우 기다란 경락이 있다. 이 새끼발가락 끝 지음(BL67)[3] 혈위에 침 자극을 했을 때 대뇌피질 시각영역에 어떠한 인상이 남겨질 수 있다는 f-MRI 뇌영상연구 결과를 이미 소개한 바 있다.

경락학적 근거에 기초한다면, 분명히 관련 혈위의 침 자극으로 해당 경로를 통하여 뇌의 부지런한 정보전달과 모종의 명령으로서 안과 질환이 치료될 수 있는 몇 가지의 증거가 나올 수 있을 것도 같다. 하지만, 현존하는 최첨단 영상기기로도 아직은 지속적인 해법이 나오지 않고 있음이 사실이다.

그러나 뚜렷한 실험적 증거가 없다하여 그것이 곧 효용가치가 없다는 뜻은 아니다. 이에 힘입어, 족태양방광경락에 속한 지음(BL67)의 침 자극이 안 질환을 조절하는데 효과적일 수 있다는 임상경험과 소신을 가진 연구가 더욱 절실해진다.

청각과 평형감각을 느끼는 과정

명상의 세계로 다시 들어와 이번엔 청각영역에게 또 물어 본다. "혹시 시각 영역에 소리를 뺏긴다면 당신은 무슨 일을 할 것인가?" 그러자 더 흥미로운 대답이 나온다. "명상의 세계에선 소리가 변하여 곧 빛이 되니 우리는 단지 빛을 느끼고 즐길 것이오." 이게 무슨 말인가? 이제는 오히려 시각 영역이 청각 영역에 빛을 뺏기고 있는 순간이라는 것인가? 자세한 내용은 뒷편 명상과 뇌에서 다루게 될 것이다.

와우전정신경(속귀신경) 즉 제8번 뇌신경은 와우신경(달팽이신경)과 전정신경(안뜰신경)으로 구성된다. 와우신경과 전정신경은 특수한 감각수용체나 신경전달경로가 별도의 노선으로 존재한다. 즉 이들 두 종류의 신경은 뇌줄기 내에 위치한 별개의 신경핵에서 각각 관련 정보를 처리한다. 와우신경은 청각에 관여하고 전정신경은 평형감각에 관여한다.

---

3) 지음(至陰): 양쪽 새끼발가락 끝 발톱의 바깥 모서리부위에 있는 혈위이다.

사람은 20Hz에서 20,000Hz 정도 사이의 소리를 들을 수 있다. 귀 속에 있는 달팽이관에는 이러한 주파수 범위에 해당하는 소리 즉 공기의 흔들림을 감지해 전기화학적 신호로 변환시키는 정교한 수용기가 마련되어 있다.

달팽이관의 수용기세포는 각각 가장 잘 반응하는 특정 주파수가 정해진 구조이다. 즉 하나의 감각신경세포는 하나의 주파수에 가장 잘 반응하게 설계되었다. 1차 감각신경세포는 와우신경절에 자리하고 여기에서 말초 쪽으로 뻗어 나온 돌기가 소리에 대한 수용기에 연결되며 중추 쪽으로 뻗어 나온 돌기가 뇌줄기의 와우 신경핵에 자리한 2차 신경세포와 시냅스를 이룬다.

여기에서 일부 신경세포는 좌우가 교차되어 반대측을 따라 올라가고 또 일부는 교차되지 않은 채 동측을 따라 올라가 시상의 내측 슬상핵(medial geniculate nucleus)을 거쳐 측두엽(관자엽)의 1차 청각피질로 신호를 전달한다.

이렇듯 청각은 양측 대뇌피질로 모두 전달되는 경로를 갖고 있기 때문에 중추신경계의 어느 한쪽에 문제가 생기더라도 그쪽 혹은 반대쪽의 청각이 완전히 소실되는 경우는 일어나지 않는다. 만일 청각이 완전 소실되었다면 청각을 전달하는 말초신경에 문제가 생겼거나 중추신경의 양쪽에 모두 문제가 생겼을 가능성이 있다.

청각을 전달하는 신경에 이상이 생기면 청각이 저하되거나 외부에서 가해지는 소리 자극이 없는데도 비정상적인 신호가 계속 전달되는 이명증이 생기기도 한다. 공기의 진동은 고막, 이소골 등을 통해 달팽이관으로 전달되고 이 달팽이관에서 전기화학적 신호로 변환되어 신경계를 타고 전달되므로 청각의 이상은 곧 신경의 이상이기도 하겠지만 감각신경에 도달하기까지의 과정 즉 외이도, 고막, 이소골 등에 생긴 문제 때문이기도 하다.

그러나 임상영역에서는 질병의 형태가 매우 짓궂게 나타나는 경우도 흔하다. 위와 같이 눈에 잘 띄는 부위에 이상이 생기면 해결이 간단할 수 있겠지만, 아무 이상도 보이지 않는 가운데 발생된 청각장애, 이명증 등은 어떻게 처리해야 하는지는 또 다른 중요한 문제가 된다.

그러나 일반적으로 소리가 공기 중을 통과하면서 하나의 진동으로 표출되어 달팽이관을 노크하듯이, 인체 상하 음양의 기가 밸런스를 잃어버려 하부의 기가 위로 모이면서, 극도로 세미한 기의 진동이 청각영역에 다양한 영향을 끼칠 수 있다는 한의학 이론을 참고해보면 적극적인 해결방책이 튀어나올 수도 있을 것이다.

한의학에서는 우리 몸을 상초, 중초, 하초의 세 가지 위치상의 기를 설명하면서 이들 삼초 간의 대사과정이 원활해야 몸 건강이 유지된다고 본다. 상초의 기가 원만하게 전신으로 퍼져 내려가고, 하초의 기가 힘 있게 위로 솟구쳐 올라오고, 중초의 기가 이들을 잘 어우러지게 융화시켜 주는 일이 바로 그것이다.

여기에 상초의 호흡 및 순환기계의 작용, 중초의 소화기계 작용 및 하초의 생식 비뇨기계 작용들이 한데 어울리면서 전일적 평형과 조화의 경지를 이끌어 가는 것이다.

그 일부로서 오행귀류 중 수(水)에 속하는 계통을 살펴보면 청각기능과 관련된 제반기능을 이해할 수가 있다. 신(腎), 즉 콩팥 계열의 기능이 약화되면 그 허한 기의 신호는 역시 같은 계통에 속하는 이(耳), 즉 귀의 청각능에 전달이 되면서 청각장애나 이명증 등이 발생되니, 그 처방은 곧 우리 몸의 물의 기운과 콩팥의 기운을 돋우어 주는 침법과 약물로 구성되어 지는 것이다.

한편 청각이라는 감각과 함께 중력이 작용하는 지표면에서 살아가는 우리에게 평형감각은 매우 중요하다. 그 이유는 자세가 변할 때나 각종 동작을 취할 때 몸이 넘어지지 않도록 평형을 유지하고, 효율적 동작을 취하도록 하기 때문이다. 특히 고개와 눈의 위치를 잘 유지시켜 시각을 통해 주변상황에 대한 정보 수집기능을 원활하게 하여 이를 토대로 몸의 각 부분이 끊임없이 조절되어야 하기 때문이다.

우리 몸의 신경계는 시각, 촉각, 압력감각 및 신체 각 부위의 근육과 관절의 상태에 대한 고유감각, 그리고 8번 뇌신경의 전정신경에서 감지하는 회전, 가속도 혹은 고개가 어느 한쪽으로 기울어져 있는지에 대한 감각 등을 통해 수집된 정보를 활용하여 계속적으로 몸의 평형을 유지시켜 준다.

공원에 가면 눈을 가리고 누가 빨리 정확하게 목표점에 도달하는지 놀이를 하는 사람들을 볼 수 있다. 우리가 눈을 감고 걸어가도 넘어지지 않을 수 있는 것은 고유감각이나 전정신경에서의 평형감각 덕분이다. 따라서 고유감각이나 전정신경에서의 평형감각에 장애가 생겼을 때 눈을 감으면 어지럼증이나 중심을 잡지 못하고 넘어지는 증상이 더욱 심해진다.

눈을 떴을 때는 고유감각이나 전정신경에서의 평형 감각정보가 부족하더라도 우선은 시각정보를 활용하여 몸의 평형 유지에 도움을 받지만, 시각정보가 없어지면 고유감각이나 전정신경의 감각정보가 충분치 못한 결과의 증후가 표면으로 드러나게 된다. 즉, 평형감각에 문제가 있으면 평형을 유지하지 못해 자꾸 넘어지거나 각 동작에 따른 효율적인 자세를 취하지 못하기도 하고 혹은 심한 어지럼증이나 속이 메스꺼워 토할 것 같은 증상에 시달리기도 한다.

이제 8번 뇌신경의 전정신경에서 감지하는 평형감각에 대해 살펴보자.

귀는 외이, 중이, 내이의 구조로 되어 있는데 중이는 고막, 이소골 등이 있는 부분이고 중이의 바깥쪽은 외이, 중이의 안쪽은 내이라 한다. 내이의

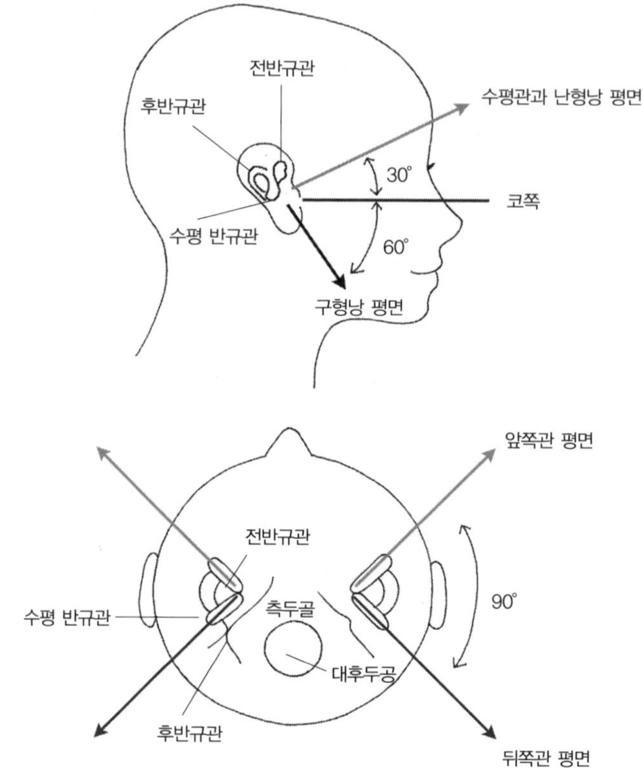

그림 2-13 세반고리관: 머리의 회전방향과 회전속도를 감지한다.

막미로에는 세 개의 반원 모양의 관, 즉 세반고리관(세반규관)이 서로 90°를 이루며 자리 잡고 있고 이 관 내부에는 림프액이 들어있어 고개를 움직이면 관성에 따른 림프액의 유동이 감각세포에 감지되는 구조로 되어 있다. 그리고 반규관 하나하나에는 불룩한 부위인 팽대부릉이 있는데 여기에 감각 수용기가 위치해 있고, 또 난형낭과 구형낭의 청반에도 감각 수용기가 자리 잡고 있다.

반규관의 팽대부릉에서는 각가속도와 머리의 회전을 감지하는데, 각 반규관의 평면을 따라 움직임이 일어날 때 가장 민감하게 감지할 수 있다. 즉 세 개의 반규관이 서로 90°를 이루므로 각 반규관에서 감지된 것을 종합하면 3차원 공간에서 고개가 움직이는 가속도나 그 방향을 감지할 수 있는 것이다.

특히 수평 반규관은 귀에서 이마를 잇는 평면을 따라 위치해 있는데, 수평 반규관의 방향을 기준으로 본다면 우리의 몸은 걸을 때 약간 고개를 숙여야 수평 반규관이 지면과 수평으로 위치하게 되어 고개의 좌우회전을 민감하게 느낄 수 있고, 또 걸어갈 때 전방시야뿐만 아니라 지면의 상태까지 시야에 잘 들어오도록 설계되었음을 알 수 있다. 얼마나 오묘하고 정교한 설계인가.

구형낭(주머니)의 청반은 외측과 수직방향의 선가속도까지 감지한다. 그리고 난형낭(타원주머니)의 청반에서는 이석(귀돌, 평형모래)이 중력의 방향으로 내리누르는 힘, 즉 선가속도나 천천히 고개를 한쪽으로 기울이는 것을 감지한다. 고개를 반듯하게 세운 자세에서는 중력 방향으로 내리누르는 이석의 힘이 양쪽 귀에서 모두 머리의 수직방향으로 생기지만 고개를 한쪽으로 기울이면 이석이 누르는 힘은 지표면에서 수직방향 즉 머리를 기준으로 보면 한쪽으로 기울어진 방향이 된다. 이러한 정보를 읽으면 우리의 신경계는 비록 거울에 비추어보지 않은 눈을 감은 상태에서도 머리가 반듯한 자세인지 혹은 기울어진 자세인지 알 수 있게 된다.

1차 감각신경은 내이에 위치한 전정 신경절에 자리하는데, 전정 신경절에 도착한 평형감각 정보는 대뇌, 소뇌, 뇌줄기, 척수의 신경계로 널리 퍼져

나가며 자세를 유지하기 위한 반사적인 조절작용에 활용된다.

전정계가 특히 중요한 이유는 고개의 기울어짐이나 움직임을 감지하여 그에 따라 눈동자를 움직이고 시선을 조절하며 혹은 척추근육과 하지의 근육 등 주로 몸의 평형, 자세를 유지하는데 관여하는 근육들을 고개의 움직임이나 시선의 움직임에 따라 반사적으로 조절하는 작용을 하기 때문이다.

우리가 고개를 돌리면서도 어느 한 물체에 시선을 고정시킬 수 있는 것은 고개를 돌림에 따라 눈동자가 자연스럽게 조금씩 반대쪽으로 돌아가기 때문이다. 또 무언가에 부딪쳐 한쪽으로 몸이 쏠려 넘어지려 할 때에도 몸의 중심을 다시 유지할 수 있는 것은 넘어지려 하는 쪽의 하지 근육에 순간적이면서도 반사적으로 힘이 들어가 평형을 유지하기 때문이다.

즉 눈을 움직이는 근육과 전정계에서 평형을 감지하는 것 그리고 몸의 자세를 유지하는 근육들은 서로 밀접한 관계를 유지한다. 해부학적으로도 뇌줄기와 척수에서는 이러한 신경들이 밀집되어 서로 연계를 맺는 신경경로가 확인된다.

우리가 고개를 움직이고, 걷고, 앉았다가 일어나며 또 일정한 동작을 취할 때 신경계는 무의식적으로 이러한 신경들을 이용하여 항상 지표면에 대해 수직 혹은 수직에 가까운 안정된 자세를 유지하고 효과적인 시야를 확보하도록 하는 것이다.

물론 이 절에서는 청각과 평형감각의 물리적 통로와 종류 및 과정 그리고 장애가 일어났을 때의 기질적 현상 등만을 다루었고 기타 감정이나 정신영역과의 관계성, 또 여기에서 기인하는 장애 문제는 뒤에서 다룰 것이다.

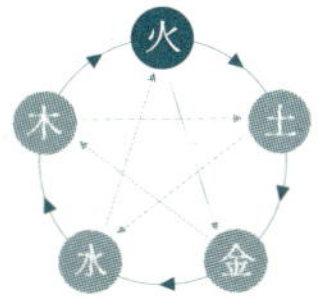

08 냄새와 맛의 통로

냄새와 맛이라는 개념은 한의학에서는 기(氣)와 미(味)의 이론, 합하여 기미론으로 풀이한다. 따라서 모든 한약 처방은 제조법이나 약물구성에 있어서 언제나 이 기미론에 근거하여 이루어진다. 즉, 냄새와 맛이라는 기와 미의 속성은 인체 장부의 기능조절에 깊이 관여하고 있다는 말이다. 이러한 기미의 개념이 서양의학에서는 신경계감각의 줄기를 타고 다니며 구조적 실체로서 인식되고 있다.

비강 점막에는 후신경(후각신경) 즉 1번 뇌신경과 삼차신경 즉 5번 뇌신경이 분포해 있는데 이 중 냄새 감각에 관여하는 것은 1번 뇌신경으로 그 끝은 비강점막에까지 뻗어 나온다. 냄새를 유발하는 화학물질은 우선 비강점막의 점액에 녹아 액체 상태로 되며 이후에 그 화학물질에 대한 정보가 감각 수용기에 의해 전기화학적 신호로 전환되어 신경계를 타고 전달된다.

감기나 알러지성 비염에 걸리면 공기의 흐름이 막혀 화학물질이 점막에 닿지 못하거나 혹은 점액분비가 과다해서 수용기와 만나기 전에 씻겨 내려가 버리기 때문에 냄새를 잘 맡지 못하게 된다.

1번 뇌신경은 후신경절에 위치하는 1차 감각신경의 축삭이 한데 모여 다발을 이루고 있는 것이며, 비강의 천정에 해당하는 사상판(체판)을 지나고 뇌를 둘러싸고 있는 지주막(거미막)을 지나 후신경구에서 2차 신경에 시냅스한다.

이어 2차 신경의 축삭은 전두엽과 측두엽 하방으로 신호를 전달하고, 이후에는 대뇌 둘레엽 등 후각 정보에 관여하는 구조들로 신호가 전달되어 최종 처리되는 것이다.

대뇌에서 후각과 밀접한 관련이 있는 부분을 후뇌(rhinencephalon)라 하는데 계통발생학적으로 보면 진화의 정도가 매우 낮은 동물들에서는 뇌의 대부분이 후뇌로 구성되는 것이 확인되었다. 점차 진화가 진행되면서 고등동물로 올수록 후뇌 위쪽에 자리한 대뇌 둘레엽에서 감정적 경험이나 반응을 처리하게 되었고 운동이나 반사를 조절하는 구조의 비중이 커지게 되었다.

사람에서는 그 외에 고위 인지기능을 수행하는 대뇌피질의 비중이 커지게 됨에 따라 후뇌가 상대적으로 적은 부분을 차지하게 되었지만 그래도 대뇌의 아래쪽 부분에는 원시적인 대뇌의 설계도 즉 후뇌가 남아 있다.

특히 하등동물이 음식물을 찾고 배우자를 찾는데 있어서 후각은 매우 중요한 역할을 담당하는데, 대량의 정보를 효과적으로 처리할 수 있는 시각과 같은 감각이 발달한 사람의 경우에도 냄새는 음식물에 대한 취향이나 성적 감흥을 불러일으키는데 있어서 중요한 역할을 한다. 특히 대뇌 둘레엽과의 밀접한 관계에서도 알 수 있듯이 감정적 경험이나 감정적 반응에도 상당한 영향을 끼친다.

대뇌 측두엽 내측에는 후각이 전달되는 대뇌피질 부분이 있는데 이 부위에 종양이 있거나 혹은 이 부위에서 비정상적인 전기신호가 발생하면 우리의 의식에서는 마치 어떤 냄새를 맡는 것처럼 느끼게 된다. 대뇌피질에서 비정상적인 전기신호가 발생해 주변으로 퍼져 나가는 간질의 경우 때때로 환자들이 발작 전에 이상한 냄새가 나거나 이상한 소리가 들렸다고 말하는 경우가 있는데 이것은 냄새나 소리에 대한 감각을 처리하는 대뇌피질에 그 비정상적인 전기신호가 영향을 주었기 때문이다.

안구표면, 혀, 비강, 구강점막의 일반감각은 5번 뇌신경에서 받아들인다. 즉 눈에 이물질이 닿았을 때 눈물이 나게 하고 눈을 깜박이게 하는 반응, 비강에 먼지가 닿았을 때 재채기가 나는 반응, 음식물이 구강점막이나 혀에 닿았을 때 그 감각정보를 받아들인 후 반사적으로 침이 분비되게 하는 반응, 혀와 뺨의 근육을 움직여 입 안에서의 음식물의 위치를 조절할 때의 감각, 매운 맛이라고 알고 느끼는 자극의 감각까지 모두 5번 뇌신경을 통해 뇌로 전달된다.

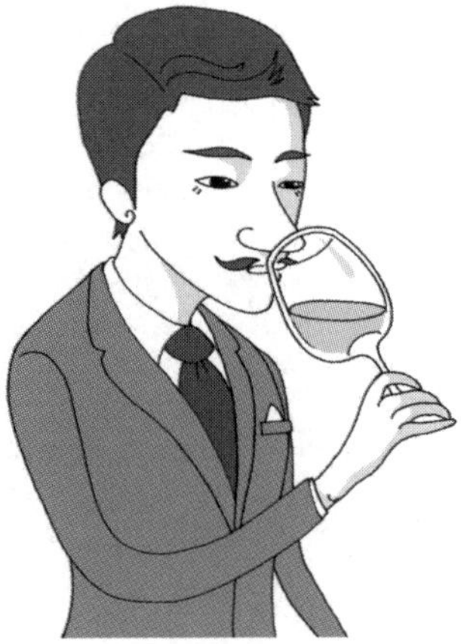

그림 2-14 소믈리에는 후각과 미각 정보를 처리하는 뇌신경 기능을 잘 개발한 사람이다.

혀 표면의 미뢰(맛봉오리)에는 맛에 대한 감각 수용기가 분포한다. 이 수용기에서 알아차리는 맛은 단맛, 신맛, 짠맛, 쓴맛 등 네 가지 맛이다. 예로부터 동양에서는 이 네 가지 맛과 매운 맛을 합쳐서 다섯 가지 기본적인 맛, 오미(五味)라 일컬어 왔는데, 이 오미는 다시 오행 개념으로 분류되어 각 장부의 오행속성 즉, 각각의 기능을 선택적으로 다스리고 치료하는 역할을 하게 된다. 서양 약리학의 약물전달시스템(DDS) 이론이 바로 여기에 해당된다고 여겨도 크게 벗어나지 않을 것이다.

맛에 대한 감각을 유발하는 화학물질이 구강으로 들어오면 점막의 점액에 용해되며 감각 수용기에서는 이 점액에 각 수용기가 잘 반응하는 맛을 유발하는 화학물질이 녹았는지 감지하여 이 정보를 전기화학적 신호로 변환시킨다.

이렇게 변환된 신호는 혀 앞쪽 2/3 부분의 미각을 담당하는 7번 뇌신경을 타고 중추신경계로 전달되는데, 임상진료 시에도 7번 뇌신경을 중심으로 미각의 정상여부를 평가하고 있다.

이처럼 안면신경(얼굴신경)이라 부르는 7번 뇌신경은 크게 얼굴 근육을 움직이는 운동신경으로서의 작용, 맛을 느끼는 감각신경으로서의 작용, 눈물샘과 침샘의 분비를 조절하는 작용 등을 가지고 있다. 안면신경마비가 왔을 때 얼굴을 움직이는 근육의 마비와 더불어 때때로 눈물이 잘 분비되지 않거나 혀에서 맛을 잘 느끼지 못하는 경우가 있는데, 이것은 안면신경 중 눈물의 분비를 조절하거나 맛을 느끼는 작용을 하는 부분도 손상을 입었기 때문이다.

그 외에 안면신경에서는 이소골을 붙잡아주는 등골근(등자근)이라는 근육의 운동도 조절하는데 이 등골근이 제대로 작용하지 않으면 소리가 웡웡 크게 울리면서 들린다. 이렇게 소리가 울리면서 들리는 증상도 때때로 안면신경마비에 동반된다. 등골근은 소리가 크게 울릴 때 그 진동을 줄여주는 작용을 하는데 이러한 작용에 이상이 생기면 큰 소리가 그대로 신경계에 전달되기 때문이다.

미각에 대한 1차 감각신경은 슬상신경절(geniculate ganglion)에 위치해 있다. 이 감각신경세포의 말초 쪽 돌기는 혀의 미뢰에 있는 감각수용기에서 신호를 받아들이고 중추 쪽 돌기는 뇌줄기로 들어가 중추신경계에 미각에 대한 정보를 전달해준다. 이렇게 전달된 미각에 대한 정보는 시상을 거쳐 도피질이나 두정엽(마루엽) 피질로 전달된다. 이 부위의 대뇌피질에 병변이 발생하면 우리의 의식은 어떤 맛이 느껴지는 듯한 환각을 가진다.

그리고 후각에서와 마찬가지로 미각도 일단 점액에 화학물질이 용해된 후 감각 수용기에서 느껴지는 것이기 때문에 점액분비에 장애가 생긴 경우 맛을 느끼는 기능의 이상으로 이어질 수 있다.

대개는 구강으로 들어온 음식물이 혀의 점액에 녹는 것과 동시에 음식물의 기화성분이 구강과 연결된 비강으로 전해져 비강의 점액에 녹으므로 7번 뇌신경과 1번 뇌신경에서 동시에 감각자극을 중추신경계로 전달하게 된다. 그래서 우리 의식에서는 코가 막히면 음식 맛도 잘 느끼지 못하게 된 것처럼 여기는 것이다.

그렇다면 잠깐 한 가지 짚고 넘어갈 것이 있다. 우리가 많이 아플 때 보통 "밥맛이 없다"라고 말하는데, 이러한 현상도 코가 막혀서 생긴 결과로 보고 코를 뚫어주면 해결되는 것인가? 아니면 또 다른 어떤 기가 막힌 결과인가? 또 아니면 정말 밥이 아무 맛도 가지고 있지 않다는 뜻인가? 생각을 정리해 보면서 해답은 뒤로 넘기고 다음 절로 넘어간다.

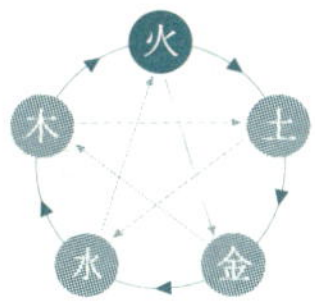

09 대뇌피질에서 처리되는 정보

이제 신경계의 정보처리 네트워크 중 최고위 중추인 대뇌피질에 대해 살펴보도록 하자. 먼저 대뇌의 구조를 간략히 살펴보면 대뇌는 피질(겉질)의 회백질과 그 밑의 백질 그리고 더욱 깊은 곳의 회백질 즉 기저핵으로 구성된다.

양쪽 대뇌반구 심부 중앙에는 뇌척수액이 들어찬 뇌실이 자리하는데, 좌우의 뇌실이 서로 이어진 부분으로부터 아래쪽으로 간뇌가 있고, 뇌줄기의 중심부분으로 이어지면서 제3, 제4뇌실이 차례로 형성되고 마지막에는 척수 중앙 부위의 가느다란 관으로 이행된다.

피질과 기저핵에는 신경세포가 밀집되었기 때문에 조직학적으로 회백색으로 보이며 그 사이의 백질은 신경세포의 축삭다발이 지나가기 때문에 조직학적으로 백색으로 보인다. 백질 부위를 지나가는 수많은 신경축삭들이 뇌의 신경세포들 사이를 그물처럼 연결하고 있다.

대뇌피질은 주름이 져 있어서 두개골 내부라는 한정된 공간에서 최대한 많은 표면적을 확보해 더욱 많은 신경세포가 자리 잡도록 하는 구조이다. 원숭이를 비롯한 낮은 진화단계 동물들의 뇌는 주름이 적어서 사람에 비해 다소 매끈한 구조이다. 대뇌는 가운데의 깊은 홈에 의해 좌우의 두 대뇌반구로 나뉘며 각 대뇌반구에는 전두엽, 두정엽, 측두엽, 후두엽, 둘레엽의 대뇌피질이 자리한다.

뇌가 정보를 처리하는 방식이 컴퓨터와 다른 점을 하나 든다면 컴퓨터는 일정한 순서에 따라 정보를 처리하지만 뇌는 수많은 병렬처리 즉 동시에 여러 가지 경로를 거쳐 정보처리가 이루어진다는 점을 생각할 수 있다.

인공지능에 관한 연구가 뇌 정보처리 시스템의 개념을 이해하는 데 많은 도움을 준 것도 사실이지만 아직 뇌의 정보처리 용량이나 속도, 또 그 병렬처리 네트워크를 모방해서 모의시험을 해볼 만한 컴퓨터를 만드는 것은 불가능하다고 한다.

대뇌피질은 크게 1차 감각피질, 1차 운동피질, 고위 감각피질, 전운동피질, 연합피질로 나뉜다. 1차 감각피질은 두정엽에 위치하는데 1차 체성감각 · 시각 · 청각 피질 등이 있으며, 고위 감각피질은 고위 청각 · 시각 피질 등이 있다. 1차 운동피질은 전두엽에 위치하고, 바로 그 앞에 전운동피질이 위치한다. 연합피질에는 전두엽의 연합피질, 두정엽-측두엽-후두엽 연접부의 연합피질, 둘레엽의 연합피질 등이 있다.

운동 체성감각이나 시각, 청각 등 감각신호는 감각신경을 거쳐 중추신경

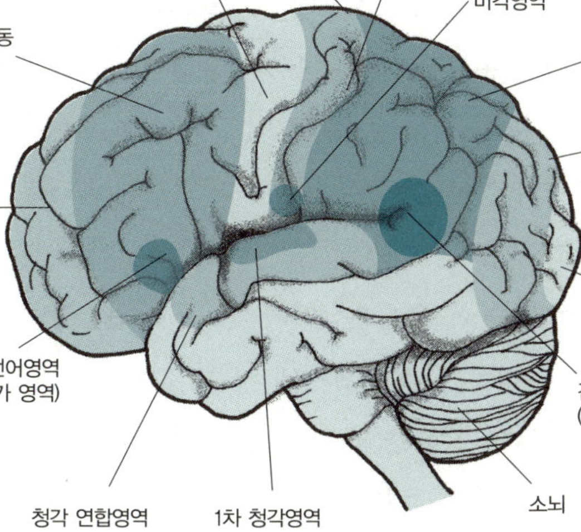

그림 2-15 대뇌피질. 대뇌피질에서는 부위별로 특화된 기능을 수행하며, 우리는 대뇌피질이 가공해서 들려주는 이야기를 이 세상과 나 자신이라고 믿으며 살아간다.

계로 들어온 후 우선 대뇌의 1차 감각피질로 전달되고 이후 고위 감각피질, 연합피질 등에서 각종 감각정보가 종합되고 평가되며 처리된다. 그리고 전운동피질에서 운동기능에 대해 조정하는 과정을 거친 후 1차 운동피질에서는 직접적인 운동수행을 지시하는 신호를 말초신경계를 통해 신체 각 부분으로 내보내게 된다.

신경계의 어떤 기능이 대뇌피질의 특정한 국소부위에서만 수행된다고 하는 견해는 옳지 않지만 어느 특정 부위의 대뇌피질이 특히 어떤 기능에 깊이 관여한다는 것은 많은 연구를 통해 실증되어 왔다.

대뇌피질의 여러 영역 중 고위 정신기능은 연합피질에 더욱 긴밀하게 관련된다. 전두엽의 연합영역은 복잡하고 계획적인 운동을 수행하는 데에 필요한 정보처리와 밀접히 연관되고 두정엽-측두엽-후두엽 연접부의 연합피질은 각종 감각기능을 종합평가하는 작용이나 언어기능 등과 관련이 깊으며 둘레엽의 연합피질은 기억, 감정, 동기부여 등과 깊은 관련을 가진다.

일반적으로 대개의 정신기능들은 좌우 대뇌반구에서 비교적 비슷한 비중으로 함께 처리된다. 하지만 어떤 것들은 좌우 뇌의 어느 한쪽에서 주로 처리되는데, 특히 언어기능은 오른손잡이의 약 95%, 왼손잡이의 약 70%에서 왼쪽 뇌에서 주로 처리된다. 왼손잡이의 약 15%는 양쪽 뇌에서 비슷한 정도로 언어기능이 처리된다는 점을 고려하면 대부분의 사람들이 왼쪽 뇌에서 언어기능을 처리하고 있다고 해도 과언이 아니다. 이런 이유 때문에 임상적으로도 좌측 대뇌가 손상된 뇌중풍 환자의 경우 언어기능 장애가 동반되는 것이 종종 관찰된다.

물론 좌우 대뇌를 연결하는 정보전달로가 있기는 하지만 이 경로를 통해 반대쪽 뇌와 정보를 교환하는 것보다는 같은 대뇌반구의 신경세포 사이에 정보를 교환하며 처리하는 것이 효율적일 것이다. 아마도 이 때문에 사람의 대뇌피질이 발달하고 고급정신기능들을 수행하게 되면서 상당수의 복잡한 정신기능들이 어느 한쪽 뇌에서 주로 처리되는 식으로 뇌가 전문화되었을 것으로 추정된다.

순차적인 분석, 논리적인 사고 등은 언어적인 요소와 깊이 관련되며 이런 종류의 기능은 좌뇌에서 주로 처리된다. 반면 관련 요소들을 나누어 보지 않고 동시적으로 전체적으로 인식하는 기능은 우뇌와 관련이 깊다.

다시 말하면 이름 등 의미 있는 단어의 목록을 읽고, 쓰고, 말하고, 듣고, 생각할 때, 숫자를 셀 때, 기억해 낼 때, 아직 익숙지 않은 대상을 의미관계에 따라 분류하거나 논리적으로 분석하고 또 그 용도나 기능을 생각할 때, 시각적 혹은 청각적 기억력, 자기절제, 권력에 대한 욕구 등을 표현할 때, 오른손으로 대상을 지적할 때, 음악의 리듬에 주목할 때 등의 활동에서 우리는 주로 좌뇌를 사용한다.

하지만 의미 없는 손동작을 할 때, 집중력을 유지할 때, 어떤 대상의 시각적 자극과 촉각적 자극을 동시에 받아들일 때, 사회적 가치나 친밀성을 느낄 때, 음악의 멜로디나 톤에 주목할 때, 시간을 판단할 때, 이미 충분히 익숙해져 있는 단어를 생각해낼 때, 다른 사람을 처음으로 만날 때, 손이 닿는 범위 안의 가까이에 있는 물건을 집을 때, 코로 숨 쉬는 것에 주목할 때 우리는 주로 우뇌를 사용한다.

이처럼 대뇌가 좌우로 구분되어 각각의 특정한 역할을 수행하고는 있지만, 우리 인체는 이들을 유기적으로 통합하고 소통시켜 통일정체로서의 조화와 평형을 유지해나가고 있음을 본다.

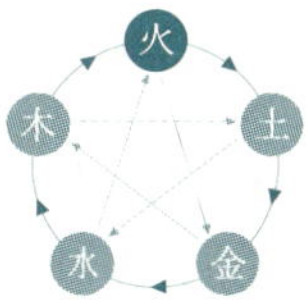

10 운동은 어떻게 해서 일어나는가?

앞에서 우리는 후각이나 청각을 제외한 다른 대부분의 감각정보는 신체의 반대편 대뇌반구로 전달된다는 것을 살펴보았다. 즉 오른쪽에 놓인 물체에 손을 뻗어 집어 올리려 할 때 시각, 촉각을 비롯하여 근육이나 관절의 상태에 대한 고유감각 등은 왼편의 대뇌반구로 전달되고 대뇌에서의 정보처리 과정을 거친 후 다시 운동신경을 통해 명령이 전달되어 필요한 근육을 수축시킴으로써 적당한 힘을 사용하여 원하는 방향으로 물체를 들어 올리게 된다.

일반적으로 좌우 대뇌반구 사이에도 활발한 정보교환이 이루어지기는 하지만, 감각정보가 왼편의 대뇌반구로 들어왔다면 그 정보처리 과정도 왼편 대뇌에서 일어나고 운동에 대한 명령도 왼편의 대뇌반구에서 내보낸다. 실제 우리 몸의 신경계는 시간적으로나 공간적으로 최적의 효율성을 찾아 작동되는 이치이다.

그러기에 왼편이나 오른편 신체의 운동에 대한 명령을 일차적으로 담당하는 것은 반대측 대뇌반구이다. 이러한 중추신경계의 대측성 원리는 감각신경계 뿐만 아니라 운동신경계에도 적용된다.

우리의 의식에 따라 조절 가능한 운동 즉 수의운동을 담당하는 것은 대뇌 전두엽(이마엽)의 일차 운동피질로부터 뇌줄기의 뇌신경세포나 척수 전각(앞뿔)의 신경세포로 이어지는 경로이다. 대뇌피질에서 뇌줄기의 신경세포로 이어지는 경로를 피질연수로라 하고 대뇌피질에서 척수의 신경세포로 이어지는 경로를 피질척수로라 한다.

대뇌피질에 있는 신경세포의 축삭은 연수에서 대부분 좌우가 교차된 후 척수 전각에 위치한 신경세포와 만나 시냅스를 이루고 이 척수 전각의 운동신경 세포는 신체 말단까지 각 근육의 운동을 조절하는 신호를 내보낸다. 척수 전각세포의 축삭말단과 근육세포 사이에는 시냅스와 유사한 신호전달 장치가 마련되어서 신경세포가 전달한 운동신호에 따라 근육의 수축운동이 조절된다.

물론 이렇게 직접적으로 척수 전각세포로 명령을 전달하는 경로 외에 여러 중간신경을 거치면서 척수 전각세포로 신호가 전달되는 다양한 경로들이 존재하지만, 계통발생학적으로 볼 때 어류, 파충류, 조류, 하등포유류 등보다 영장류 특히 사람에게서 이 수의운동 경로가 잘 발달된 것이 확인된다.

그러나 하등동물의 운동기능은 사람에 비하면 대개 반사적인 운동이나 자동적인 운동 위주로 구성된다. 이것은 사람의 뇌 기능이 더욱 발달되어 손을 보다 자유롭게 의식적으로 사용할 수 있는 것 또는 고급의 인지기능을 발휘할 수 있는 것과도 관련되어 보인다.

운동을 조절하는 신경의 경로에 좌우 교차가 일어나기 때문에 이 운동조절 경로가 좌우 교차되기 이전 부위 즉 대뇌나 뇌줄기에 있는 운동조절에 관여하는 신경에 손상이 일어나면 신체의 부전마비 혹은 마비는 반대측에 나타나며, 좌우가 교차된 후의 아래 부위 즉 척수에 손상이 일어나면 같은 쪽에 운동기능 이상이 나타난다.

그런데 척수나 말초 쪽의 신경손상과 달리 중추 쪽 특히 뇌의 손상은 좌반신 혹은 우반신 근육들의 운동에 관여하는 신경들이 좁은 범위에 밀집해 모여 있으므로 여러 운동신경의 신호전달 경로가 함께 손상을 받을 가능성이 크다. 그래서 중풍에 걸렸을 때 좌반신마비 혹은 우반신마비처럼 넓은 범위의 운동기능 장애가 흔히 나타나게 된다. 반면 말초 쪽 신경의 손상은 대개 국한된 근육의 증상만을 나타낸다.

임상적으로 흔히 상위운동신경과 하위운동신경 손상을 구별해서 말하곤 한다. 상위 운동신경은 대뇌피질로부터 뇌줄기의 뇌신경세포 혹은 척수 전각세포로 이어지는 경로상의 신경을 말하고, 하위운동신경은 뇌줄기 혹은 척수에 자리하면서 축삭을 내보내어 골격근 쪽으로 운동신호를 전달하는 신경을 말한다. 상위운동신경이 손상되었을 때는 개개 근육이 아니라 여러 근육이 함께 작용하여 나타내는 어떤 동작의 장애가 나타난다. 하지만 하위운동신경이 손상되면 하나 혹은 몇몇에 국한된 근육 활동에 장애가 나타난다.

운동을 조절하고 그에 반응하는 신경계와 근육의 관계는 이처럼 매우 세밀한 설계와 함께 그 역할과 기능이 수행되고 있으나, 신체의 모든 질병 증상들이 오로지 운동 방면에서만 일어나는 것이 아니라 다양한 경로를 통한 복합적 증상을 보이고 있는 것이 사실이다.

한의학에서는 12경락의 분포와 흐름을 같이 하면서 별도로 근육의 운동성 및 근육 자체의 병을 조절하는 12경근의 진단 치료법이 구축되어 있는데, 이는 내부 장기의 병이나 뇌에서 다발되는 질환들이 체표의 피부나 근육에 일정한 증후로서 표출된다는 것을 근거로 병을 진단하고 조절하고 치료하는 데에 응용하는 치료법이다.

뇌와 척수를 중심으로 신경의 경로를 추적하면서 각 부분의 역할을 매우 충실하게 밝히고 그 기전을 설명해내는 뇌신경학에 비하면, 경락이론은 경근개념을 포함하여 여전히 전체의 흐름과 현상을 중시하고 조화와 평형을 이루는 데에 초점을 두고 있음을 알 수 있다.

제3장 조화와 균형의 경락 현상

調和

01 통증의 미학

국제통증연구학회(IASP)의 정의에 의하면, 통증은 실제 조직 손상이나 조직 손상 가능성과 관련된 불쾌한 감각적 혹은 감정적 경험을 말한다. 누구나 경험해 보았을 아프다, 쑤신다, 찌른다 등으로 표현하는 증상들이 대부분 통증에 해당된다. 이런 것들은 평생을 함께 하면서 때때로 자신을 드러내는, 우리 삶 속에서 아주 익숙한 증상이다.

머리가 아프면 두통, 허리가 아프면 요통, 가슴이 아프면 흉통, 월경 때 동반되는 아픔은 생리통이다. 게다가 마음이 아프면 심통이라 표현하기도 한다.

삶에서 통증의 경험은 어머니의 산통과 함께 태아가 세상 밖으로 나오는 그 순간 상당한 충격을 느끼면서부터 시작이 된다. 그리고 인생을 살아가면서 개인 또는 시대의 아픔, 생의 마지막 순간 느끼는 스스로의 삶에 대한 회한과 고통까지 포함하면서 통증은 육체적, 정신적으로 참으로 길고도 질기게 그러나 때로는 아름답게 우리의 삶 속에 녹아있다.

통증은 몸에 발생한 문제에 대해 알려주는 역할을 한다. 이러한 경보 체계는 중요한 정보를 빨리 파악하는 데에 도움이 된다. 하지만 정보의 정확성과 적절성이 관건이다.

통증은 몸에 문제가 발생하였음을 알려주는 반면 어떤 문제인지는 알려주지 않는다. 원인이 무엇인지, 치료방법이 무엇인지, 예방하려면 어떻게 해야 하는지도 알려주지 않는다. 다만 어떤 문제가 발생하였다는 것만 알려줄 뿐이다.

또한 통증은 대개 어떤 부위에서나 느껴지지만 그 부위가 정확하지 않은 경우도 많다. 특히 내장감각은 변별력이 떨어지기 때문에 체내 정확히 어느 부위에서 통증이 느껴지는지 알 수 없는 경우가 많다.

상대적으로 체표 쪽 감각이 변별력이 좋다는 생각도 들지만 이 역시 잘못된 신호인 경우가 많다. 예를 들어 무릎이 아프다고 느껴지는 경우, 무릎 쪽 상태를 감지하는 감각수용체로부터 대뇌 겉질 여러 부위 사이에 최소 세 개의 신경세포를 거치는 다양한 신경경로들이 존재한다. 우리의 의식은 무릎이 아프다고 느낄지라도 실제 문제는 무릎 인근의 감각수용체, 무릎 쪽 상태에 대한 정보를 처리하는 대뇌 겉질, 또는 그 사이의 여러 단계와 여러 경로를 거치는 중간 지점 중 어느 곳에든 존재할 수 있다. 이들 여러 곳 중 어느 곳에든 문제가 있는 경우 우리 의식에서는 무릎이 아프다고 느낄 수 있다.

통증은 말하자면 뇌 겉질에서의 느낌이다. 실제 몸에 문제가 없는데 뇌 겉질에서는 몸에 문제가 있는 것처럼 느끼기도 한다. 예를 들면 피부에 살짝 접촉만 하거나 조금만 움직여도 극심한 통증을 느끼는 삼차신경통이나 중풍 후 중추성 통증의 경우 등이 그에 해당된다.

이처럼 정보의 정확성이 문제가 되는 것 외에 정보의 적절성도 문제가 된다. 약간의 문제에 대해 심하게 통증을 느낄 수도 있고, 때로는 체내에 발생한 문제보다 그 문제를 알려주는 역할을 하는 통증 자체가 더 심각한 문제가 되기도 한다. 마치 화재가 발생했다고 화재경보가 울리는데, 그 경보 소리가 너무 시끄럽고 사람들을 괴롭혀 사람들이 화재보다 경보소리가 더 문제라고 느끼는 상황과 비슷하다.

통증은 뇌의 마루엽, 관자엽, 둘레엽 등 크게 세 군데 뇌 부위에서 느껴지는 현상이다. 마루엽은 우리 몸의 어느 부위가 아픈지에 대한 정보를 처리하며 관자엽은 지금 이 통증이 과거 어느 때의 어느 경험과 비슷하거나 관련 있는지에 대한 정보를 처리한다. 둘레엽은 지금 이 통증이 나를 좌절시키는지, 슬프게 하는지, 분노케 하는지와 같이 정서적인 측면에 대한 정보를 처리한다.

다시 말하면 신경학적으로 마루엽 기능이 손상된 사람은 어느 부위가 아픈지 잘 알지 못하고, 관자엽 기능이 손상된 사람은 과거 기억과 연관해서 통증을 이해하지 못하고, 둘레엽 기능이 손상된 사람은 통증의 정서 측면을 발현하지 못한다.

그래서 통증에는 이들 세 측면이 각기 다르게 표현되어 나타나는 여러 종류가 있다. 어떤 통증은 아픈 사랑을 떠올리게 하고 마음을 정화시키는가 하면, 어떤 통증은 참을 수 없는 분노와 끊어지는 슬픔을 떠올리게 한다. 반면 어떤 통증은 오히려 약간의 즐거움과 안도감을 준다. 침 치료를 받을 때 느껴지는 미세한 통증처럼 말이다.

침 치료 시에 환자가 경험하는 시고, 저리고, 뻐근하고, 무지근한 느낌을 득기감이라고 하였다. 그런데 이에 더하여 때로는 열감이, 때로는 쾌감이 느껴진다고 표현하는 환자도 있다. 이는 통증이 어느 순간을 넘어서서 몸에 긍정적으로 작용하게 되면 따뜻하면서도 치유적인 감정으로 변할 수도 있음을 시사하는 것이다.

통증은 단순한 증상이 아니다. 통증에는 마루엽, 관자엽, 둘레엽 등 뇌의 중층적 작용이 반영될 뿐만 아니라 이들 뇌에 반영되는 말초 조직의 상태, 그 말초 조직과 뇌 사이의 다양한 연결경로에서 벌어지는 복합적 변화도 반영된다.

이러한 과정 속에 몸의 총체적 상황이 반영되는데, 과거의 기억과 미래에 대한 설레임, 냉철한 이성과 역동적 감성이 모두 내재되어 있다.

통증은 현재 몸에 혹은 뇌(마음)에 문제가 발생했거나 임박했다는 경고이기에 의학적으로 환경적으로 그에 대해 적절한 대처를 하도록 해 준다. 앞으로는 자신의 몸과 마음을 더 소중히 가꾸어야 한다는 엄한 가르침이며 현재의 아픔은 더 의미 있고 가치 있는 미래를 여는 열쇠가 되기도 한다는 교훈이 담겨있다.

지금 내가 육체적으로 아프지 않다면, 내 마음이 고통스럽고 내 몸이 힘들지 않다면, 과거로부터 나를 좀먹어 왔던 문제가 앞으로 더욱 심하게 마음을 나태하게 하고 몸을 염증으로 녹아내리게 할지 모른다.

통증은 타성에 젖어 어제와 같은 오늘을 계속하지 말라는, 어제와 같은 내일로 눈 감고 달려가지 말라는, 오늘 두 눈 부릅뜨고 맑은 정신으로 깨어 몸과 마음을 돌아보자는 속삭임, 아름다운 속삭임이다.

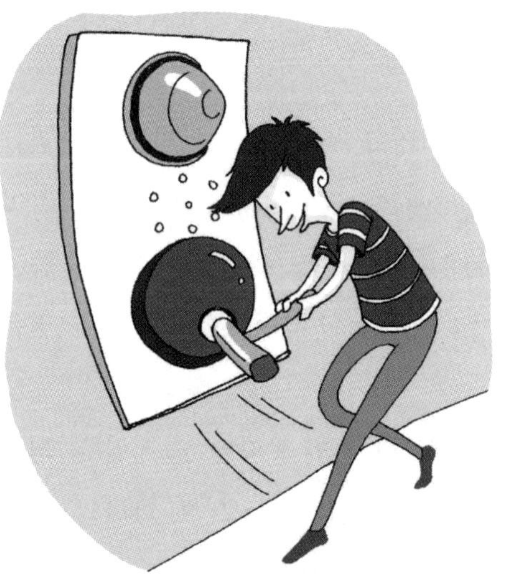

그림 3-1 통증치료는 화재를 진압하는 데에 본질적인 목표를 둔다. 화재경보기를 깨뜨리는 것 위주가 되면 바람직하지 못하다.

강한 진통 약물과 함께 매우 공격적인 통증차단 치료법이 위세를 떨치는 요즈음일수록, 마치 군부대 전령과도 같은 통증의 중층적 사명감에 깊이 공감하고 생명에 대한 존엄과 책임감으로 스스로의 몸과 마음을 돌아보면서 더욱 건강하고 의미 있는 삶을 영위하려 노력해야 할 것이다.

통증은 누르고 이겨내야 하는 물질 덩어리가 아니라 보듬어 안고 이해해야 하는 마음이며 여전히 세포가 살아있음을 표현하는 힘인 것이다.

02 다친 곳이 하나도 없는데 갑자기 아파요: 중추성 통증

진료를 하다보면 이렇게 호소하는 환자들을 종종 볼 수 있다. "선생님 전 전에 특별히 다친 적도 없고, 무리한 적도 없으며, 비교적 건강하게 살아 왔는데 갑자기 오른쪽 종아리 뒤쪽이 아프고 저려요. 어떤 때는 오른쪽 어깨, 허리, 팔도 안 좋습니다. 왜 그렇죠?"

먼저 의사는 환자를 검사대에 눕히고 종아리와 관련된 다양한 검사를 한다. 운동신경, 감각신경에 대한 검사, 허리와의 연관성을 보기 위한 하지거상 검사, 근전도, 근력검사를 해보고, 혈액순환이상 여부를 알아보기 위해 하지부 몇 군데의 동맥박동도 검사해본다. 그리고 검사를 하는 동안 환자와 가벼운 대화를 통해 하지에 영향을 미칠 수 있는 환자의 생활습관이나 음식의 기호 등도 체크해 본다.

그런데 이러한 검사에서 이상이 있으면 그에 따라 치료를 하면 되지만 이상이 발견되지 않는 경우 다시 CT 검사[1]와 같은 정밀검사를 통해 허리의 디

1) 컴퓨터단층촬영(CT)은 X-선 발생장치가 있는 원형의 큰 기계에 들어가 촬영한다. 단순 X-선 촬영과 달리 인체를 가로로 자른 횡단면상을 얻을 수 있다.

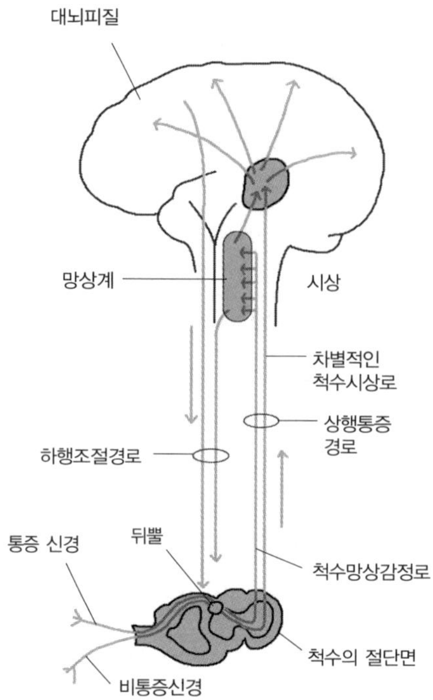

그림 3-2 입수되는 통증의 신경생리학, 주변 수용체로부터 오는 감각은 통증 신경에 따라 이동하고, 척수와 뇌를통하여 조절된다.

스크가 약간 돌출되어 있다는 소견이 첨부되기라도 하면 이젠 디스크 돌출이 이 통증의 주요한 원인인가도 의심해본다.

이것이 일반적인 통증의 진찰과정이다. 그러나 실제로 통증이 전혀 없는 건강한 사람도 CT 검사를 해 보면 어느 정도는 디스크가 돌출되어 있는 것이 발견되곤 한다. 그러면 이렇게 검사를 통해 눈에 띄는 요인 외에 어떤 것들이 환자의 종아리 통증에 관여할 수 있을까?

가장 먼저 통증이란 무엇인지 다시 한 번 생각해 볼 필요가 있다. 통증이란 우리가 무언가를 느끼는 한 양식이다. 통증은 어디서 느끼게 될까? 느끼는 곳은 다양하다. 일단 종아리에 문제가 있다면 종아리의 근육 · 관절 · 피부 · 인대에 산재해 있는 통증을 감지하는 기관들이 우선 종아리의 이상을 느낀다.

그리고 이 정보를 전기적 신호로 바꾼 후 종아리로부터 말초감각 신경을 따라 허리 척추 안쪽의 척수 신경으로 보내주고, 여기에 있는 신경세포가 이를 받아서 다시 뇌로 올려준다. 여기서 올라온 신호는 대뇌 안에서 한두 개의 신경핵을 거친 후 결국 대뇌피질로 전달되는데, 대뇌피질 중에도 두정엽

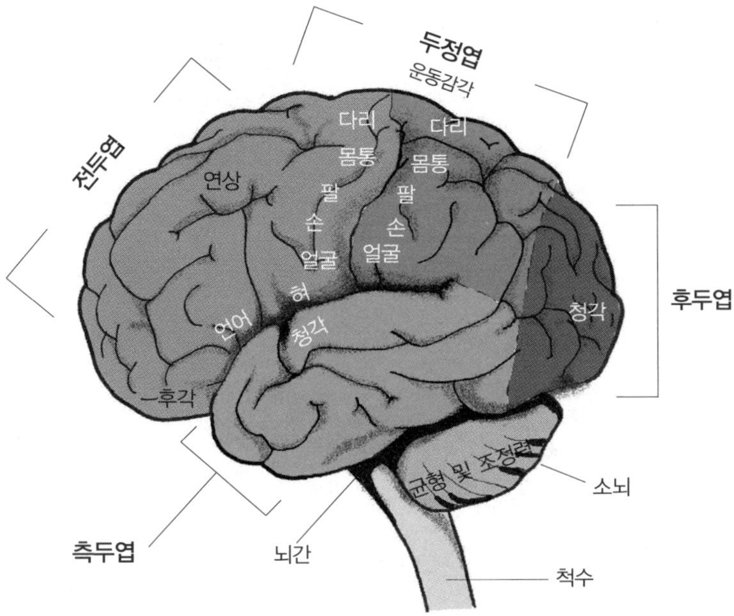

그림 3-3 두정엽의 신체 각 부위의 영역 표시

에서 종아리에 어떤 이상 신호가 발생되었음을 감지하게 된다.

우리 몸의 대뇌피질 내에는 다리, 팔, 허리, 얼굴에서 올라온 신호들을 느끼는 구역이 따로 정해져 있다. 이를 전문용어로 호문쿨루스 표상(Homunculus Representation; 축소인간 표현)이라고 한다.

이런 경우는 어떨까? 종아리에서 통증에 관계된 아무런 신호가 발생되지 않았는데도 두정엽의 종아리에 해당되는 구역에서 전기적 신호가 발생되었다면 말이다.

이런 경우 종아리에는 아무런 문제가 없지만 뇌에서는 실제로 종아리에 통증이 있는 것처럼 느끼게 된다. 이를 전문용어로 중추성 통증 혹은 이질통이라고 한다. 어떻게 해서 두정엽 내에서 이런 신호들이 생길 수 있는 것일

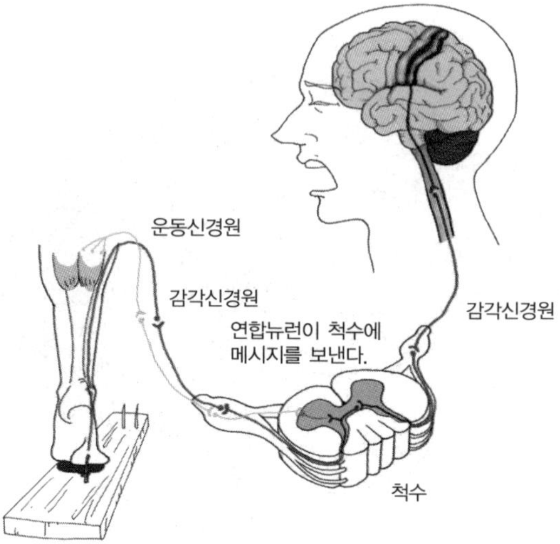

그림 3-4 통증을 느낄 때에는 신체 특정 부위에서 통증이 있는 듯 느껴진다. 그러나 실제로는 해당 특정 부위에서 대뇌피질에 이르는 모든 중간단계의 문제가 모두 해당 특정 부위의 통증으로 느껴질 수 있다.

까? 두정엽의 세포 또한 대뇌에 있는 수많은 다른 세포들처럼 일종의 신경세포이다. 신경은 그 세포가 생존하기 위해서 적절한 연료와 자극이 필요한데 그 재료가 떨어져 신경세포의 활동이 위축되면 스스로 살기 위해서 자극에 대한 역치가 내려간다.

신경세포가 건강할 때에는 사소한 자극으로는 신경세포의 활동을 자극하여 전기적 신호를 발생시키는 일이 나타나지 않는다. 그러나 이처럼 신경세포의 건강이 떨어져 있는 경우에, 예를 들어 살짝 건드리는 것만으로도 강한 반응을 나타내어 신경세포의 활동에 따른 신호를 다른 세포에게 방출하게 된다. 이 신호가 바로 통증으로 느껴지는 것이다.

신체의 다른 부위에서도 동일한 현상이 일어날 수 있다. 손가락이나 얼굴

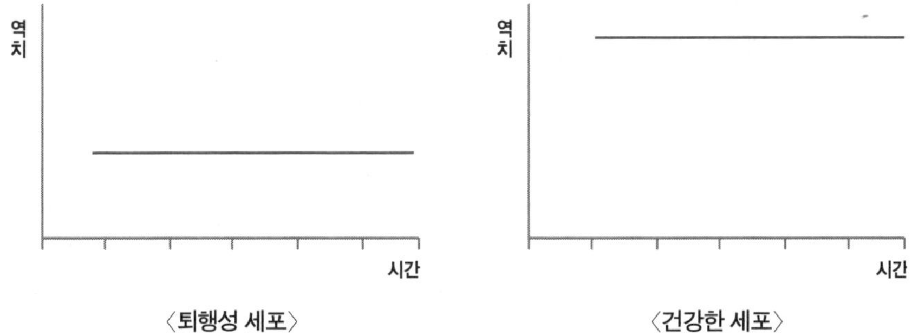

그림 3-5 건강한 세포와 퇴행성 세포가 반응을 나타내는 문턱값(역치). 퇴행성 세포는 약간의 자극에도 쉽게 흥분한다.

을 가지고 설명하면 손가락, 얼굴로부터 그에 상응하는 두정엽 사이에 2~3개의 신경핵들이 있어서 이들 신경핵을 거쳐 뇌로 신호가 전달되게 되어 있다. 두정엽을 포함하여 이들 중 어느 한 개의 신경핵에 기능 이상이 생기면 손가락에 아무 이상이 없더라도 손가락이나 얼굴이 아픈 것처럼 느끼게 된다.

그렇다면 이들 신경세포의 기능적 이상은 어떻게 알 수 있을까? 이것이 어려운 점이다. 왜냐하면 병원에서 촬영하는 뇌사진이란 기능적 검사가 아닌 병리적 검사이기 때문이다. 즉 뇌세포의 활력을 0(죽은 상태)에서 10(아주 건강한 상태)까지 나눌 때, 0 근처에 있을수록 병리적인 상태가 나타나 죽은 세포로 인한 세포의 변성이 일어나기 때문에 CT나 MRI 같은 검사상 이상을 확인할 수 있지만, 3이나 5 정도의 상태에서는 그냥 기능적으로 활력이 떨어진 정도에 불과하기 때문에 위와 같은 검사에서는 이상이 나타나지 않는다.

CT, MRI 검사상 이상이 없다고 하여 통증의 원인이 신경성이라고만 결론 내려서는 안 된다. 우리 몸 어떤 세포에서든 기능적인 문제가 발생하기에 관련 증상으로 나타나는 것이다. 따라서 이러한 문제를 해결하기 위해서는 우리 몸에서 관찰할 수 있는 다양한 반사들을 역으로 종합하여 이해하는 것이 도움이 된다. 특히 얼굴은 뇌기능을 관찰할 수 있는 좋은 '창문' 이다.

한의학 고전에서도 얼굴은 전신 경맥이 모두 모이는 곳이라고 하였다. 기가 충만하면 한 겨울에도 몸의 다른 부위보다 상대적으로 추위에 덜 탄다. 전신 기의 집합처인 얼굴에 나타나는 여러 가지 미묘한 차이를 잘 감별하면 뇌의 기능적인 상태를 짐작할 수 있을 것이며 이는 진단의 중요한 힌트가 될 수 있다.

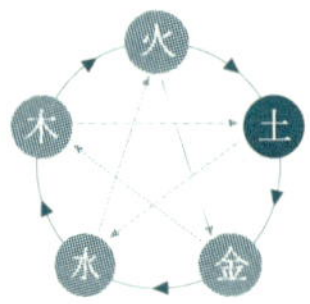

03 내 몸이 만드는 모르핀

모르핀은 아편의 주요 알칼로이드 즉 질소함유 알칼리성 유기물질로서 아편 진통제에 해당되는데, 중추신경계와 민무늬근육 등에 광범위하게 작용한다. 한의학에서는 오래 전부터 장운동을 억제시키는데 이용하는 지사제로 모르핀이 사용되어 왔다.

이 약을 사용하여 나타나는 효과 및 작용 기전을 보면, 먼저 중추신경계의 진통작용에 관여한다. 고통을 완화시키는 효과가 있으며, 더불어 호흡억제, 폐부종, 혈압강하, 동공수축, 소화액 감소, 소화 지연, 연동운동 저하, 항문 및 방광괄약근 수축증가, 오심구토 등을 유발시킨다. 더불어 문명의 이기인 주사바늘이 발명되자 혈관주입이 가능해지면서 모르핀 의존성, 중독성은 국제사회의 큰 문제로 부상하였다.

현대 약리학적 연구결과, 외부에서 모르핀을 투여하면 강력한 진통효과와 몇 가지 약리효과를 거두게 된다는 사실과 함께, 모르핀을 필두로 한 아편유사제는 동일한 수용체에 결합함으로써 아편과 유사한 작용을 나타내는 사실이 밝혀짐으로써 임상에서 특히 말기 암성 통증이나 조절이 어려운 통증에 대해 유용하게 활용되어 왔다.

비록 통증의 원인을 완전히 없애주거나 더 이상 통증이 발생되지 않도록 통증 억제기능을 길러주는 근본치료는 되지 못하더라도, 극심한 통증 자체가 심각한 문제가 될 때에는 통증 억제 방침이 우선적 치료의 목표가 되는 것이며 이러한 때에 아편유사제 등 마약성 진통제는 중요한 치료도구로 여겨져 왔다.

이처럼 모르핀의 긍정적 측면과 부정적 측면이 교차되는 가운데, 인체가 몸 안에서 스스로 만들어내는 아편 즉 내인성 아편물질이 하나둘 발견되기 시작하였다. 외부로부터 아편을 투여하지 않아도 마치 아편을 투여했을 때처럼 강력한 약리효과를 나타내는 물질을 인체 스스로 만들어 분비하는 것이다.

그리고 이러한 물질은 인체가 직접 만들어 분비하는 것이기 때문에 부작용이나 의존성, 중독의 문제를 유발시키는 외부에서 투여한 아편과는 전혀 다른 성격을 가지고 있다. 그러므로 이런 내인성 아편물질의 분비를 조절하는 치료법은 인체를 자연 그대로 보고 그 잠재력을 살리는 매우 의미 있는 치료법이라 할 수 있다.

내인성 아편유사제는 크게 엔도르핀, 엔도몰핀, 엔케팔린, 다이놀핀 등 네 종류가 있다. 이들 내인성 아편유사제는 종류에 따라 수용체 분포부위나 작용 특성에 차이를 보이는 가운데, 이들 작용이 활성화되면 뇌와 척수의 여러 곳에서 진통효과가 나타나는 것이다.

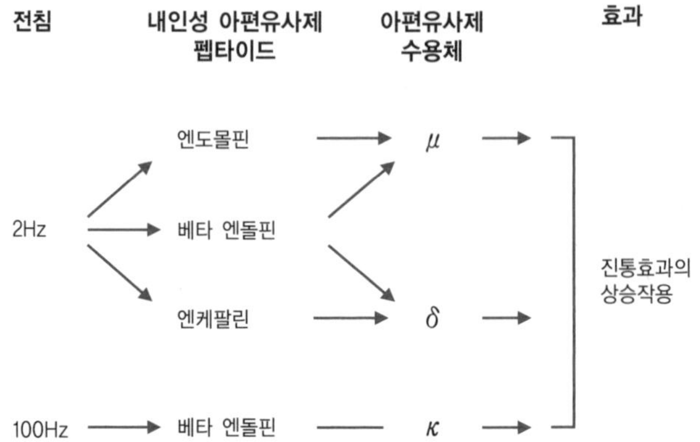

그림 3-6 전침에서 빈도 특이적으로 분비되는 내인성 아편유사제 펩타이드 요약 (스톡스 2001, p.79)

즉 통증의 원인을 제거하고 몸의 기능을 향상시키는 것이 근본적인 해결책이겠으나, 그러한 의학적 해결책이 여의치 않을 때 우리 몸 내부에 이미 갖추어진 마약성 진통제와 같은 강력한 자연 진통기전이 때에 따라 활용될 수 있는 것이다.

좋은 예로, 침 자극 시 몸에서 나타나는 진통효과 중 특히 전신성, 지속성 진통효과는 주로 내인성 아편유사제 분비기전으로 설명된다. 특히 전침[2] 자극 시에는 전침의 자극 조건, 즉 주파수나 파형에 따라 주로 자극받는 아편유사제, 수용체가 달라진다는 연구 결과도 나와 있다([그림 3-6] 참조).

침을 통해 몸에 해롭지 않은 자극, 무해자극을 가하면 몸에 본래 갖추어져 있는 다양한 기능이 활성화되는데, 그 중에 통증질환에 대해서는 내인성

2) 전침이란 일반적인 침 치료에 전기자극을 더해주는 요법이다. 비만, 통증 등의 치료에 활용한다. 경혈부위에 전류를 흘려보내는 전침 요법은 세기를 조절할 수 있어 환자의 증상에 따라 시술이 가능하다.

아편유사제 분비를 통한 강력한 진통기전이 활성화된다.

실제로 침 자극은 체외에서 새로운 물질을 투여하여 몸을 강제로 조절하는 신속하고 강렬한 모르핀성 치료효과보다는 부족한 면이 있고 개인별 편차가 존재하는 것도 사실이다. 그러나 부작용 유발이나 인체 기능의 부조화를 초래할 가능성이 희박한, 훨씬 자연적이고, 안전하며 지속적으로 활용 가능한 치료법이라 할 수 있다.

아주 부드러운 침 자극의 형태로서, 피부를 가볍게 터치하거나 문지르는 약한 자극만을 가해도 몸에서는 자연적 진통기전이 활성화된다. 물론 전문의가 정밀하게 평가하여 자극하는 효과에는 미치지 못하더라도 어느 정도의 효과는 기대할 수 있다.

몸에 타박상을 입거나 관절에 긴장성 손상을 입은 경우, 무의식적으로 그곳을 문지르고 눌러주는 자극을 하거나, 주위에 누군가 고통에 힘들어하면 부드럽게 등을 어루만져 위로하려는 행동 안에는 이렇게 몸 안에 내재된 진통기전을 활성화시키려는 무의식적 지혜가 담겨 있다. 어릴 적부터 들어온 "어머니 손은 약손"이라는 말 속에도 동일한 의미와 가치가 투영되어 있음은 물론이다. 따뜻하고 애틋한 감정이 실린 어머니의 손바닥을 통한 자극은 침치료 자극 그 이상의 아편유사제 분비를 촉발시키는 것이다.

인공 음식, 가공 음식은 특히나 입에 달고 맛있다. 하지만 우리는 다소 거칠고, 투박하며, 바로 만족을 주지는 못하더라도 자연이 공급해 주는, 덜 가공한 재료를 활용한 자연식, 천연 음식이 우리 몸에 잘 맞는다는 것을 알고 있다. 우리 몸 자체가 대우주 자연이 낳은 동일한 수용체를 지닌 소우주의 천연 구성물이기 때문이다.

현대 의약학에서 제공하는 고순도로 정제되고 합성된 아편유사제가 즉시

강한 효과를 나타낼 수 있으며, 때로는 이런 치료가 반드시 필요한 경우도 있기는 하다. 하지만 합성 혹은 정제 화합물을 활용하는 신약이 효과가 강한 만큼 적지 않은 부작용을 동반할 가능성도 고려하여야 한다.

가급적 내 몸이 만드는 자연산 모르핀을 활성화시키는 치료법이 널리 활용되어 최대한 자연친화적인 전략 속에 건강을 확보해 가는 것 또한 현대를 사는 우리들에게 꼭 필요한 지혜가 될 것이다.

이러한 관점에서 한의학의 치료개념도 출발하였고 너도 나도 침과 뜸을 선호하고는 있지만 문제는 우리를 감싸고 있고 억누르고 있는 우리 몸 안팎의 제반 환경 요소들이다.

먹거리부터 시작하여 기후의 변화, 사회의 변화 속에 우리 몸은 끊임없는 질병의 도전을 받고 있다. 그리고 갈수록 치열해지는 경쟁 속에 일어나는 스트레스와 불안감은 마음을 가득 죄어오고 있는 상황이다.

이러한 부정적 환경요소들 속에서 눈 앞의 통증만을 치유하고자 계속 몸 바깥의 모르핀과 알코올 주입을 시도해야 할 것인가, 아니면 우리 스스로의 몸 안에 착한 아편제가 넘쳐날 수 있도록 다스려야 할 것인가! 해답은 자명하다.

그러나 이러한 문제는 이미 개인의 차원이 아닌 국가 사회적 차원이 되어버렸다. 이에 대한 대책이 시급하다는 생각이 든다. 신뢰하고 소통하고 협력하며 배려할 줄 아는 그 마음, 행복이라는 미라클엔자임, 기적의 효소를 만들어내는 국가사회적 정책이 절실히 필요한 시점이다.

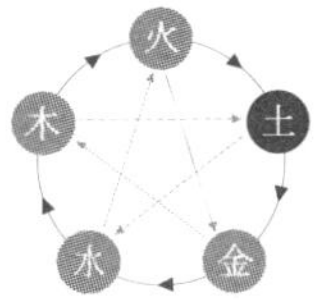

04 미인은 건강한 경락에서

한의학은 오랜 역사 속에 우리 선조들의 삶과 함께 해 왔다. 그래서 일부 용어와 개념은 무의식중에 이미 삶의 일부가 되어 있음을 발견할 수 있다.

예를 들면 이런 표현이 있다. 즉, 우리는 '생기' 있게 지낸다, '감기' 에 걸렸다, 몸에 '종기' 가 났다, '기똥' 차다, '숨은 끼' 를 발휘한다, '용기' 를 내어 싸운다, '간' 이 부은 듯 겁이 없다, '비위' 에 맞지 않아 음식을 못 먹었다, '담대' 하다, '소심' 하다, '중풍' 에 걸렸다 등등. 어떠한가? 모두 기(氣)에 대한 이야기이고, 장부에 대한 이야기이다.

이처럼 기는 우리의 삶과 떼어놓고 생각하기 어려우며 수천 년 내려온 건강과 질병, 의학 개념들도 이러한 문화전통 속에 담긴 채 발전해 왔다.

반면 어떤 용어는 현대인의 일반 과학상식으로는 언뜻 이해하기 어렵고 생소하기만 하다. 장상(臟象)과 경락(經絡)이라는 용어가 그 예가 될 것이다. 그러나 최근 들어서 갑자기 '경락' 이라는 용어가 우리 주변에 회자되면서 이미 친숙한 이웃처럼 되었다. 왜 그런가?

어느 곳에서든 쉽게 찾아볼 수 있는 경락 마사지 숍과 경락 마사지 광고 등 건강관련 용어 덕분이다. 여기에 한의학에서 말하는 경락 개념의 진정한 가치가 얼마나 잘 반영되었는지에 대해서는 전문가들의 이견과 염려가 물론 많겠지만, 어쨌든 용어의 대중화에는 크게 기여했다고도 인정할 만하다. "경락 받으러 간다"든가, "경락하고 왔다"는 등의 문법적으로도 맞지 않는 표현이 주변에서 심심치 않게 들리고, 심지어는 주변 사람에게조차 피로회복에 좋다며 권하고 있으니 말이다.

물론 훨씬 더 오래전에도 지압이나 마사지를 다루는 곳은 있었다. 그런데 언제부터인지 그들의 간판에 새로운 개념의 용어, '경락' 이라는 말이 등장하게 된 것이다.

사실 경락 마사지 숍의 경우 의료 영역에서처럼 경락 개념에 대한 심층적 이해와 전신의 기능 상태에 대한 종합적 평가와 치료전략 아래 마사지가 진행되는 것은 아니기 때문에 몸의 음양균형을 회복한다는 면에서 미흡한 점을 피할 수 없다.

그리고 실제로 경락 마사지는 대개 심부 마사지 형태로 이루어져 너무 과도한 자극이 가해질 위험성도 다분하다. 아무리 미용 마사지 혹은 피로회복용 마사지라고 해도 인체의 적응부하(adaptive load)를 초과하는 과도한 자극이라면 역효과를 나타낼 수 있다. 더구나 마사지를 받는 사람이 어느 질병을 앓고 있는 환자라면 더더욱 문제가 될 수도 있다. 그렇기 때문에 주변에서 경락 마사지에 대해 의견을 묻는 사람들이 있을 때는 불가피한 경우에 꼭 받아야 되겠다면 될 수 있으면 약한 자극으로 받도록 권유하기도 한다.

그렇지만 사실 경락이론을 활용한 모든 자극법, 즉 침뜸 자극법, 지압요법, 한방추나요법들만 보더라도 인체의 원리와 질병의 기전을 알고 시행되는 이 방법들은 진정 미인을 만드는 길이라 할 수 있다. 가면을 쓴 듯 피부 겉만 건강한 미용이 아니라 몸 속 깊은 곳까지 그리고 몸의 반대편이나 위아래 끝까지 생기가 넘쳐 자연스럽게 표현되는 균형 잡힌 미인이 바로 경락 미인이 아니겠는가?

다시 말하면, 겉쪽 표면인 피부와 안쪽 표면인 내장기까지 활력이 넘치는 미인이 바로 경락 미인이다. 몸뿐만 아니라 마음까지 기가 뜨고 가라앉는 것을 잘 살펴(審情浮沈) 깊은 내면의 평정의 아름다움까지 갖춘 미인, 그것이 또

경락 미인이다. 여름에도 겨울에도, 화낼 때에나 기뻐할 때에나 정도를 그르치지 않고 생기에 넘치는 것이 경락 미인이다. 나 하나의 몸만 가꾸는 것이 아니라 천인상응(天人相應)에 따라 내 주변 사람들, 우리 주변의 환경까지도 소중하게 가꿀 줄 아는 사람이 곧 경락 미인인 것이다.

경락은 인체의 조직을 내외, 상하, 좌우, 안팎으로 이어주는 정보와 생명 에너지의 종합채널이다. 그리고 음양 균형이 경락을 타고 조절된다. 음양의 균형은 몸과 마음의 균형이기도 하고 몸의 좌우, 상하, 내외 사이 균형이기도 하다. 음양은 삶과 죽음이 교차되는 것이고, 기쁨과 절망, 행복과 불행이 엇갈려 지나는 것이기도 하며, 지금까지의 나와 지금부터의 내가 만나는 것이기도 하다.

이렇게 뜨고 가라앉으며 돌아가는 크고 작은 음양 속에 굳건히 전일체로서의 균형이 유지되는 것을 동양의 옛 사람들은 경락의 힘이라고 보았다. 경락의 작용이 온전하면 음양의 균형이 이루어진다. 그렇기 때문에 진정한 의미에서의 경락론적 미용 혹은 경락론적 마사지에서는 사실 예뻐지고 싶은 얼굴, 피로가 풀렸으면 하고 내미는 어깨, 그 부분만이 해결을 보아야 할 문제라고 보지 않는다. 부분 속에는 전체가 담겨 있고, 또 전체는 부분을 반영한다. 피로에 지친 피부와 근육의 문제는 제거해야 할 대상이 아니라 보듬어 안고 공존해 가야 할 내 자신의 일부이며, 따라서 경락의 소통과 조화를 이룸으로써 몸 전체의 균형을 잡아주는 일이 중요한 것이다.

비의료 영역에서의 경락 마사지가 대중적으로 널리 알려지기 훨씬 전부터, 의료 영역에서는 이러한 경락론에 근거한 미용과 피로회복 건강증진 전략이 이미 치료이론 속에 포함되어 있었다. 질병을 치료하다 보면 음양의 균형을 잡아주어야 하는 것이고, 그 균형을 잡아나가다 보면 어느덧 미용과 피로회복에서 효과가 나타나는 것이다.

예를 들어 여드름 치료에 대해 위장과 관련된 족양명위경락과 소화기의 중요성을 들 수 있다. 얼굴의 가장 넓은 영역을 지나면서 또한 정신적인 스트레스를 조율해주는 위장경락이 여드름과 얼굴 피부건강의 주요 결정인자가 되기 때문이다. 비단 위장경락이 얼굴에 분포한다는 이유 때문만은 아니다. 실제로 한의학 임상에서는 열이 있으면 얼굴 피부에 여드름양의 이상 증상이 발현되고 이러한 상황은 정신적 스트레스와도 상관성이 많다고 여기고 있기 때문이다.

즉 경락론과 장상론에 담긴 인체 내외, 상하, 좌우의 균형과 함께 부분, 전체의 상호반영 관점은 국소 부분의 미용에도 중요한 해결책을 제시해 줄 수 있다는 말이다.

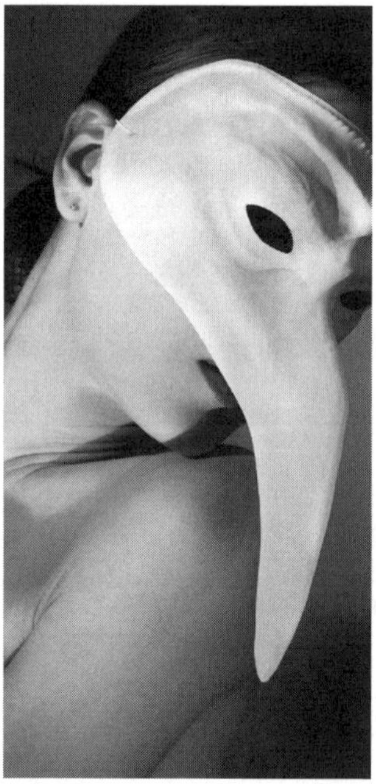

그림 3-7 피부 밑 속까지 건강하고 생기 넘치는 경락미인이 진정한 미인이다.

근래에는 침구 임상영역에서 주름제거 침법이나, 피부미용 침법, 체형교정 침법 등 경락개념을 응용한 본격적 미용 침법이 주창되고 시도되었다. 또한 고전 한의학을 응용 개발한 피부관리 프로그램, 체형관리 프로그램, 피로회복 프로그램을 운용하는 한방 의료기관도 어렵지 않게 찾아볼 수 있다. 이 모두가 앞에서 살펴본 경락론의 본래 개념에 따른 당연한 결과이며 이전의 고전 한의학 치료법에서 그 기원을 찾아볼 수가 있는 것이다.

오래 전, '얼굴만 예쁘다고 미인인가 마음

이 예뻐야 미인이지' 라는 유행가도 있었지만, 요즈음은 전통적 미인보다는 체형 미인, V라인 얼굴, S라인 등을 선호하고, 초콜릿팩 복근을 좋아하며, 때론 피부미인이라는 말을 더 선호하기도 한다. 이처럼 우리 모두는 예뻐지고 아름다워지는 것에 약하다. 그러나 얼굴도 몸매도 피부도 모두 중요하긴 하겠지만, 미래의 건강하고 탄력 있는 삶을 보장할 수 있는, 내장 속까지 마음속까지 아름다운 경락 미인이 되어보면 어떨까? 건강한 기가 경락에 충만한 미인이야말로 현대사회가 꼭 필요로 하는 미인이기 때문이다.

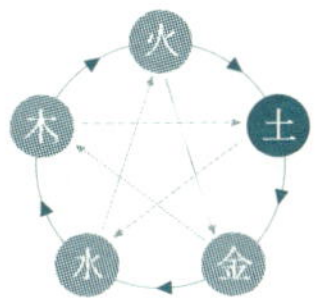

05 히드라와 사람

히드라는 강장동물이다. 분류상 다세포동물인 후생동물에 속하며 길이 1cm 내외이고, 방사상 대칭인 원통형의 모습이다. 히드라는 진정한 의미의 장이 없고 입에서 위강으로 음식을 삼켰다가 다시 입으로 찌꺼기를 내뱉는다. 또한 신경계는 산만신경계[3]로 구성되어 있다.

사람과 비교하여 보면 사람의 집중신경계[4]는 신경이 특정 부위를 따라 분포하거나 특정 부위에 밀집되고 몸에 가해진 자극이 일정한 방향으로 전달되지만, 산만신경계에서는 몸에 가해진 자극이 모든 방향으로 고루 퍼져 나갈 뿐이다. 즉 입이나 항문도, 감각정보의 전달과 처리를 거쳐 운동으로

3) 신경세포가 표피의 각 곳에 균일하게 흩어져 있어, 그물 모양으로 이어져 있는 원시적 신경계이다.
4) 신경세포가 동물체의 특정부위에 집중하여 뇌나 그 밖의 신경절로 된 신경중추와 몸의 각부에 연락하는 말초신경으로 된 신경계이다. 산만신경계에 대응되는 말이다.

발현되는 방향성도 모두 분화되지 못한 상태이다.

갑작스러운 히드라 이야기가 다소 낯설 수도 있겠지만, 사실 히드라는 사람다움이란 어떤 것인가에 대해 많은 교훈을 준다.

우선 다행스럽게도 우리의 몸은 입과 항문이 상하로 멀리 떨어져 구별되어 있다. 위에는 무형의 공기를 섭취하는 코와 유형의 음식을 섭취하는 입의 구별이 있으며, 아래에는 배설물이 앞뒤로 나뉘어 배출되는 소변과 대변의 구별이 있다.

우주 중력의 힘과 함께 이처럼 위에서 아래로 내려오는 대사과정의 원리 속에 음식물의 섭취–소화–배설의 방향성과 소화 흡수된 영양 물질이 전신으로 퍼져서 작용하는 방향성이 존재함을 알 수 있다.

이를 다시 표현하면, 우주자연의 대기를 먼저 코로 흡수하고, 땅에서 산출되는 곡기를 입으로 흡수하는 것처럼 양과 음의 합일된 생명의 기운이 제일 먼저 코와 입, 즉 머리 부분에서 이루어진다. 이것을 한의학에서는 부모로부터 이어받은 선천유전자적 기에 비교하여 후천적 기라고 부르고 있다.

이렇게 음양의 합일로 섭취된 후천적 생명의 기는 이어서 소화–배설의 과정을 거치게 된다. 소화되는 과정에서 맑고 탁한 기운이 갈라지면서 맑고 순수한 기(청기; 淸氣)는 전신 경락과 혈관 장부 및 세포로 퍼져 생명을 유지하는 영양과 몸을 보호하는 면역의 기본 물질이 되고, 탁하고 더러운 기(탁기; 濁氣)는 소변과 대변의 배설 단계로 들어가는 것이다.

경락론에서는 이에 대하여 보다 구체적인 체계를 제시하고 있는데, 즉 위, 담, 소장, 대장, 방광, 삼초의 육부(六腑)경락이 하행성 경로를 통해 섭취와 소화와 배설의 대사과정에 적극 참여하는 한편, 비, 심, 폐, 신, 간의 오장(五臟)경락은 상행성 경로를 통해 얻어진 순수영양물질을 보관하고 전신

곳곳에 순행시켜 건강한 생명활동을 유지하도록 하는 것이다.

만일 육부경락의 내려주고 걸러주는 대사기능과 오장경락의 올려주고 퍼뜨리는 영양물질 순행 기능에 장애가 생겨 기의 흐름이 상하 반대편으로 향한다면 소화불량, 구토 및 만성 소모성 병증 등이 초래되는 것이다. 섭취된 음식물의 흐름의 예는 경락에서 음양 방향성의 차이와 균형조절이 표현되는 방식의 하나라 할 만 하다.

위생적 차원을 생각해 보더라도 섭취할 음식과 소화 후 배설물의 구별이 중요하다는 것은 더 말할 필요도 없을 것이다. 사람이 히드라와 다른 것은 입으로 들어갈 음식이나 기타 입과 접촉하는 물질 위생을 매우 중요시 한다는 점이다. 그러기에 유치원이나 초등학교에서도 늘 손은 청결해야 하고, 손톱을 이로 물어뜯거나 손가락을 빠는 습관 등은 교정되어야 한다고 가르친다. 공장에서도 어린아이의 장난감을 비롯하여 평상시 먹는 음식에 이르기까지 입과 접촉하게 될 물질이나 그런 물질을 담는 용기는 사람의 자연적 건강에 문제가 없는 것들로 만들어야 한다.

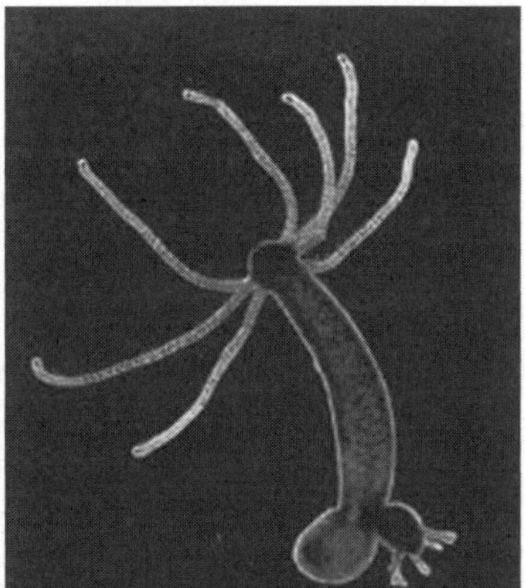

그림 3-8 히드라는 입과 항문이 구별되지 않고 산만신경계를 통해 신호가 사방으로 퍼진다.

플라스틱 용기나 알루미늄 호일을 통해 체내로 들어온 물질이 인체기능을 교란시키는 사례는 잘 알려져 있다. 우리가 대변을 보면 그 중 절반 정도는 균 덩어리이고, 나머지 절반이 이른바 소화된 후의 찌꺼기라고 한다.

우리 인체가 체내에 만들어놓은 일

종의 동물원격인 대장에서 활발하게 살아가던 균들이 대변과 함께 빠져나온다. 원래 이러한 균들은 대장 속에서 살면서 우리 몸에 유익한 일을 해 주도록 몸 스스로 길러온 것들인데, 그렇다 하더라도 이들이 만일 대장의 정해진 울타리를 벗어나 상부에 있는 소장 쪽으로 올라오거나 장벽이 약해져 체강 내부로 침입하게 되면 위험한 상황이 초래될 수 있는 것이다.

'항문→구강'은 질병의 고전적인 전염경로이므로 여전히 경계를 소홀히 해서는 안 되는 만큼, 배설물은 매우 위생적으로 처리되어야 하고, 이들이 다시 상행선을 타고 입 쪽으로 오는 일은 없어야 할 것이다.

몸의 윗부분 코와 입에서 섭취되는 천지음양의 대기와 곡기가 각기 코와 입으로 제 갈 길을 잘 잡아야 하는데, 여기에서 문제가 생기는 경우도 흔하게 본다. 대표적인 것이 공기를 입으로 마시는 현상 즉 공기삼킴증(aerophagia)이다.

아기를 키워 본 사람들은 모두 잘 아는 내용이다. 아기에게 젖을 물리거나 우유를 먹인 후 반드시 똑바로 안아 등을 두드려 트림을 시켜야 한다. 아기는 입 즉 목구멍을 통해 공기가 식도-위장으로 들어가지 못하도록 예방하는 신경기능이 충분히 발달하지 못하였다. 그래서 공기를 많이 삼킨다. 이렇게 삼켜진 공기는 소화를 방해하고, 복통과 구토를 유발하며, 이러한 증상이 반복되면 영양실조로 이어지기도 한다.

아기가 성장하면서 신경계가 성숙함에 따라 공기를 삼키는 현상이 자동적으로 거의 완벽하게 예방된다. 하지만 입을 벌리고 호흡하는 등의 잘못된 습관으로, 혹은 신경계에 미세한 기능손상이 누적됨으로 인해 성인에게서도 공기삼킴증은 드물지 않게 나타나 소화불량과 복통, 트림이 유발되기도 한다.

평소 건강하고 젊을 때의 이런 증상 자체는 사실 큰 문제가 아닐지 모르지만 나이가 들거나 질환으로 인해 신경계가 기능이 떨어져 가는 징조로서의 의미는 결코 가볍게 보아 넘겨서는 안 된다. 입으로 가야 할 음식이 코 쪽으로 넘어가서 기도를 막으면 아주 짧은 시간 내에 사망이 초래되는 위급한 문제도 발생되기 때문이다.

노년층에서 드물지 않게 나타나는 사례들이다. 중풍으로 입원해 환자 본인, 의료진 및 가족들의 열심과 정성으로 많이 회복되어 가던 노인 환자가 떡을 먹던 중 유명을 달리한 사례도 적지 않다. 이런 일은 노년층뿐만 아니라 청장년층에서도 많이 나타난다. 식도로 들어갈 음식과 기도로 들어갈 공기를 구별해주는 기능은 신경계에서 자동적으로 원활히 수행해 주는 기능이지만, 물 마시다가 사래 걸리는 일이 점차 늘어나고 있는 추세라면 신경계의 기능이 떨어져 가고 있을 가능성도 의심해야 한다.

원래 음과 양의 속성이 가야할 길은 다르다. 그러한 차이가 '차이 그 자체'로서 인정받을 때, 그리고 그러한 차이가 궁극에 가서는 조화로운 건강에 기여하는 구성요소로서 각자의 중요한 역할을 할 때, 비로소 음양의 균형과 건강이 유지된다. 더위와 추위가 리듬을 잃고 낮과 밤이 규율을 지키지 못하고 새가 헤엄치며 물고기가 하늘을 나는 일이 벌어진다면, 자연계는 큰 혼란에 빠지게 된다. 이처럼, 인체에서도 공기와 음식이 음과 양의 역할로 주어진 제 길을 가도록 하는 기능은 무척 중요하다. 이 기능이 원활한지의 여부는 신경계의 상태를 들여다보는 좋은 지표가 되는 것이다.

공기와 음식만이 아니라 아래로 배설되는 물질에서의 음양도 제 갈 길을 찾는 것이 중요하다. 소변은 앞으로, 대변은 뒤로 빠져나온다. 앞으로 나와야 할 수분이 제 길을 잃고 뒤로 가서 빠져나오면 설사이고, 뒤로 빠져나와야 할 물질이 제 기능을 잃고 정체되어 나오지 못하면 그 독소가 거꾸로 몸으로 흡수되어 전신에 퍼지기도 한다.

한의학에서 대표적인 설사약 처방 중 하나가 주로 이뇨 효능을 지닌 약재로 구성된 것이 있다. 물론 설사에도 여러 유형 여러 경우가 있겠으나, 설사를 큰 병이라고 보기보다는 물과 고형물의 음과 양이 각자 제 길을 못 찾아가서 발생되는 것으로 인식하고 그 길을 바로 잡도록 도와주는 처방으로 오늘날 한방 임상에서도 유용하게 활용되고 있다.

물길을 다스림에 물길을 막으려 하거나 되돌리려 하면 재앙이 초래될 수 있으니 길을 자연스레 터주어 잘 흘러가도록 해 줘야 하는 것이 자연의 이치에 순응하는 방법일 것이다. 설사를 설사병이라고 이름붙이는 순간 공격해야 할 적이요 제거해야 할 문제로 생각될지 모른다. 그러나 설사병이 생긴 대장도 우리의 소중한 몸의 일부이다. 마치 잘못을 저지른 아이에게 잘 타이르거나 때로는 꾸지람을 주어 바른 길로 인도해 올바로 성장하도록 돕는 것처럼 물길을 잘 터주고 달래주어 음양의 균형을 잡는 방법이 한의학에서 오랫동안 사용되어온 설사 치료법이다.

입과 항문으로 표현되는 섭취와 배설의 방향성과 음양의 역할 구별에 이어서 좀 더 내부로 들어가 보면, 신경계를 통한 신호전달의 방향성과 음양의 구별이 또한 사람과 히드라의 다른 점이다. 히드라에 가해진 자극은 무작정 온 몸으로 퍼져 나가다가 운동기에 가서 운동을 일으킨다. 강한 자극은 강하게 퍼져나가 강한 반응을 일으키고 약한 자극은 약하게 조금 퍼져나가 약한 반응을 일으킨다. 사람의 신경계처럼 감각신경계를 통해 신호가 일정한 방향으로 흘러 모이고 중추신경계에서 처리되고 가공된 후 운동신경계를 거쳐 효과기를 통해 외부로 표현되는 그러한 일은 하지 못하고 주어진 신호를 그저 퍼뜨리기만 한다.

이러한 신호전달과 처리과정에서 일어나는 방향성과 분화의 문제는 개체에 따라 다양한 건강문제를 유발시킬 수 있다. 이를테면 감각신호가 적절히 통제, 조절되지 못하고 운동영역으로 퍼져 나가면 작은 자극에도 발작이 일어날 수 있는 것이다.

만일 우리 몸에 어떤 감각자극이 들어왔을 때 이를 적절히 통제하거나 조절하지 못하고 즉시적 반응을 나타내곤 한다면, 자극이 '그저 무작정' 퍼져 나갈 뿐인 히드라에 가까운 모습이 되지 않을까? 우리의 삶에 히드라가 던져 주는 교훈이 바로 이것이다.

일상의 삶 속에 억울함과 분노를 유발시키는 어떤 자극이 나를 아프게 찌를 때, 그 자극이 무작정 속으로 퍼져나가 나를 지배하게 내버려 두는 것이 좋은가? 아니면 적절한 통제와 조절을 통해 그 자극을 더 나은 방향으로 승화시키는 방법을 모색하는 지혜가 더 나은가?

분노의 기는 간을 상하게 하고 슬픔과 비탄의 기는 비장과 폐장을 상하게 하며 공포의 기는 신장을 상하게 한다는 내용은 한의학의 오행귀류 이론에도 잘 나타나 있다(제5장에서 자세히 다룬다). 우리의 마음 감정이 건강을 유지하기 위함에는 경락과 기를 잘 다스리는 지혜가 필요하다는 좋은 예가 될 수도 있겠다.

히드라와는 다른 모습, 사람다움에 더욱 가까이 다가갈 수 있는 길은 곧 우리 내면의 건강을 찾는 일이다. 때로는 강한 자극에 대해서도 깊은 이해와 조절이 필요할 수도 있고, 때로는 무심코 지나치기 쉬운 작은 조짐에도 깊은 문제인식과 열정적 노력을 발휘할 수 있는 것이 참다운 사람의 모습일 것이다.

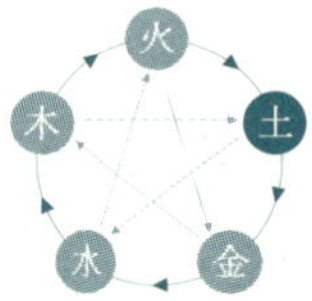

06 내 안에 사는 또 다른 나

성전환이나 동성애 등의 용어를 거론하는 것조차 금기인 시절도 있었으나 시대에 따른 가치관의 변화인듯 이제는 다원적인 여러 관점이 나름대로 존중받아야 한다는 목소리가 일각에서 일어나고 있음을 더러 보게된다.

사실 이렇게 사회적으로 예민한 문제까지 거론하지 않더라도, 누구나 자신 안에 또 다른 나의 모습이 있다는 느낌을 받아 본 적이 있을 것이다. 평소 남성적이고 씩씩한 모습을 가진 오랜 벗에게서 어느 날 문득 전혀 다른 여성적인 섬세한 멋을 발견하기도 하고, 평소의 주도면밀하고 꼼꼼한 여성적 장점을 가진 아내에게서 생각지 못했던 대담한 용기와 불굴의 의지를 보기도 한다.

때론 본인이 남성임에도 영화 속 예쁜 여자 주인공보다는 남자다운 큰 포용력과 투박한 멋을 보여주는 남자 주인공에게 더 큰 인간적 호감을 느낄 수도 있고, 스스로가 여성이면서도 스커트정장의 여성으로서의 정체성이 낯설고 부담스럽게 여겨지는 경우도 있을 수 있다.

무엇이 남성을 남성이게 하고 무엇이 여성을 여성이게 하는가? 그 정의와 한계는 무엇인가? 정의를 어떻게 하느냐에 따라 몇 가지 기준이 제시될 수는 있을 것이다. 염색체 배열 상의 남성과 여성의 구별에 대해 반박할 수는 없다 하더라도 남성이 절대적으로 남성적 속성만을 자기고 있을 뿐이고, 여성이 절대적으로 여성적 속성만을 가지고 있을 뿐인지에 대해서는 조금 더 생각해 보아야 한다.

만일 남성과 여성이 영원히 서로 만나지 않는 평행선의 철길처럼 그렇게 서로 다르기만 하다면 서로 간의 차이에 대한 몰이해와 갈등과 외면은 피할 수 없는 일일 것이다. 그러한 남녀의 차이는 화성인과 금성인처럼 사회문화의 여러 면에서 갈등이 증폭되는 출발점이 될 지도 모른다.

『주역(周易)』의 '건괘(乾卦)'에는 이런 말이 나온다.

同聲相應, 同氣相求, 水流濕, 火就燥, 雲從龍, 風從虎 …… 則各從其類也

비슷한 소리, 비슷한 기가 서로 어울려 다니는 이치가 있으니 곧 물과 축축함, 불과 건조함, 구름과 용, 바람과 호랑이처럼 서로 비슷한 것들끼리 어울린다는 의미이니, 흔한 말로 유유상종(類類相從)이라는 뜻이다.

원래 이처럼 비슷한 것들끼리 서로 마음이 닿고 편안한 쪽으로 서로 어울려 다니고 서로 끌린다. 과거 내 주변을 지나간 것들, 지금 내 주변에 있는 것들, 앞으로 내가 만나게 될 것들, 이 모두가 어쩌면 나의 내면에 자리한 마음, 희망 또는 원망에 이끌려서 왔던 것일지도 모른다.

상호작용을 하려면 비슷한 면이 있어야 서로 이해하고 공감하는 관계가 형성될 수 있다. 전혀 다른 것들끼리는 어떤 상호관계가 성립되기 어렵다. 물리학에서 말하는 닫힌 계, 즉 서로 동떨어진 두 계에서는 어떤 상호관계도 성립하기 어렵다. 우리가 서로 이해하고 좋아하고, 때로는 갈등하고, 때로는 협력하는 등 마음을 나눈다는 것은, 무엇인가 서로 비슷한 면이 있어 서로를 끌어당김으로써 그것을 매개로 관계가 맺어졌다는 의미일 것이다.

오래 전부터 동양에서는 관념적으로 이 세상에 존재하는 모든 것과 존재하지 않는 모든 것의 공통 본질을 기(氣)라고 보았다. 기가 오르내리고 빨라지고 느려지는 상대적인 편차가 음양 현상으로 표현되어 삼라만상을 빚어낸다고 보았던 관점으로 생각해보면, 세상 만물은 세상의 씨앗, 곧 유전자와도 같은 '기'라는 근본속성을 공유하고 있으므로 서로 관계를 맺고 상호작용도 할 수 있는 필연인 것이다.

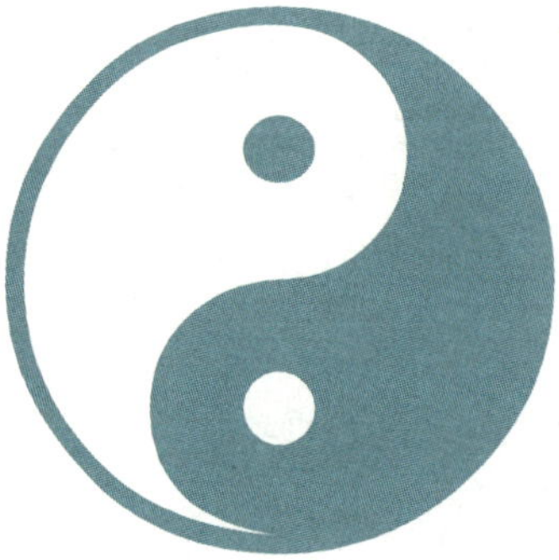

그림 3-9 태극의 음양 속에는 또다른 음양이 들었다.

세상만물의 현상에는 절대적인 음도 절대적인 양도 존재하지 않는다. 음과 양은 단지 상대적인 표현이다. 그래서 우주의 생명 탄생의 원리인 태극의 음과 양은 곡선으로 구부러지며 상호의 속성이 다할 때 릴레이식 바통터치 현상을 보이며, 또한 태음, 소음, 태양, 소양의 표현으로 상대적 속성의 차이를 나타낸다.

새벽의 여명 속에 어두움과 빛의 경계가 어디 있으며 저녁 노을 속에 또한 낮과 밤의 절대적 경계가 어디 있던가? 현재의 음과 양은 각각 잠재적인 양과 잠재적인 음을 가지고 있으면서 시간과 공간의 흐름 속에 언제든 전환되거나 대립하거나 협력할 변화의 가능성을 지닌, 현재 맥락 속에서의 음과 양일뿐이다. 태극의 그림을 보면 음과 양 각각의 영역 속에 작은 양과 작은 음이 들어 있는데, 바로 이 개념을 잘 표현한 것이다.

생물학적으로 보면 남성이나 여성의 2차 성징 발현에 남성호르몬과 여성호르몬이 중요한 역할을 한다. 이렇게 표면적인 남녀차이가 가장 두드러지는 시기는 청장년기의 남성(男性)과 여성(女性)의 시기이다. 그리고 그 전의 소년기와 그 후의 노년기는 또 남녀성징차이가 크게 두드러지지 않는 시기이다.

갱년기를 맞아 몸과 마음의 불안과 장애를 호소하고 있는 노년기 부부의 모습을 생각해보자. 호르몬의 익살스런 조화인 양, 때가 차 약해진 남성의 성징으로 인해 안에 있던 작은 여성성이 드러나 남성은 갈수록 온순해지기도 하고, 반대로, 폐경으로 인해 약화된 여성의 성징으로 인해 안에 있던 작은 남성성이 드러나 여성은 갈수록 드세지는 모습이 보일 수도 있다. 이 또한 양 속에 음이 있고 음 속에 양이 있다는 우주의 자연스런 모습을 보여주고 있는 것이다.

그래서 한의학에서는 환자의 상황에 대해 남녀노소 중 어느 단계의 환자인지를 중요하게 고려해서 치료전략을 수립하는 데에 활용하기도 하였다. 비록 유전적, 성적으로는 남녀차이가 분명하다 할지라도 현실 속 생명 개체의 삶은 남녀의 시기와 노소의 시기가 교대되어 흘러간다.

우리의 마음속 깊은 심리에는 여러 생각, 여러 신경회로가 공존하며 살아간다. 어떤 때는 각각의 생각들이 뇌 속에서 너무 심하게 갈등하고 재잘거리면서 정리가 안 되는 바람에 정신적 장애를 호소하는 경우도 있겠으나, 대개는 인격, 성격이라고 표현할 만한 어떤 성향을 중심으로 원만하게 그 생각과 욕구들이 통제되고 조율된다.

그리고 의식 표면에서 인지되고 있는 자신의 모습 그 이면에는 훨씬 크고 넓고 깊은 자신의 또 다른 모습이 무의식의 세계 속에 함께 존재한다.

보통 우리는 적막함 속에서 단 5분도 아무 생각 없이 텅 빈 마음으로 앉아있기가 매우 어렵다. 가만히 1분만 눈을 감고 있어 보자. 이 때 마음에 떠오르는 생각을 지켜보고 있노라면 자신도 미처 생각하지 못하던 믿을 수 없을 만큼 무수히 많은 생각과 느낌이 떠오르고 가라앉음을 알게 된다.

내가 알고 있는 나, 남자이든 여자이든 혹은 어떤 종교나 사상이나 취미를 가지고 있든, 그 이면에는 훨씬 풍부하고 다채로운 능력을 가진 미지의 내가 존재할지도 모른다.

내 안에 있는 또 다른 나, 남자의 모습도, 여자의 모습도, 선한 모습도, 악한 모습도 들어 있을 것이고, 또 다른 어떤 미지의 내가 들어 있을지도 모른다.

그렇게 숨겨져 있는 나의 모습들은 지금까지도 나와 함께 있어 왔고 앞으로도 나와 함께 할 것이다. 내가 좋아하는 모습일지도, 스스로 부끄러운 모습일지도 모르지만 그 모두가 또 긍정적 마음으로 잘 보듬어 나가야 할 나의 소중한 일부분들이다.

이제 '내 안에 있는 또 다른 나' 라는 말 대신에 '당신 속에 있는 또 다른 당신' 이란 말로 대치해보자. 당신의 현재 모습과 함께 그 속에 담겨있는 또 다른 긍정의 당신의 모습이 보인다. 이제는 저 먼 나라의 화성인도 금성인도 아닌, 지구인 생명체의 귀한 모습으로 당신이 겹쳐져 보인다.

'차이가 만드는 차이' 를 인정할 때 우리의 삶은 행복해지고 건강해진다는 원리가 음양과 오행 시스템에서 나온다고 하였듯이, 나와 당신의 차이에 대한 긍정적 이해와 공감은 곧 행복과 건강의 지름길인 것이다.

남녀의 차이를 볼 때도, 현재의 내 생각과 남의 생각을 볼 때도, 표면적인 모습에 의해 구속되거나 제한되지 말아야겠다.

환자의 질병을 지켜볼 때도 질병 이면에 존재하는 환자의 존엄한 삶을 함께 보아야 하고, 질병의 명칭이나 주요 증상 몇 가지로 환자의 몸을 정의하기보다는 과거로부터 지금까지 이어온 많은 사연들, 그 속의 감정이 엮어낸 삶의 스토리텔링도 함께 같은 맥락 속에서 들어주고 바라보아야 할 것이다.

07 물고기와 사람이 같은 점과 다른 점

척추동물은 크게 사람처럼 팔다리가 있는 종류와 물고기처럼 팔다리가 없는 종류로 나뉜다. 사람은 그 중에서도 포유류, 영장류에 해당된다. 계통발생학적으로 분류를 해도 사람과 물고기는 꽤 거리가 멀다.

그러나 사람도 발생 초기과정에서는 물고기의 모습과 비슷한 단계를 거치는 시기가 있다. 이 때문일까? 자세히 살펴보면 사람 속에는 물고기에서와 비슷한 기능이 내재되어 있음을 볼 수 있다. 사실 사람은 물고기와 달리 뇌나 팔다리 등을 통해 훨씬 복잡한 사고기능을 발휘하고 복잡한 활동을 담당하기도 하지만 그 기능의 토대는 물고기에서와 같은 원초적인 곳에서 출발한다. 따라서 물고기를 통하여 사람 신경계의 기본적인 조절기능에 대해 많은 점을 생각하고 배울 수 있다.

어항 속 물고기를 살펴보면 중력이 당기는 수직방향에 따라 꼿꼿이 머리와 몸통의 좌우균형을 유지하며 헤엄치는 것을 볼 수 있다. 팔다리가 길게 나와 있는 것도 아니고 몸통이 길게 늘어져 있는데도 머리뼈와 척추뼈가 적절하게 균형을 유지하며 수중 유영생활을 한다.

보통 물속은 무중력 상태와 비슷하다고도 표현한다. 중력이 땅 속으로 당기는 힘 외에 부력이 물 밖으로 밀어내는 힘이 작용하여 물속에서는 중력부담이 줄어들기 때문이다. 그래서 만성 관절병증을 지닌 환자들이 중력에 따른 충격을 줄이면서 재활치료를 할 때 수중 보행 치료가 진행되기도 한다.

수영 초보자들을 보면 행여 물을 먹을까 코에 물이 들어갈까 두려운 나머지, 물속에서는 중력의 영향이 적은데도 불구하고 중력이 당기는 방향을 기준으로 하여 모두 꼿꼿이 얼굴을 세우고 몸통의 좌우균형을 유지하려 흡사 물고기처럼 본능적으로 애쓴다. 물론 수영 선수들이라면 당당하고 자유롭게 물의 출렁거림에 몸을 던지겠지만 말이다.

사람에서 평형을 유지하는 기능은 속귀신경[5]의 감각수용체와 연결된 뇌줄기의 신경세포, 목–척추–팔–다리의 각 관절과 근육 주변의 감각수용체와 연결된 신경회로에서 주로 담당한다. 이들 신경의 기능이 원활하면 눈을 감고 걸어도 몸이 한쪽으로 기울거나 넘어지지 않고 똑바로 잘 걸어갈 수 있다. 하지만 이들 신경의 기능이 원활하지 못하면 걸을 때 한 쪽 방향으로 기울어지거나 심하면 넘어지기도 한다. 이런 경우는 원초적인 신경기능, 평형유지기능이 물고기만도 못한 상황인 것이다.

사람의 속귀신경에는 정적인 상태에서 중력 방향이 어느 쪽으로 당기는 중인지 감지하거나, 동적인 상태에서 현재 움직임이 어느 방향으로 얼마나 빠르게 일어나는지 감지하는 감각수용체가 있어서, 눈을 감더라도 이 정보를 활용하여 몸을 꼿꼿이 세울 수 있다.

그리고 각 관절과 근육에는 현재 관절의 모습이나 근육의 길이가 어떠한지 감지하는 감각수용체가 분포하는데 특히 뒤통수와 윗목 부위에는 훨씬 더 높은 밀도로 분포한다. 직립 생활을 하는 사람의 몸이 어느 한쪽으로 기울거나 몸의 자세가 변할 때 작은 차이까지도 예민하게 감지할 수 있는 부위가 몸의 윗부분인 뒤통수와 윗목이기 때문이다. 이러한 감각수용체에서 받아들인 막대한 양의 정보를 활용해서 우리는 몸의 균형을 유지한다.

---

5) 여덟째 뇌 신경으로, 소리를 듣는 달팽이관 신경과 평형 감각을 맡은 안뜰 신경으로 이루어진 신경이다.

이와 같이 사람 몸의 평형 기능과 자세유지기능은 팔다리가 없는 물고기에서도 잘 발달되어 있는 것처럼 매우 원초적인 기능에 해당되지만 이 기능이 원활하게 발휘되어야 기본적 생존조건에서 훨씬 유리한 입장에 서게 된다.

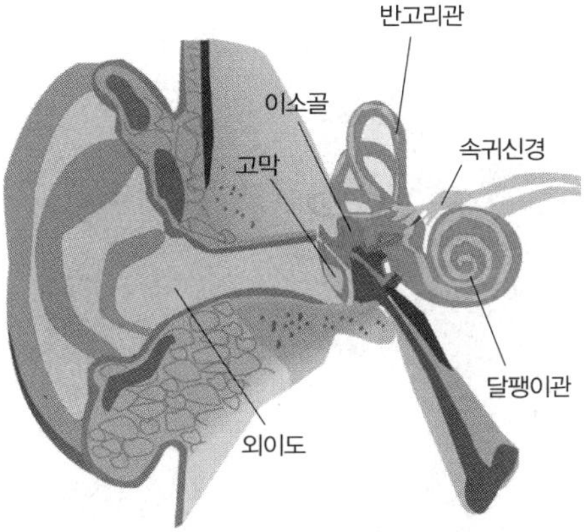

그림 3-10 속귀신경: 청각 평형, 자세 등을 감지한다.

개체의 감각기능, 운동기능, 여러 내장기능 등이 최상의 조건에서 발휘되기 위해서는 최적의 자세, 평형기능이 유지되어야 한다. 늘 예측할 수 없도록 이쪽저쪽으로 자세가 기울고 평형을 조절할 수 없다면 당장 몸에 충격이 가해질 위험성 외에도 각종 감각, 운동, 내장기능이 해당 자세를 기준으로 기준선을 다시 설정해야 할 것이므로 막대한 스트레스에 시달리게 된다.

즉, 자세를 일정하게 최적으로 유지할 수 있다면 개체의 각종 기능의 기준선을 상대적으로 일정하게 유지할 수 있으므로 기준선을 재설정하고 새로운 기준선에 적응해야 하는 스트레스를 상당 부분 회피할 수 있으므로 효율적인 에너지 보존과 생명유지가 가능하다.

이러한 평형기능, 자세유지기능의 중요한 특징 중 하나는 거의 무의식적으로 조절이 이루어진다는 점이다. 그래서 평상시 우리가 건강할 때는 이러한 무의식적 조절의 수고에 대해 잘 인식하지 못하고 지낸다. 굳이 평형기능을 잘 훈련시키는 체조, 무용, 무술 과정을 밟지 않더라도 일상생활에 필요

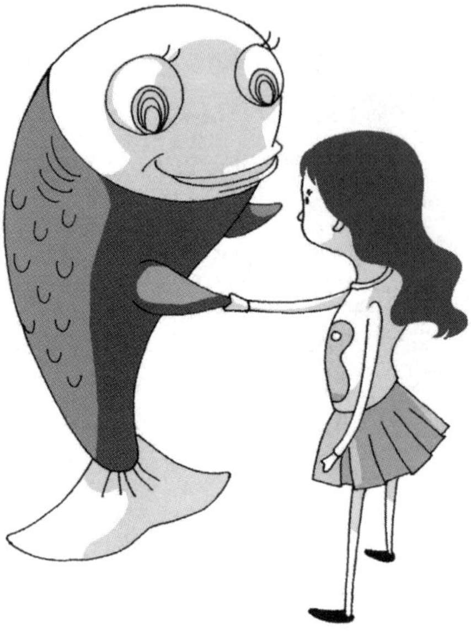

그림 3-11 사람 안에 물고기에서와 같은 평형기능이 존재하며, 이 기능은 건강을 유지하는 주춧돌 중 하나이다.

한 평형기능 정도는 누구나 어려움 없이 발휘하기 때문이다.

평소 복잡한 사고를 담당하는 대뇌 겉질의 기능이나 손발의 복잡한 활동도 사실은 무의식적인 평형유지기능이 원활해야 제대로 발휘될 수 있다. 평형기능을 조절하는 중추는 소뇌와 다리뇌(교뇌)인데, 이를 담당하는 신경회로는 의식의 영역인 대뇌 겉질 신경세포에서 매우 멀리 떨어진 깊은 곳에 위치하고 있다.

그래서 내 몸의 자세, 평형 정도에 대해 의식 속에서는 정확하게 파악하고 설명하지 못하는 경우도 많지만, 실제로 어떤 동작을 취해 보거나 신체적 기술을 발휘할 때 의외로 자세를 잘 취하고 좋은 기술을 발휘하는 것은 소뇌나 다리뇌의 자세유지, 평형조절 신경회로가 역할을 담당하고 있기 때문이다.

따라서 소뇌나 다리뇌 신경회로가 어떤 일을 하는지 대뇌 겉질의 신경세포는 잘 모르고 지낸다. 예를 들어 자전거 타기나 수영하기에 대한 기술을 논리적으로 설명을 듣고 이해를 잘 하였다고 해서 실제로 그 기술을 바로 시행할 수 있는 것은 아니다.

논리적 설명을 듣고 이해하는 것은 대뇌 겉질 신경세포의 역할이긴 하나 실제로 관절과 근육, 자세, 평형기능을 어떻게 발휘해서 조절해야 자전거를 잘 타고 수영을 잘 할 수 있는지의 문제는 대뇌 겉질이 잘 모르는 세계이다.

그래서 실제로 내 몸을 움직여 근육의 움직임과 자세를 경험해 보고 자전거를 잘 타고 수영을 잘 하는 사람의 몸짓을 따라해 보면서 소뇌와 다리뇌의 신경회로가 학습을 해야 한다. 또한 한참 동안 자전거를 타지 않고 수영을 하지 않았다고 해서, 또 대뇌 겉질이 설명을 잘 못한다고 해서 소뇌와 다리뇌에 학습된 자전거 타는 법과 수영법을 잊었다고는 생각하기 어렵다. 실제 자전거를 타 보고 물에 들어가 보면 학습된 기억으로 인해 저절로 되는 경우가 많기 때문이다.

우리가 지식의 차원에서 건강과 질병에 대해 알고 말하는, 대뇌 겉질에서 파악하는 우리 자신의 증상도 물론 중요하다. 하지만 그 이면에는 아득한 옛날부터 우리의 건강에 기초가 되어준, 대뇌 겉질이 미처 모르는 넓은 세계가 있으며 그 중에서도 물고기에서와 같은 기능 즉 자세와 평형 유지 기능은 우리의 생물학적 건강에 있어서 너무도 중요한 기초가 되어 준다.

그리고 이러한 자세와 평형유지 기능은 바로 음양의 균형이다. 몸이 앞으로 기우는지 뒤로 기우는지, 왼편으로 기우는지 오른편으로 기우는지, 몸이 굽어지는지 펴지는지, 그리고 내 몸과 주변 환경이 적절하게 상호 균형된 위치에 있는지 잘 파악함이 중요하다.

우리의 삶 속에 바로 음양의 균형이 있으니, 그 균형 속에 생명과 건강과 인간 존엄이 드높이 발휘될 가능성이 크게 열린다.

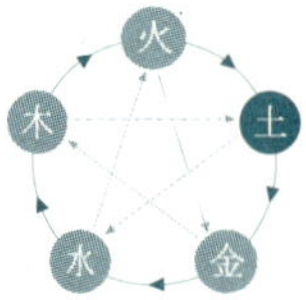

08 머리를 앞으로 내민 자세가 내 인생을 바꾼다

자세가 좋다, 안 좋다는 이야기를 많이 한다. 좋은 자세와 나쁜 자세를 구별하는 기준들도 그리 명확하지 않은데, 자세란 무엇이며 왜 좋은 자세를 유지해야 하는 것인지 궁금해진다.

자세는 인체 각 부위가 서로 정적인 삼차원 공간 내에서, 혹은 동작 시행 중에는 시간의 흐름 속에서 공간에 배치되는 하나의 양상이다. 실제 자세만으로도 개인 식별이 어느 정도 가능할 정도로 자세는 해당 개인에게 있어 오랜 시간과 여러 동작, 환경에 걸쳐 비교적 일정하게 유지되는 특성을 지닌다.

우리 몸이 어떤 특정한 자세를 일정하게 유지하고 있다면 그 자세유지 과정에서 일정 에너지가 소비되는데, 자세의 형태에 따라 유지를 위한 에너지 소비가 적은 경우도 있고, 많은 경우도 있다.

자세란 살아있는 동안 계속해서 유지되는 어떤 양상이므로 사실 자세유지를 위해 소비되는 에너지는 살아있는 동안 계속 소비되는 에너지이다.

우리는 끊임없이 일정한 중력으로 사람을 당기고 무너뜨리려는 관성을 가지고 있는 땅(地)의 힘과 햇빛, 어둠, 바람, 비와 같은 다양한 자극을 나타내는 하늘(天)의 힘 사이에서 균형을 유지하며 그 속에서 살아간다.

하늘과 땅은 기본적으로 사람에게 일생동안 생명을 유지할 수 있도록 해주는 외적 기본 환경에 해당되는 반면, 그 가운데 우뚝 서 있는 사람(人)의 자세는 잠시도 우리의 생활 속에서 벗어날 수 없고 함께 영향을 주고받는다는 점에서 사람의 내적 기본 환경에 해당된다고 말할 수 있다.

이렇게 중요한 내적 기본 환경이 우리에게 많은 에너지를 소비하게 한다면, 다른 의미 있는 데에 에너지를 쓸 여지가 줄어든다. 일상적 생활을 영위할 에너지가 부족해질 수도 있고 질병과 싸워 이길 에너지가 부족해질 수도 있다. 반면 내적 기본 환경에 소비되는 에너지가 적게 쓰인다면, 상대적으로 남아있는 많은 에너지를 생활 속에서 더 보람된 곳에, 아니면 질병과 싸워 이기는 면역력 강화 등에 효율적으로 쓸 수 있다.

그러므로 좋은 자세란 에너지 소비를 최소화시킨 바른 자세인 것이다. 많은 에너지가 소요되는 자세는 그 자체가 이미 문제임과 동시에 주변의 매우 복잡하고 다양한 상황에 매우 소극적이고 부정적인 영향을 끼칠 수 있다.

음양의 균형이 삐뚤어진 자세를 오래 지탱하거나 습관화시키면 몸의 기 흐름이나 경락과 장부의 상호 균형적 기능에 지대한 영향을 주어 척추 및 관절의 물리적 질환은 물론 소화기나 순환기 등의 기능성 질환이 발생될 수도 있다.

자세가 좋으면 근골격계도 반듯하게 단련되고 경락 기혈의 흐름이 원활한 가운데 에너지 소비도 최소화되면서 몸과 마음이 매우 가벼워지고 상쾌해진다. 그러나 반대의 경우에는 '천근만근 몸이 무겁다' 라는 말도 있듯이, 질질 끌려 다니는 몸을 유지하기 위해 우리 몸의 에너지는 바닥을 보이고 만다.

일부 연구자는 네 발 달린 동물에 비해 직립 보행하는 인간은 자신의 기본자세를 유지하고 이동성을 확보하는 데에 매우 적은 양의 에너지만 소비해도 되고 이렇게 절약된 에너지를 대뇌 겉질의 고위 정신기능이나 손가락 끝을 활용하는 복잡한 활동에 사용할 여지가 생겼고, 이것이 오늘날 인간문명 발전의 중요한 생물학적 토대가 되었다고 평가하기도 하였다.

인간의 문명은 직립 보행과 불을 사용하면서 시작되었다는 말은 바로 이

에너지의 효율적 응용으로 고위 기능의 발달이 이루어져 시작되었다는 인식이 아닌가 싶다.

또한 어느 연구자는 전국 각지의 장수마을을 탐방하면서 발견한 장수의 요인과 비결은 모든 사람들이 하나같이 습관적으로 취하고 있는 바른 자세였다는 점을 보고하였다. 마을 대부분의 사람들이 앉을 때, 걸어 다닐 때, 누울 때, 밥 먹을 때 등 모든 자세가 흐트러짐이 없었으며, 목소리와 웃음소리에도 절제가 있었다. 툇마루에 벗어놓은 신발, 외출 후 갈아입은 옷도 모두 가지런하지 않은 것이 없었다는 것이다.

자세와 에너지와 건강 장수. 과연 어떤 연관이 있다는 것인가?

자세가 안 좋아지는 유형이나 정도를 평가하는 방법이 여러 가지 있지만 그 중에서 매우 흔하고 전형적인 유형은 목을 앞으로 길게 내미는 자세, 즉 머리전방자세이다.

최근에는 컴퓨터를 장시간 사용하여 생기는 증상이기도 하다. 너도 나도 지하철에서나 공원에서나 집에서 휴대용 태블릿 컴퓨터나 스마트폰을 손에 들고 주변을 돌아보는 일 없이 몰두하면서 저마다 고개는 숙여지고 목은 앞으로 내밀어져 있는 모습들이다.

결국 목과 팔의 통증을 호소할 수밖에 없는 지경에 이르고 말 것이다. 이들의 경추(목뼈) 영상촬영 결과를 보면 뒷목이 자연스레 들어간 C자 경추가 아닌, 상하로 곧게 뻗은 일자 형태의 경추를 가지고 있음은 쉽게 발견될 수 있는 일이다. 결국 고루 분산되어야 할 무거운 두개골의 힘이 그대로 경추에 하향 전달되어 큰 부담을 주고 급기야 튀어져 나온 추간판이 주변의 신경을 눌러 통증과 함께 부차적인 증상들이 이어져 나오게 된다.

머리전방자세의 또 다른 요인으로, 어떠한 이유에서든 정신적으로 자신을 부정하고 벗어나고 싶어 하는 마음, 무언가에 쫓겨 서두르는 마음, 긴장으로 인해 불안 초조한 마음 때문에 심리적으로 머리를 자꾸 앞에 두게 되는 경우를 들 수 있다.

요인이 무엇이든, 인체 무게중심선보다 전방에 머리를 둠으로써 몸 전체가 생체역학상 앞으로 넘어지기 쉬운 자세에 놓인다. 이 문제를 처리하기 위해 몸에서는 여러 보상기전을 동원해 몸이 넘어지지 않도록 자세를 유지한다.

그 결과, 머리-목의 건강하지 못한 자세와 그 자세가 일으킨 여러 부수적인 상황에 보상작용을 하느라 몸의 많은 에너지 자원을 끌어다 썼기 때문에 다른 여러 기능에서 효율성이 떨어지거나 왜곡이 일어난다.

직접적으로는 목 척추와 어깨의 근육 관절의 스트레스와 염증, 긴장, 통증으로 늘 뒷목이 뻣뻣하고 누르면 아프고, 두통이 심하며, 어깨나 가슴 쪽 근육이 뭉쳐 아프고, 호흡도 편치 않다. 집중력이 떨어지고, 늘 피곤하며 허리도 아프고, 종아리는 천근만근 무겁고, 발바닥 체중부하 분포의 이상과 발 근육의 문제가 생기는 등 여러 요인에 의해 머리전방자세가 생기기도 하고 머리전방자세로 인해 여러 병증상태가 악화될 수도 있다.

배우나 모델로 활동하는 사람들에서 보이는 예쁜 자세, 특히 바른 머리-목 자세는 단순한 미적 관점으로서만이 아니라 생체역학적 측면에서의 에너지 소비와 건강, 균형의 관점에서도 무척 바람직한 자세이다.

바른 머리-목 자세 여부는 통증이나 염증, 허파 질환과 족부 질환 등 신체적 질병의 요인이나 치료 전략의 일환으로서만 중요한 것이 아니다. 관련된 신체질병을 진단함에 있어 당연히 자세를 살펴보고 혹시 머리-목 자세가 중요한 유발요인이나 악화요인은 아닌지 평가해서 적절한 개선 전략을 강구해야 할 것이다.

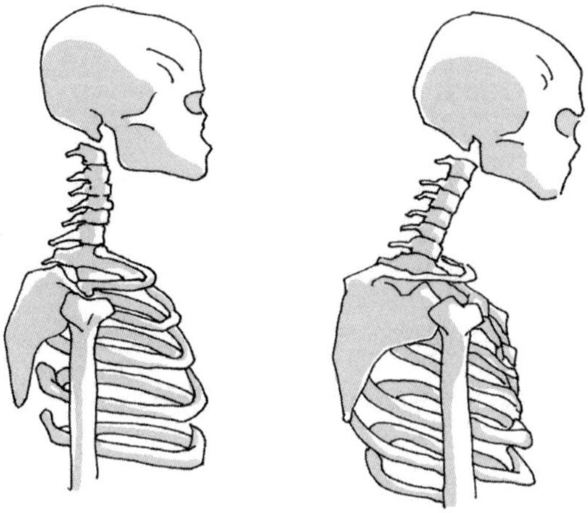

그림 3-12 머리전방자세는 목이 앞으로 나온 자세로 목의 뒤쪽 근육은 늘어나고 앞쪽 근육은 긴장된다. 근육을 지나가는 신경이 압박되어 두통, 어깨통증, 팔저림 현상 등이 나타난다.

그러나 특별히 몸에 별 이상이 없는 경우에도 이 자세는 매우 중요한 의미를 지닌다. 생기 있는 얼굴, 섬세한 지성과 유머, 드높은 이상과 시대를 감싸 안을 수 있는 든든한 버팀목이 바른 머리-목 자세에서 나오는 것이다. 머리-목 자세가 바르게 되어 불필요한 에너지 낭비나 지나친 보상작용을 유발시키지 않는다면 우리는 우리의 삶을 가치 있고, 유익하게 쓸 에너지를 더욱 많이 확보하는 셈이 된다.

주변과 더불어 행복과 정을 나누고자 하는 삶이라면 더 많은 시간과 노력을 그들과 함께 하도록, 예술적 아름다움을 추구하는 삶이라면 더 깊은 아름다움의 세계로, 배부르고 만족스런 삶 또는 지적이며 성숙한 성취와 기여를 원하는 삶이라면 한결 같이 그 꿈에 한걸음 더 가까이 가기 위해 이미 저축된 우리의 에너지를 쓸 수가 있을 것이다.

지금 당신의 목이 앞으로 빠져있다면 턱을 자연스럽게 뒤쪽 위 방향으로 당겨 보자. 턱을 자연스럽게 당기면 목과 등, 어깨가 자연스럽게 펴진다. 눈의 높이가 조금 더 높아지고 키도 조금 커진다. 눈이 높아졌기 때문에 시야가 넓어져 이전에 보던 세상과는 조금 다른 세상으로 보이기도 할 것이다.

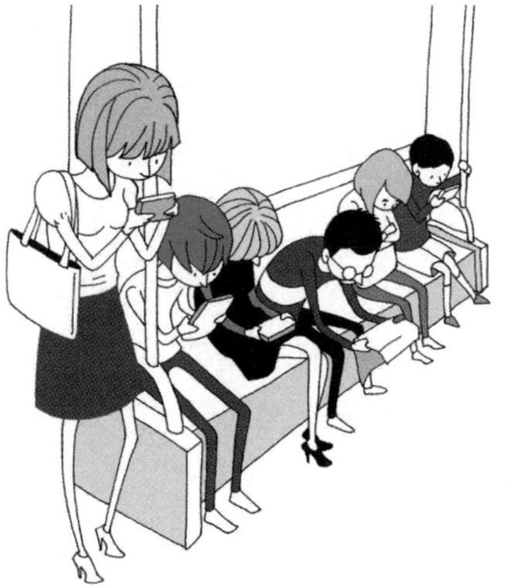

그림 3-13 머리를 앞으로 내민, 몸보다 마음이 앞서가는 자세.

요즘 텔레비전에서 인기 있는 댄스경연 프로그램을 보면, 참가하는 댄스스타들의 자세는 하나같이 당당하고 아름답다. 마치 유명한 영화 '여인의 향기'에 나오는 알 파치노의 탱고 장면처럼, 턱은 자연스레 당겨주고 허리로부터 상체가 활짝 펴져있으며 눈높이는 살짝 위로 올린 자세와 행복한 표정은 온 세상을 금방 끌어안을 기세이다.

앞으로 빠졌던 목을 바르게 펴 주면 이렇게 새로운 눈, 높아진 키 등이 새로운 세상을 열어준다. 그리고 자세유지에 소요되는 에너지가 절감되고 호흡효율이 좋아져 산소공급도 원활해진다. 바야흐로 경락의 온 순환이 바르게 이루어지는 것이며, 이 모든 것은 오늘부터 새로 살아가게 될 더욱 건강하고 의미 있는 삶의 원동력이 되어 줄 것이다.

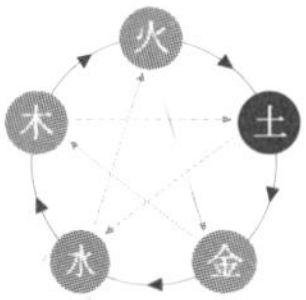

09 왜 혀보다 허리가 많이 아픈가?

우리가 살아가면서 느끼는 통증을 빈도별로 나누어 보면 허리, 엉덩이, 다리, 목, 어깨 등에서 가장 흔히 느낀다. 그리고 머리부분에서 두통도 흔한 경우에 해당되나 그에 비해 손, 얼굴, 혀의 통증은 미미한 편이다. 마치 아픈 부위가 단골손님처럼 따로 정해져 있는 것처럼 보인다.

잘 살펴보면 외부에 노출된 신체의 부위 중 허리, 엉덩이, 다리, 어깨, 목 부위가 넓은 면적을 차지하고 있는데, 이러한 이유 때문에 손상되기가 쉬워서 더 많이 아픈 것일까?

혀나 입술을 한번 생각해 보자. 혀나 입술을 깨물거나 뜨거운 것에 데인 경우를 제외하고 허리나 어깨처럼 별다른 이유 없이 오랫동안 통증이 지속되는 경우는 거의 없다.

이에 대해 신경학적 입장으로 들어가 앞서 언급했던 호문쿨루스 표상(Homunculus Representation; 축소인간 표현)을 다시 한 번 생각해보자. 다음 [그림 3-14]을 보면 면적이 제일 넓은 부위는 어디일까? 얼굴 표면, 특히 입술 부분이 제일 커 보인다. 그 다음은 손가락 부위인 듯하고, 오히려 허리, 다리, 어깨 등은 실제 신체 부위에 비해 뇌 마루엽에서 상응하는 면적은 매우 작다. 이것으로 보아 마루엽에서 넓은 면적을 차지하는 부위에서는 통증을 느끼는 경우가 적다는 것을 알 수 있다.

그렇다면 마루엽에서 차지하는 면적이 크다는 것은 무엇을 말하는 것인가? 큰 면적을 차지한다는 것은 신경세포의 수가 많다는 것을 의미하고, 그로 인해 자극을 많이 받아들인다는 것을 의미한다. 신경세포가 생존하려면 적절한 자극이 필요하므로 신경세포가 많이 존재한다는 것은 그 부위로부터 오는 신호를 많이 처리하고 있다는 뜻이다.

이에 반해 다리, 어깨, 허리 부위는 마루엽의 상응하는 면적이 적으므로 해당 신경세포의 수가 적고, 그만큼 받아들이는 자극량도 적다. 신경세포가 건강을 유지하는데 필요한 적절한 양의 자극을 받지 못하면 신경세포는 퇴행성 변화를 겪게 되고 작은 자극에도 과민하게 반응하여 쉽게 전기적 신호를 방출하게 된다. 이러한 과민성 신호가 바로 통증으로 느껴지게 되는 것이다.

신경세포도 다른 세포와 같이 그 내부에 핵, 미토콘드리아 등이 있고 세포벽으로 둘러싸여 있다. 그런데 한 가지 주목해야 할 것은 미토콘드리아의 기능이 20세 이후에는 1년에 약 1%씩 감소한다는 사실이다. 미토콘드리아는 세포 내에서 에너지를 생산하는 일을 하는 중요한 부서이다. 따라서 미토콘드리아의 기능이 떨어지면 그 세포 역시 퇴행성 변화를 겪을 수밖에 없다.

따라서 다리, 허리, 어깨 등은 상응하는 뇌의 면적이 적고 관련정보를 처

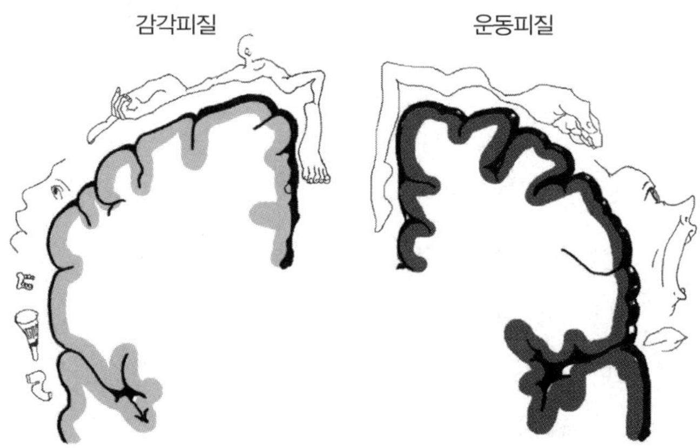

그림 3-14 대뇌피질 감각기능과 운동기능에서의 축소인간 묘사

리하는 신경세포의 수가 적어서 전체적으로 받아들이는 자극량이 떨어지므로 미토콘드리아의 기능이 더 빨리 떨어지게 되고, 그로 인해 다시 이 영역의 신경세포 기능 감소가 일어나는 등 악순환이 반복될 수가 있다.

노인들은 별로 다친 적도 없는데 자꾸 여기저기 아프다고 호소하는 것을 흔히 보게 된다. 그런데 아프다는 노인 주위에는 비전문 의사들도 참 많다. 모두 이구동성으로 이렇게 말한다. "나이 들면 다 그래요. 혈액순환이 잘 안 돼서." 정말 그것뿐인가?

혈액순환도 물론 중요하지만, 오히려 신경세포가 건강을 유지하는데 필요한 적절한 양의 자극을 받도록, 그래서 미토콘드리아 기능이 더 활성화되는 방법을 찾아주기만 한다면 아프기는커녕 에너지는 더욱 많이 생산되어 회춘도 가능할 수 있을 것이다. 최근의 의학이나 명상 프로그램들이 미토콘드리아의 기능 활성에 집중하는 이유가 바로 여기에 있는 듯하다.

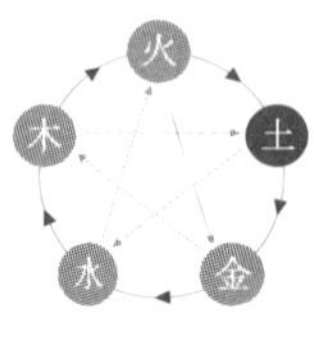

10 젊은 사람보다 노인들은 왜 아픈 곳이 더 많을까?

사람은 나이가 들어감에 따라 점점 아픈 곳이 하나둘 늘어가고 움직임도 예전 같지 않게 되며, 한번 다치기라도 하면 오랫동안 병석에서 고생해야 하는 경우가 많다. 이에 대해 흔히 나이가 들면 신진대사도 떨어지고 혈액 순환도 잘 되지 않아 그런 것이라고 생각한다. 물론 틀린 말은 아니다.

그러나 요즘은 젊은 사람에서도 이런 경우가 종종 나타난다. 여기저기 자주 아프고 피곤해하며, 무엇보다 통증에 민감해져서 조그만 자극에도 못견뎌 한다. 하지만 이와는 반대로 젊은 사람 못지않게 활기차게 생활을 해나가는, 노익장을 과시하는 노인들도 많다.

'통증' 이란 무엇일까? 앞에서부터 계속 이야기해 온 통증이란 우리의 신경계가 자극을 느끼는 하나의 양식이다. 핀으로 손을 찌르면 손에 있는 감각수용체가 이를 느끼고 이 느낌을 전기신호로 바꾸어서 척수를 거쳐 뇌로 전달한다. 뇌의 시상핵에서는 통증이 있다는 느낌을 갖게 되고, 대뇌의 제일 바깥 부분인 대뇌 피질에서는 이 통증신호가 어디에서 올라온 것인지를 인식한다. 그리고 둘레엽에서는 이 통증신호가 과거에 이미 느낀 신호인지 여부를 분석하고 경험하고 저장한다.

'통증' 은 일종의 신호이다. 몸에서는 통증뿐만 아니라 온도, 접촉, 관절의 변화 등 여러 가지 신호들이 발생되는데 이 신호들은 제각기 다른 굵기의 신경섬유를 타고 대뇌로 올라간다. 그 중 통증을 전달하는 신경섬유는 다른 신경섬유에 비해 대체로 굵기가 가늘어서 그만큼 속도가 느리고 처리되는 정보의 양이 적다.

느린 속도와 낮은 주파수를 가진 신호들은 빠른 속도와 높은 주파수를 가진 신호들이 오면 억제되거나 밀려나게 된다. 이는 곧 대뇌에서는 통증을 느끼지 못한다는 의미이다.

우리가 둔탁한 것에 허벅지를 부딪쳐 통증을 느낄 때 해당 부위를 두드리거나 머리를 세게 눌러주어 통증을 감소시키는 것은 바로 이런 원리를 이용한 것이다. 척추 주변에는 근육이나 척추의 움직임에 민감하게 반응하는 감각수용체들이 있다. 여기에서 발생되는 신호는 통증에서 생기는 신호보다 훨씬 속도가 빠르고 주파수가 높다.

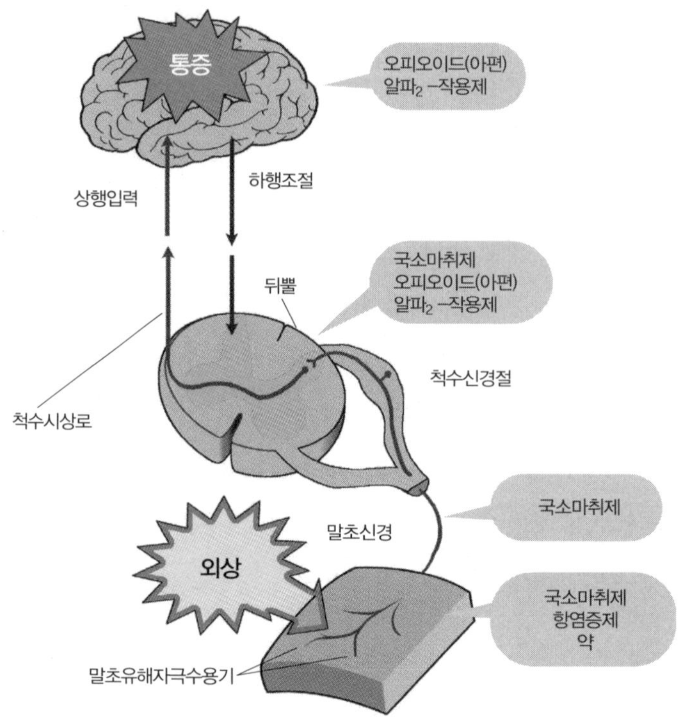

그림 3-15 통증의 전달 경로

하지만 나이가 들어가면서 척추자체에 퇴행성변화가 생기면 척추관절의 움직임이 떨어지고 척추주변 근육이나 관절조직에서 발생되는 빠른 신호의 양이 떨어지게 된다. 그에 따라 주로 통증의 경우에나 발생하는 느린 신호들만 신경계로 전달되는 것이다.

한의학 고전에 이런 표현이 있다. "어린 아이들은 뛰어 다니고, 청년은 걸어 다니고, 장년은 천천히 걷고, 노년은 자리에 앉아 있다."

고령으로 들어감에 따라 활동량이 감소하고, 활동량 감소와 아울러 활

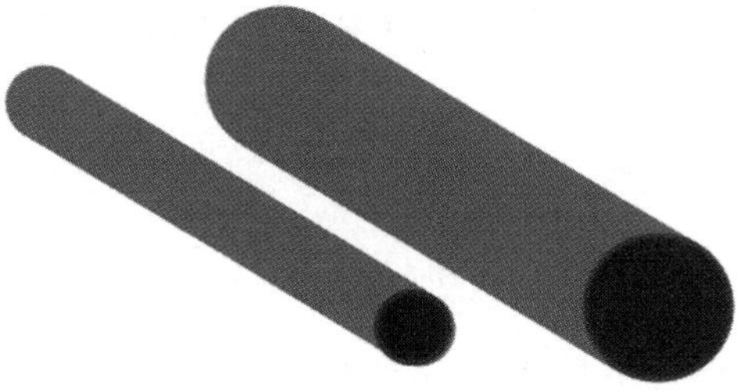

그림 3-16 여러 가지 신경섬유. 굵은 신경섬유는 많은 양의 신호를 전달하고 가는 신경섬유는 적은 양의 신호를 전달한다. 굵은 신경섬유를 통해 많은 신호가 전달되면 가는 신경섬유를 통한 통증신호는 자연스럽게 억제된다.

동 유지에 필요한 영양공급, 신경활동 등 인체의 일체 조절기능이 함께 감소한다.

따라서 고령층에서도 적절한 활동량을 유지할 수만 있다면, 굵은 신경섬유를 통해 많은 양의 정보가 뇌로 들어가도록 조절이 가능하므로 통증을 느낄 가능성이 줄어들며, 설사 통증이 존재하더라도 이를 극복할 힘이 커지는 것이다.

활동량을 늘린다는 의미는 젊은 사람들처럼 늘 뛰고 땀 흘리며 격렬하게 활동해야 한다는 말은 아니다. 격렬한 활동은 오히려 노화를 더욱 촉진시키고, 손상을 유발하며, 해로울 가능성이 높다. 연령에 따라 미토콘드리아의 활성이 떨어지고 항산화기능과 신경계의 조절기능이 떨어지기 때문이다. 따라서 부드러운 운동, 무리가 가지 않는 활동을 꾸준히 유지하는 것이 좋다. 이런 면에서 동양의 전통 무예와 명상기공 등 심신수양법에서 전하는 부드러운 동작과 깊은 호흡은 노년층 건강유지에 매우 훌륭한 전략으로서 손색이 없다고 여긴다.

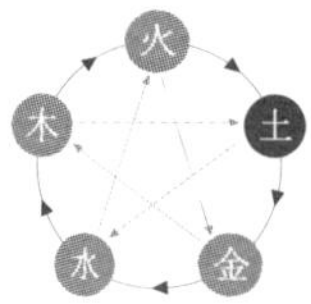

11 등을 굽힐 때의 마음과 펼 때의 마음

몇 년 전 미국에서 발표된 한 연구결과 걷는 자세와 감정의 관계를 조사한 내용에 슬프고 우울한 감정 상태에서 걸음을 걸으면 더 웅크린 자세로 걷게 되는 것으로 나타났다. 그 외에도 옆으로 흔들리는 정도가 심하고, 걸음걸이의 속도가 느려지고, 팔을 젓는 폭이 줄어들고 또 머리가 위아래로 움직이는 정도가 줄었다고 한다.

자세는 매우 물질적이고 신체적인 현상이다. 자세를 능동적으로 구성하고 유지하는 힘은 근육에서 나오며 근육은 신경이 조절한다. 자세는 중력과 주변의 구조 환경이라는 아주 물질적인 조건에 저항하며 신체의 균형을 유지하고 이동성과 활동성을 확보해주는 역할을 한다. 위의 연구는 이러한 자세와 심리상태, 감정상태의 연관성을 짚어주고 있는 것이다.

현대과학이 우리 인류 문명에 많은 발전을 가져왔지만 마음과 몸을 따로 떼어 보는 바람직하지 않은 관행을 만든 것도 사실이다. 현대의학의 분과에서도 정신과 질병은 정신과에서만 전문적으로 다루도록 되어 있다.

일반적으로 심리현상에 대한 연구와 임상을 심리학 분야에서 따로 담당하는 것은 타당성이 있다고 여겨진다. 반면 의료영역에서 전문화의 필요성과 장점이 많이 대두되어 그 실효성을 거두고 있음에 따라 마음과 몸까지도 전문화시켜 따로 떼어 생각하는 일이 보편화 되어 왔다. 그러나 그 결과로 발생된 문제점을 발판 삼아, 최근에는 정신과가 아닌 분야에서도 정신과 영역을 반드시 추가적으로 고려하거나 정신 분야의 협진이 활성화되어야 할 필요성이 제기되고 있다. 우리는 몸과 마음(몸맘)의 존재이지 몸의 존재일 수는 없기 때문이다. 혹은 몸과 마음을 처음부터 나누어 생각하지 않았던 동양의 오랜 관점대로 몸은 반드시 몸맘이라는 더 포괄적인 개념으로 인식되어야 하는 것이다.

최근 한의학 임상 일각에서 흥미 있게 연구 개발되고 있는 음양경락론에서는 만족과 불만족, 우울과 슬픔 등의 감정 상태에 따라 인체의 음양경락 조절양상이 변화됨으로써 자세나 병증 양상이 영향을 받을 수 있다고 보고 있다. 서양의 신경학에서 이른바 감정을 전달하는 신경펩타이드가 음양경락의 수용체까지 영향을 미쳐 질병의 변화를 유도한다는 이론으로 해석해도 좋을듯한 이론이다.

이처럼 우리의 몸과 마음은 주변에서 이야기하듯 그렇게 서로 동떨어진 별도의 존재가 아니다. 몸과 마음은 서로에게 서서히 스며들고 깃들어 있기에 떼어 생각하기 어려운 하나의 합성어이다. 동시에 기(氣)는 물질적인 기와 정신적인 기의 합이라고 표현될 정도로 물질과 정신의 분리 이전의 개념이므로, 물질과 정신을 표현하는 언어가 되기도 하고, 물질과 정신 양 쪽으로 모두 발현되기도 한다.

따라서 기를 조절하는 침치료의 목표로 물질과 정신에 모두 효과를 발휘할 수 있다는 조기치신(調氣治神)의 개념이 형성된 것이다. 음양경락론에서는 인체를 분석하거나 치료할 때에 물질과 정신을 나누어보지 않고 기본적으로 하나의 연속체인 것으로 보며, 동시에 감정 상태와 자세 그리고 병증이 긴밀하게 연결되는 것이 당연하다고 보고 있다.

음양경락론 관점에서 보면, 음양을 분석하면 음은 만족 상태요, 양은 불만족 상태에 해당한다. 체내의 음양의 기를 조절하는 기전이 경락이므로,

음경락이 발달되면 배가 나오고 비습한 체형, 양경락이 발달되면 배가 들어가고 마른 체형을 나타내는 경우가 많다.

따라서 우울, 슬픔 같은 불만족 감정은 음경락의 부족, 양경락의 과(過)항진 상태와 연관될 가능성이 많다. 실제 임상에서도 등이 굽은 병증에 음경락인 폐경락을 보해주는 침 처방이 종종 선택된다.

주변에서 쉽게 경험하는 현상으로, 배가 부르고 만족하면 배도 나오고 어깨도 뒤로 젖혀진다. 조금 더 나아가면 고개까지 뒤로 젖혀져 턱이 들리고 웃음소리도 매우 커진다. 피부엔 기름기가 흐르고 마음도 유연해진다. 배가 부르고 만족할 때 음경락이 과활성화된 불균형 모습이다.

반면, 배가 고프고 불만족스러우면 배가 들어가고 등이 굽으며 고개가 앞으로 빠져 긴장된 모습이 된다. 피부도 건조하고 마음도 초조해진다. 배가 고프고 불만족할 때 양경락이 과활성화된 불균형 모습이다.

해가 뜨고 지는 것처럼, 여름과 겨울이 교대되는 것처럼, 음경락과 양경락이 시소의 균형처럼 각기 활성화되곤 한다. 자연은 낮과 밤이 교대되어도 일정한 한계 내에서 균형을 유지하고 더위와 추위가 교차되어도 일정한 한도 내에서 질서를 유지하는 것처럼, 인체에서도 음경락과 양경락의 활성이 큰 그림에서 평형을 유지하는지의 여부는 건강의 매우 중요한 지표가 된다. 만일 평형을 잃고 어느 한 쪽으로 치우치면 점차 질병 쪽으로 가까이 가게 되기 때문이다.

자신의 마음이라 해도 하루에도 열두 번 이상 변하고 파악하기 어려운 경우가 많다. 이러한 때 마음과 몸이 하나, 곧 '몸맘' 임을 알아 몸의 자세 속에 마음이 깃들었음을 안다면, 거울 속 자신의 자세를 보고 마음을 들여다보는 기회로 삼아도 좋을 것이다. 그리고 활짝 웃어보자. 안면 미소근육이 옆으로 확 펴지며 그 정보가 곧 뇌신경을 자극하여 엔도르핀을 아낌없이 꺼내 놓으니 기분이 좋아진다. 기분이 좋아야만 웃는 것은 아니고 웃으면 기분이 좋아진다는 뜻이다.

또한, 마음가짐을 새롭게 하고 싶을 때에는 눈에 보이고 손에 잡히는 자세를 먼저 바꾸어 보는 것도 좋을 것이다. 마음상태에 따라 몸의 자세가 달라지기도 하고 거꾸로 몸의 자세에 따라 마음가짐이 달라지기도 하기 때문이다. 등을 굽힐 때의 마음과 펼 때의 마음은 바로 음경락과 양경락의 '몸맘 이야기' 이다.

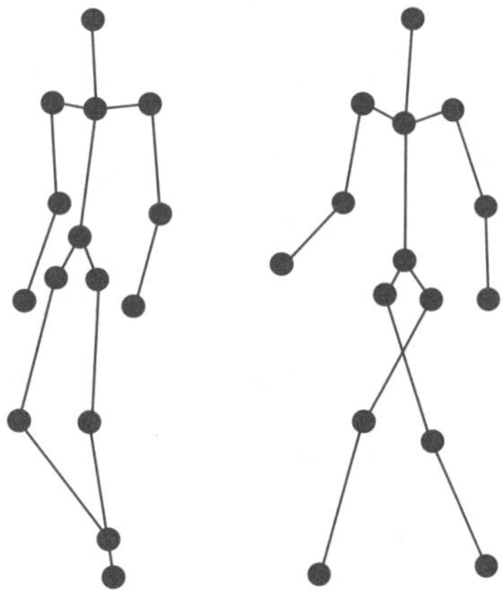

그림 3-17 침울할 때의 걸음걸이(왼쪽)와 흥겨울 때의 걸음걸이(오른쪽). 침울하면 어깨가 좁아지고 척추가 굽는다.

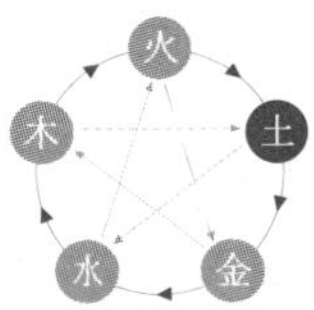

12 보이지 않는 음식과 보이는 음식

음식에는 보이는 음식과 보이지 않는 음식이 있다. 보이지 않는 음식은 하늘에서 나는 공기이고 보이는 음식은 땅에서 나는 음식물이다. 흔히들 음식을 잘 먹어야 한다면서 눈에 보이는 식품만을 언급하곤 하지만 눈에 보이지 않는 음식은 눈에 보이는 음식 못지않게 중요하다.

사실 단식의 경우처럼 얼마 동안 음식이 없이 지내더라도 생명에 바로 지장을 주지는 않지만, 공기는 잠시라도 없으면 생명이 위험해진다는 점에서 더욱 중요한 음식이라고 할 수 있다. 사람이 하늘과 땅 사이에서 살아가면서, 눈에 보이는 것보다 눈에 보이지 않는 것들이 더 중요한 경우가 많은 것이 사실이고 진리이다.

한의학에서는 이 두 가지의 음식을 우주자연의 대기와 땅의 곡기, 즉 하늘의 양기와 땅의 음기로 표현하면서 천지 음양의 기를 받아 사람이 생명을 유지한다고 여겼고, 따라서 천지인(天地人)의 세 가지 기를 만물 형성의 기본으로 삼았다.

공기가 잠시도 없으면 안 된다는 점을 알면서도 공기의 중요성을 깊게 인식하지 못하고, 눈에 보이고 입으로 들어가는 음식만을 중요하게 생각하는 까닭은 공기의 존재란 당연한 것으로, 호흡은 누구나 잘 하는 것으로 오해하고 있기 때문이다.

공기는 대기환경이나 작업환경이 안 좋은 일부의 경우를 제외하고는 사실상 누구에게나 거저 주어진 보편적 자연조건이다. 그러나 인체에서 호흡의 조건이나 방식 등 여러 경우로 들어가면 상황은 조금 달라진다.

허파와 기관지의 여러 병리적 질환 가능성을 배제하고도, 겉보기에 건강하고 아무 문제가 없는 사람이지만 호흡을 하는 방식에 문제가 있는 경우 호흡양상장애가 발생된다. 주변에서 흔히 보는 호흡양상장애의 모습은 입을 벌리고 호흡하는 것이다. 병원 진료실에서도 축농증이나 집중력 저하, 만성 통증, 신경계 장애 등 여러 질환으로 상담을 하는 환자들 중에 입을 벌린 채 호흡하는 경우가 종종 있다. 입을 벌리고 호흡을 하면 어떤 결과가 초래되는가?

우선 턱관절 주변의 근육이 만성적으로 긴장되어 아래턱이 전하방으로 빠지기 쉬우며, 협동근과 대항근의 연쇄를 타고 목, 어깨 근육으로까지 긴장이 파급되어 보조호흡 근육이 쉽게 긴장되는 상태에 놓인다.

호흡양상장애는 호흡수와 리듬, 호흡의 깊이, 호흡 부위의 문제와 관련되어 일어나며 대표적인 것으로 과호흡증후군(hyperventilation syndrome)이란 것이 있다. 과호흡증후군은 몸에 필요한 만큼의 수요를 넘어서 호흡을 지나치게 하는 것을 말하며 이 결과 전신에 다양한 증상이 유발된다(〈표 3-1〉 참조).

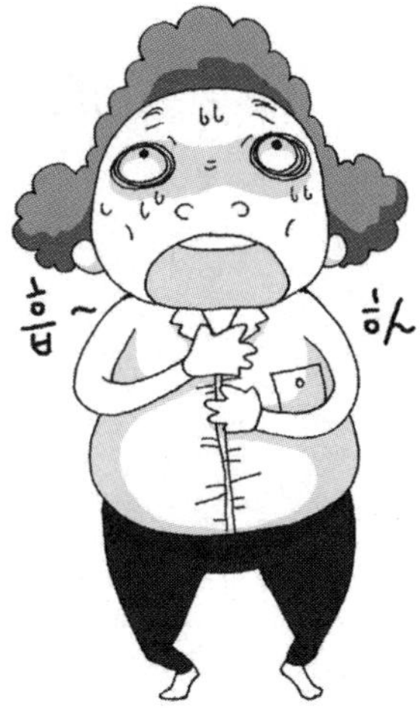

그림 3-18 과호흡증후군은 불안증에서 통증장애까지 많은 의학문제의 잠복된 악화요인이다.

코에 비하여 입은 공기흐름 과정에서 통로의 특성상 저항이 적기 때문에 당장은 손쉽게 많은 공기를 호흡하는 듯하다. 그러나 실상은 가로막을 써서 숨을 허파 깊이 빨아들이는 일, 강한 압력으로 작은 기관지 속에 공기를 주입시켜 허파꽈리를 팽창시키면서 깊은 호흡이 일어나게 하는 일은 할 수가 없다.

그 결과 호흡이 얕고 빠르게 되며 허파와 가로막의 기능 효율은 떨어진다. 그러면 체내 이산화탄소가 과다 배출되고 혈관이 수축되어 혈액공급에 전반적인 장애가 초래되고 뇌신경계의 기능효율이 감퇴된다. 감염에 취약한 상태에 놓이고 정신적으로 감정변화에 취약해진다. 공기가 목구멍을 지나 위장으로 들어가 발생되는 문제는 또 별개의 것이다.

표 3-1 과호흡의 증상과 징후 (Chaitow 2002, Table 2.2)

계통	증상 · 징후	가능성이 높은 원인
신경계	• 두통 • 팔다리, 특히 왼손과 입 주변에 빈번한 무감각, 저림 • 트루소 징후와 크보스테크 징후 양성 • 현기증과 어지럼증 • 실조, 떨림 • 흐린시력, 터널시야 • 불안, 공황 공포증 · 과민성 • 이인증 현실분리 • 집중력, 사고력, 수행력, 정동 손상 • 정력 불량 • 수면장애, 악몽 환각	• 뇌혈관 수축 • 이온화 칼슘 급속흐름, 저칼슘혈증, 알칼리증으로 인한 신경흥분성 • 이온화 칼슘 급속흐름, 저칼슘혈증, 알칼리증으로 인한 신경흥분성 • 척추동맥 수축과 O_2가용성 감소 • 척추동맥 수축과 O_2가용성 감소 • 척추동맥 수축과 O_2가용성 감소
심장혈관계	• 흉통, 협심증 • 두근거림, 부정맥 • 빈맥 • 어지럼증, 실신 • ST 저하 혹은 QT 상승연장, 경우에 따라 T파 역전 등 심전도 변화 • 연관질환: – 승모판 허탈 – 프린츠메탈협심증	• 심장동맥 혈류감소 • 동방결절, 방실결절, 심장근육 흥분성 변화 • 심장박출량 감소, 혈압감소 보상성 • 말초 혈관확장에 따른 심장박출량, 혈압 감소 • 심장동맥 혈류감소
호흡계	• 호흡곤란과 심호흡 불능, 특히 야간의 • 한숨, 하품 • 상부 흉식호흡, 목 보조근육 사용 • 흉벽 압통 • 두손검사 시 한 손은 상부 복장뼈에 다른 손은 상복부에 접촉하면 위쪽 움직임이 큼 • 수의과호흡과 호흡종기 CO_2 측정 • 마른기침, 목구멍 비우기 습관 • 쌕쌕거림	• 근육피로
근육계	• 긴장항진으로 인한 아픔, 강직 • 팔다리 위약 • 경련, 손발연축, 테타니	• 운동신경 과다흥분성 • 근육피로 • 운동신경 과다흥분성
위장관계	• 아래가슴과 명치 불쾌함 • 식도역류, 속쓰림 • 상복부 팽만 • 입안건조 • 공기삼킴과 트림 습관	• 공기삼킴과 위장 팽만 • 입호흡
피부	• 발한	• 피부 혈관수축

입 호흡은 코를 통한 공기 통로가 막히는 현상과도 관련이 있다. 입천장 앞쪽은 뼈이고 뒤쪽은 근육인데, 근육에 명령을 내려 보내는 뇌신경의 활력이 저하되면 이 근육이 늘어져 공기 통로를 막게 된다. 그래서 코골이나 수면무호흡증이 생기기도 한다.

공기가 통하는 길의 근육은 본래 뇌신경에 의해 무의식적으로 자동적으로 잘 조절되어야 하는 기능이다. 평소에 코를 골지 않다가도 음주 후 수면 시 코를 고는 경우가 많은 것도 음주로 인해 뇌신경기능이 저하되기 때문에 나타나는 현상이다. 코를 고는 증상, 사래가 잘 걸리는 증상, 입 호흡 등은 서로가 서로를 악화시키는 악순환의 고리를 만들기도 한다.

예부터 내려오는 동양의 기공 수행법의 하나로 조식(調息) 즉 호흡조절법이 있다. 내면의 의식을 호흡의 길이와 양에 연계시키고 복부의 기가 가장 많이 모이는 하단전에 집중시켜 전신의 기를 순행시키고 조절하는 방법이다. 그 중 잘 알려진 방법 하나가 단전호흡으로 호흡양상장애를 조절하고 호흡을 좋은 방향으로 유도하는 데에 응용될 수도 있다.

경락학설에서는 인체 장부의 활동과 연계된 12경맥이 하루 24시간 동안 순행하면서 순차적으로 경락의 기가 활성화되는 회로를 설명하고 있는데, 그 첫 머리로서 새벽 3시에서 5시 사이에 허파 경락, 즉 수태음폐경이 활성화된다고 하였다. 경맥을 타고 체내에서 생명의 기가 순환을 할 때 그 원동력이 되는 첫 출발점을 새벽의 허파 경락, 즉 호흡으로 본 것이다.

조금 어렵고 생소한 말이겠지만, 몸속 특정 부위로 들어가 특정 활동을 함으로써 치료효과를 발휘하는 약물처럼, 한의학에서는 12경락이 각각 고유의 타고난 오행과 육기의 속성이 있어서 그에 따라 해당 장기와 연계하여 각각의 역할을 담당하게 된다고 설명한다.

다시 설명하면, 허파 경락은 오행 중의 금의 성질, 육기 중의 토(태음습토; 太陰濕土)의 성질을 가지고 있고 위장 경락은 오행 중의 토의 성질, 육기 중의 금(양명조금; 陽明燥金)의 성질을 가지고 있다.

이로서 체내에 하늘의 대기와 땅의 곡기로서 영양공급을 하는 1차 장기인 허파와 위장은 토와 금, 즉 습한 기운과 건조한 기운이 어우러진 기능을 가지고 체외로부터 물질을 흡수해 체내에 공급해주는 역할을 한다고 옛 사람들은 보았던 것이다.

위장을 타고 섭취되는 눈에 보이는 음식 못지않게 허파를 타고 섭취되는 눈에 보이지 않는 음식에 대해 소홀하게 대하지 않고 우주 음양의 원리로 보았던 옛 사람들의 지혜가 돋보인다.

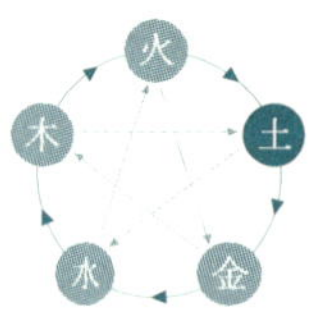

13 음식을 한쪽으로 씹으면 몸도 한쪽으로 휜다

지금까지 살펴보았듯이 경락론의 기본 메시지는 음양의 균형이다. 음경락과 양경락의 균형이다. 물론 경락론에서는 음경락을 다시 궐음, 소음, 태음으로 나누어 보고, 양경락을 다시 소양, 양명, 태양으로 나누어 인식하며, 경락계통을 손의 경락과 발의 경락으로 나누어 장부와 연계시키는 등 좀 더 세밀하게 나누는 방법을 활용한다.

그렇지만 아무리 나누어도 기본 취지는 여전히 동일하다. 음양의 균형이다. 음양의 균형은 때로는 인체 좌우의 균형으로, 상하의 균형으로, 내외의 균형으로 표현되기도 한다. 음양의 균형은 때로는 흥분과 침체, 열기와 냉기, 건조함과 습함으로 표현되기도 한다.

이러한 인체생리상 상대적인 두 가지 음양이 일정 한도 내에서 서로 균형을 유지해가는 힘이 바로 생명력이고, 정기(正氣) 즉 바른 기운이다. 그리고 이러한 역동적 균형을 깨뜨리려는 충격이 정기를 손상시키는 사기(邪氣)로 작용하는 것이다.

이와 같은 역동적 균형은 마치 낮과 밤이 교대되면서 시간의 흐름을 만들고, 계절을 만들고, 역사가 되는 것처럼 끊임없는 변화의 흐름 속에 큰 그림으로서 균형이 유지되는 모습이다. 역동성이 사라진 균형이란 곧 생명력의 상실과 다르지 않을 것이다.

직관적으로 손에 잡히고 눈에 보이는 인체의 균형은 주로 신경계와 근골격계를 통해 표현되는 몸의 상태에서 나타난다. 그 중 하나가 인체의 좌우 균형이다. 인체의 신경계는 성장기에 대개 5세까지 양쪽이 고르게 발달하지만 3세에서 8세 시기에 우성(優性) 대뇌반구가 발달되어, 성인에서는 인체 좌우대칭으로 수행되는 기능과 편측 우성으로 수행되는 기능이 공존하게 된다.

직립보행으로 이동하려면 두 발로 서고 척추가 균형을 잡아주어야 하는 것처럼 양측성 기능은 인체의 생명유지와 기본적 활력을 공급하는 기초가 된다. 오른손잡이든 왼손잡이든 두 발로 서서 균형을 잡고 척추가 안정화되어 그 위에서 손이 활동할 여지를 제공해 주지 못한다면 편측 우세의 기능은 설 자리가 없다. 양측성 기능과 좌우 균형이 편측성 기능 발휘의 좋은 토대가 되듯이, 양측성 기능이 원활하지 못한 것은 편측성 기능이 제대로 발휘되지 못하는 원인이거나 악화요인이 될 수 있다.

한쪽으로 자꾸 넘어진다든가 어지럽다든가 하는 증상처럼 좌우 균형이 손상된 상태가 직접적으로 병증으로 인식되는 경우도 물론 있지만, 더 많은 질병에서는 좌우 균형 손상에 대한 인식으로 연결되지 못하는 경우가 많다.

인체에서 좌우 균형이 손상되는 대표적인 나쁜 습관은 한 쪽으로 많이 씹는 습관이다. 씹는 행위는 우리가 살아가면서 누구나 늘 하게 되는 기본적인 활동양상이다. 음식을 씹을 때뿐만 아니라 낮에 깨어 있을 때든 밤에 잠을 자는 중이든 1분에 1~2회씩 누구나 무의식적으로 침을 삼킨다. 침을 삼킬 때에도 마치 씹을 때와 비슷한 방식으로 여러 근육이 흥분하고 억제되면서 활동한다.

씹는다는 동작은 단순히 턱관절 인근의 근육에만 국한되어 영향을 주지 않는다. 위턱과 아래턱 치아가 만나서 이루는 교합평면이 한 쪽으로 기울면 상부 경추가 반대쪽으로 기울면서 보상작용을 한다. 아래턱이 앞으로 빠지거나 목을 앞으로 빼면 위턱 치아와 아래턱 치아가 1차적으로 만나는 곳이 앞으로 이동하고, 아래턱이 뒤로 빠지거나 목을 뒤로 당기면 위턱 치아와 아래턱 치아가 1차적으로 만나는 곳이 뒤로 이동한다. 이처럼 상부경추의 이동과 자세변화는 소뇌를 통한 무의식적 자세조절 기전을 통해 경추에서 천추까지 전체 척추 자세의 변화를 동반하게 된다.

씹을 때에 쓰는 근육은 협동근과 대항근의 연쇄사슬을 타고 목, 어깨, 몸통과 다리까지 이르러 일부 근육이 활성화되고 일부 근육이 억제되는 흐름을 만들어낸다.

그리고 턱뼈는 인체의 정중선을 지나 몸의 좌우 양쪽에 대칭적으로 관절이 만들어지는 형상인데, 예를 들어 오른쪽으로 씹는다고 해도 항상 좌우 근육 모두에 대해 신경계에서 조절신호를 내보내고 일정한 양상으로 개별 근육을 수축, 이완시켜 씹는 동작을 만들어내게 된다.

즉 한쪽으로 씹는다고 해도 이미 턱관절과 관련된 양쪽 신경계, 양쪽 근육, 양쪽 관절을 동시에 조절하고 이동시킨 것이며, 그 여파는 척추를 타고 그리고 근육 연쇄사슬을 타고 전신에 퍼진다는 점이다. 그리고 신경계와 근육을 일정한 방식으로 반복해서 사용하게 되면 몸 안에 비교적 항구적인 회로가 만들어진다. 신경계의 형성력(가소성)이라고도 표현하는 현상이다.

즉 무심코 한 쪽으로 씹는 습관이 내 몸의 좌우 균형을 깨뜨리고 더 나아가 다양한 병리적 현상에 몸이 더욱 취약해지도록 하는 요인이 될 수 있는 것이다.

턱관절장애나 척추디스크와 같은 신체적 문제, 집중력 저하나 기억력 감퇴 혹은 불안 우울과 같은 정신기분상 문제, 소화불량이나 대소변 이상과 같은 내장 문제처럼 우리는 살아가면서 많은 병리적 문제에 노출될 위험을 안고 있다.

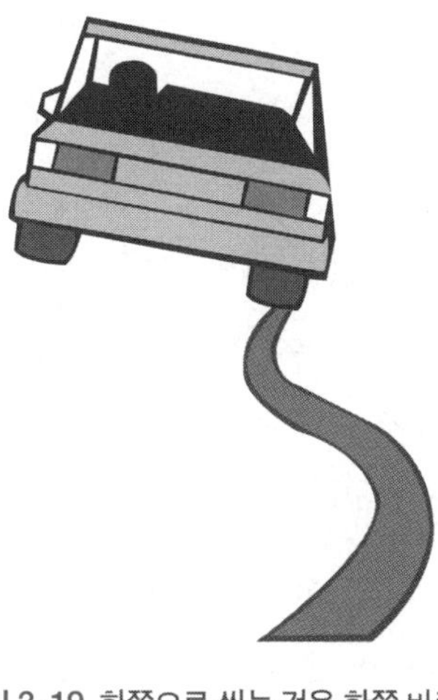

그림 3-19 한쪽으로 씹는 것은 한쪽 바퀴로 가는 자동차와 같다. 얼굴부터 발까지 신체 좌우의 심각한 불균형을 유발하는 요인이 된다.

이러한 많은 병리적 상태에 대처하는 음양균형의 회복이라는 개념은 매우 소박하고 오래된 동양의학적 관점이지만, 오늘날 질병이 가지고 있는 여러 형태의 특성을 살피는 과정에서 전체성, 통일성의 균형과 조화를 유도하는 새로운 치료의 패턴으로 거듭나고 있다.

올바르지 않은 씹는 습관을 가진 사람들이 너무도 많다. 씹는 습관을 교정하고 음양경락균형과 신경학의 토대 위에 턱관절을 중심으로 인체의 좌우 균형, 상하 균형을 회복시키는 치료를 시행했을 때, 더불어 인체의 다른 병리적 소견이 개선되고 몸 스스로 건강을 유지시키는 쪽으로 개선되어 가는 효과를 보게 된다.

동양의 오래된 음양경락 균형이라는 보편적 진리가 오늘날의 과학과 의학과 인간 삶의 형태에 다양하게 적용되어 새로운 혁신과 창조의 원천이 되기를 희망해본다.

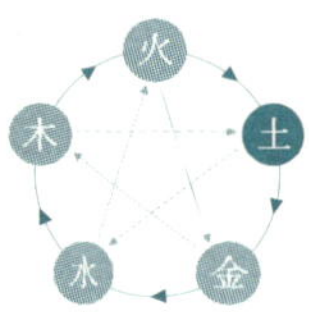

14 씹어 먹는 음식과 씹지 않고 마시는 물

식탁에 물컵이 종종 오른다. 가정에서 식사를 할 때나 식당에서 식사를 할 때에 흔히 보는 풍경이다. 식사 전에도, 도중에도, 식후에도 물을 조금씩 마시는 경우가 많다. 물을 이렇게 마셔도 괜찮은 것일까?

이 질문에 답을 하기에 앞서, 흔히들 '철 모른다' '철 없다' 는 표현을 쓰곤 한다. '철' 대신에 '시절' 이라는 표현도 쓴다. 도깨비가 낮에 나오거나 개구리가 경칩이 되기 전에 나오는 것처럼 때를 잘 모른다는 표현이다.

사실 이런 개념은 동양에서 아주 오래전부터 써왔던 것인데, 일찍이 『서경(書經)』과 『중용(中庸)』에서는 천하의 도를 깨우치고 이루어 가기 위해서는 때와 상황과 맥락에 맞으며 도리에 적합함을 잃지 않는 중용(中庸) 또는 중도(中道)의 중요성을 강조하였다. 모두 필요하고 중요한 것이라 해도 때에 맞게 적절한 정도로 시행되어야 한다는 말이다.

씹어 먹는 음식이나 씹지 않고 마시는 물 모두 우리에게 꼭 필요하고 중요한 음식이다. 그러므로 모두 위생적이고 자연적이며 생기가 넘치는 것으로 섭취하는 것이 중요하다는 것은 더 말할 필요도 없을 것이다. 그렇다면 이들이 모두 대단히 중요하고 필요한 음식이니 좋은 재료로 된 것만 골라 섭취하는 것으로도 충분한 것인가? 제 때에 맞게 조절해야 할 필요는 없는 것인가?

음식을 섭취할 때 우리 몸은 어떤 음식이 들어올 예정인지, 아니면 이미 들어왔는지 등을 정밀하게 예측하고 감시하여 그에 필요한 소화효소도 분비하고 장운동도 시키면서 소화작용을 거친 후 필요한 물질을 흡수한다. 그리고 체내 균형을 일정하게 유지시키기 위해 소변으로 배출될 수분까지도 미리 예측하여 준비시킨다.

혀에 물을 한 방울만 떨어뜨려도 곧 바로 콩팥에서 여과되는 수분의 양이 증가한다. 수분이 들어오므로 체내 수분을 걸러 배출시키려 준비를 시작하는 것이다. 탄수화물, 단백질, 지방 등 여러 영양소가 혼합되어 들어오더라도 우리 몸은 그에 맞게 소화효소를 통한 화학적 소화와 장운동을 통한 기계적 소화를 진행시킨다. 음식이 혀끝에 닿거나 음식 냄새가 코에 도착하면 위산 분비가 증가하기 시작하고 소화효소 분비와 장운동이 활성화된다. 이렇게 신기하게도 우리 몸에는 각종 자동 조절기능이 많이 갖추어져 있다.

그렇다 하더라도 음식 섭취를 어떻게 하는지 식생활을 어떻게 하는지 관리 여하에 따라 인체의 자기조절기능이 더욱 활성화될 수도 있고 혹은 자기조절기능에 지나치게 많은 부담을 주어 효율이 떨어지도록 만들 수도 있다. 그 중 하나가 물과 기타 음식의 섭취에서의 리듬이라는 것이다.

『황제내경』에서도 마시는 물과 씹어 먹는 음식이 몸에 들어와서 각각 몸의 정기로 퍼지거나 간장에 저장되는 등 서로 다른 기전을 거쳐 흡수, 분포, 활용된다고 지적하였다. 사상의학을 창시한 이제마도 『동의수세보원』[6]에서 간과 폐는 기액이 호흡되는 출입구이고, 콩팥과 비장은 곡식이 드나드는 저장고라고도 하였다. 물과 기타 음식은 서로 구별해서 섭취하는 것이 좋다는 고전의 설명인 것이다.

식사 전이나 도중이나 직후에 물을 마시면 당장 입 안이 적셔지고 목구멍과 식도를 통해 음식을 삼키기가 수월해진다. 그러면 우리 몸 스스로가 굳이 식욕을 내고 침을 분비해서 입 안과 목구멍을 적시는 수고를 할 필요가 없는 것이다. 입으로 숨을 쉬면 당장은 많은 공기가 저항 없이 기도로 들어가므로 숨쉬기 편한 것과 비슷한 논리이다.

스스로 섭취한 음식에 대해 정말 맛있고 기쁘고 감사하게 여기는 중에 왕성해진 식욕으로 인해 뇌신경기능이 활성화되며, 음식을 씹는 중에 분비샘의 가동으로 침이 분비되는 과정들은 얼마나 능동적이고 적극적인 우리 몸의 반응인가!

그러나 물이든 음식이든 섭취방법에서 적합한 때와 방식을 모르면 내 몸의 신경기능, 분비기능, 소화기능, 생활습관은 제대로 활용되지 못하고 점점 외부의 물질적 원조에 의탁하며 스스로의 기능을 잃어간다. 시간이 지날수록 입 안은 더욱 건조해져서 심하면 입이 쓰기까지 하고, 식욕이 떨어지고, 음식 맛을 잘 모르고, 뇌신경기능과 소화기능도 약해져 간다.

---

6) 1894년(고종 31년)에 조선 후기의 의학자 이제마(李濟馬)가 저술한 의학서로 목활자본 4권 2책으로 되어 있다. 사상인별 체질특징과 양생법, 치료법을 체계적으로 제시했다.

또 설령 자신의 몸에 있는 기능을 동원하지 않고 외부에서 마신 물을 의탁하여 음식을 수월하게 넘겼다 해도, 몸의 동원 기능을 활성화시키지 않은 채 어떤 예비된 프로그램도 없이 음식을 넘겼기 때문에 막상 섭취한 음식을 소화시키는 과정에서 몸은 무리를 해야만 한다.

마치 준비운동을 안 하고 본 운동에 들어갔을 때 몸에 무리가 가고 또 운동 수행능력이 제대로 발휘가 안 되는 것과 비슷하다. 마신 물 때문에 소화효소가 희석되고 장운동의 물리적 힘이 음식으로 잘 전달되기 어렵다. 때문에 위산을 비롯한 소화효소와 장운동이 필요 이상으로 무리를 해서 소화를 진행시켜야 한다. 물을 마시지 않았다면 자동 기능이 발휘되었을 텐데 수동 가속기를 계속 조정하며 운전하는 것처럼 몸이 무리를 해야만 한다.

한편 이렇게 식사 전후나 식사 중에 물을 섭취하는 사람들은 대개 음식섭취를 하지 않을 때에는 거꾸로 물을 거의 마시지 않거나 혹은 전체적으로 하루 종일 섭취하는 물의 양이 매우 적은 경우가 많다.

우리 몸의 모든 대사과정 중에 일어나는 화학반응은 기본적으로 물속에서 일어난다. 신선한 양질의 물이 충분히 공급되는 것은 우리 몸의 모든 기능이 발휘되는 기본 토대이다. 정신과 육체의 기능면에서 물은 모든 생명활동의 기본 조건이다. 작게는 세포막에 크게는 피부 속에 물을 가두어 놓고 그 안에서 화학반응과 함께 여러 대사기능을 수행하면서, 인체의 생명유지에 필요한 활동을 통해 건강한 생명력이 유지되는 것이다.

현대인 중에는 상대적으로 탈수상태인 경우가 많다. 수분을 충분히 섭취하지 않아서일 수도 있고 혹은 상대적으로 수분 외의 음식물을 과다 섭취해서일 수도 있다. 수분 외의 음식물을 섭취하면 그 음식물을 처리하는 데에도 상당한 양의 수분이 소요되기 때문에 간식이나 기호품을 포함해 음식의 과

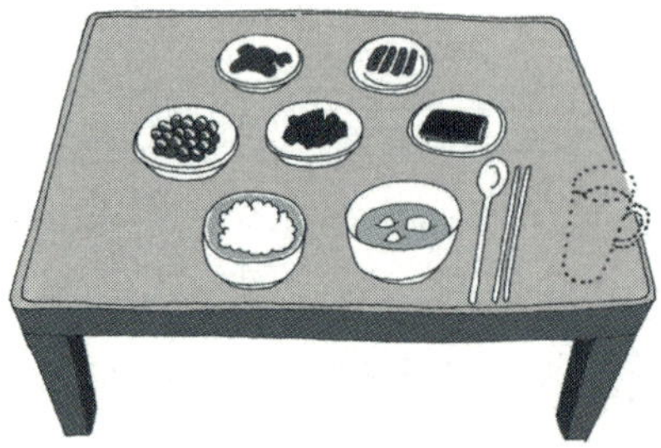

건강한 물 마시기

1. 식사 도중이나 전후 30분~1시간에는 물 마시기를 금한다.
2. 국은 음식물이지 물이 아니므로 국물이 신선한 물을 대신하지는 못한다. 가급적 줄인다.
3. 물은 오염되지 않은 신선한 물이 좋다.
4. 차가운 물은 가급적 피한다.
5. 물은 충분히 마셔야 한다.

그림 3-20 '밥 따로 물 따로'는 좋은 식습관이다.

다섭취가 상대적 탈수상태를 만드는 요인이 되기도 한다.

수분공급이 충분한지 여부를 보는 간단한 지표로는 소변색깔이 있다. 소변이 맑고 투명하지 않다면 혹시 수분 소모량에 비해 수분공급이 부족하지 않은지 한번 생각해 보는 것도 우리 몸을 지키기 위한 좋은 방법이다.

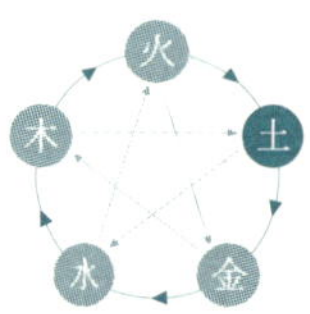

15 뇌 안에서 일어나는 좌군 우군 줄다리기

바야흐로 논리의 시대이다. 냉철하고 논리적인 사고력을 필요로 하는 논술시험이 대세이니 논술학원에 많은 사람들이 몰린다. 그러면서도 한편에서는 따뜻한 감성 마케팅이 화두이다. 자녀의 감성지수를 높이는 방법을 찾는 엄마들의 발걸음도 분주하다. 합쳐서 머리의 냉철한 이성과 가슴 속 심장의 뜨거운 감성이 필요하다고 흔히 말하곤 한다. 지능지수(IQ)만을 최선의 인지능력 평가 지표로 삼던 시대를 벗어나 이젠 감성지수(EQ)에 대해서 오히려 더 많은 관심들을 보내는 것이다. 뇌 안에서 청군 백군, 즉 좌군 우군 줄다리기가 시작되었다.

냉철한 이성과 뜨거운 감성을 신경학적으로 보면 왼쪽 뇌와 오른쪽 뇌로 나누어 생각해볼 수 있다. 우리의 뇌 중, 대뇌와 소뇌의 모양을 겉에서 관찰해보면 왼쪽 절반과 오른쪽 절반 사이에 홈이 보인다. 그 홈을 기준으로 나누어 좌반구와 우반구로 표현한다. 뇌 겉질에는 여러 신경세포가 분포하여 대뇌와 소뇌 바닥 쪽 구조물과 긴밀한 신경회로를 형성하고 나아가 사이뇌, 뇌줄기, 척수의 여러 신경세포 혹은 두개골과 척추 바깥의 여러 신체조직과 신경세포를 형성하면서 외관상으로는 대칭을 이룬다.

물론 운동계획을 포함하여 여러 감각의 통합과 기억 등 오른쪽 뇌와 왼쪽 뇌에서 일반적으로 비슷하게 처리되는 정신기능들도 적지 않다. 그리고 뇌 바닥 구조물이나 뇌줄기의 여러 세포와의 연결 등 양쪽 뇌에 비슷한 면도 많지만 기능적으로 왼쪽 뇌와 오른쪽 뇌는 하는 일에 차이를 보인다. 즉 왼쪽 뇌가 잘 발달한 사람은 냉정한 이성적 사고력이 뛰어나고, 오른쪽 뇌가 잘 발달한 사람은 따뜻한 감성적 직관력이 뛰어나다.

이를 다시 설명하면 왼쪽 뇌의 성격은 단편적이고 고립적인 정보만을 인식하며, 사물을 구별하는 능력이 탁월하고, 언어 기능을 담당하며, 과학적, 분석적, 이분법적인 성향을 보유하고 있다. 초점이 좁으며 경험보다는 이론을 높이 평가하고 생명체보다는 기계를 선호하며, 명시적이지 않은 것은 모조리 무시한다.

반대로 오른쪽 뇌는 명상과 피안의 세계를 즐기고, 희열에 가득 차 있으며,

모든 실체를 하나의 전체성으로 인식하는 직관을 가지고 관계를 형성한다. 큰 개념 속에서 큰 그림을 그리는 예술가의 역할을 맡아 영원한 우주의 흐름에 직감적인 생각을 대입시키며, 세계를 훨씬 더 넓고 관대하게 이해한다.

한의학을 포함한 동양의 문화는 자연과 인체의 친밀하고 조화로운 관계 속에서 오른쪽 뇌의 세계에 바탕을 두고 폭넓은 우주적 개념 하에 유사성에 따라 사물들을 분류하고 그들의 상호 관계와 변화, 상호 작용하는 전체 맥락에 집중하면서 발달해왔다. 그러므로 서양인에 비해 동양인은 뇌의 반구 사이에 양극화가 적은 상황에서 세계를 인지하고 생각하는 방식도 달랐던 것이다.

여기 재미있는 사례가 있다. 실제로 의학이 발달하지 않았던 시기에 서양에서는 발작증과 같은 어려운 신경학적 문제를 해결하기 위한 시도로 왼쪽 뇌와 오른쪽 뇌 사이를 잇는 신경다발을 자르는 수술을 시행한 적이 있었다. 그 결과 이 수술을 받은 환자에서는 왼쪽 뇌가 기억하는 내용을 오른쪽 뇌가 기억하지 못하고, 왼손이 찾는 것을 오른손은 찾지 못하며, 왼손 위에 놓은 오른손을 남의 손인 것처럼 신경질적으로 쳐 내는 모습이 보이기도 하였다는 것이다. 뇌가 두 조각으로 나뉘어 마치 몸의 한쪽 절반과 다른 쪽 절반이 다른 사람인 것처럼 행동하는 모습이 보였다는 말이다.

'내 속엔 내가 너무도 많아' 라며 어느 가수도 노래를 했듯이, 누구나 자신 안에 두 마음을 지니고 산다. 두 마음은 또한 두 얼굴이기도 하다. 자기 자신 속에 숨어 있는 두 사람의 두 마음과 두 얼굴. 우리는 이 둘 모두가 우리 자신임을 종종 잊고 살곤 한다.

거울을 꺼내 자신의 얼굴을 비추어 보자. 코를 경계선으로 하여 거울 속 왼쪽 얼굴을 가려보고, 또 오른쪽 얼굴을 가려 보자. 한 번은 낯익은 자신의 얼굴이었는데 한 번은 낯선 자신의 얼굴이 보이지 않는가? 양 쪽 모두 내 얼굴임에는 틀림없지만 한 쪽 얼굴은 스스로에게조차 낯설고 두려우며 남에게 내보이고 싶지 않은 자신의 모습인 반면, 다른 한 쪽은 자신에게 익숙하고 남에게도 자신의 얼굴이라고 내보이며 살아온 얼굴이지 않은가? 그렇지만 틀림없는 사실은 두 얼굴 모두 내 얼굴이고, 내 안의 두 사람 모두 나라는 점이다.

그렇다면 이성과 감성 중 어느 쪽이 더 중요하다고 말할 수는 있는 것인가? 물론 말할 수 있다. 다만 특정한 상황과 가치관이 전제되었을 때에만 가능하다. 추상같은 위엄을 보이고 기강을 바로잡아야 할 때에는 냉정한 이성이 필요할 것이고, 따뜻한 배려로 보듬어 주고 키워주어야 할 때에는 따뜻한 감성이 중요할 것이다. 위기 상황에서 소용돌이치는 감성이 눈과 귀를 가리고 판단력을 흐리게 하지 않으려면 차가운 이성으로 정신을 일깨워야 한다. 때로는 시인이 되어 해질녘 노을에 감격스러워하고 살가운 말 한 마디에 행

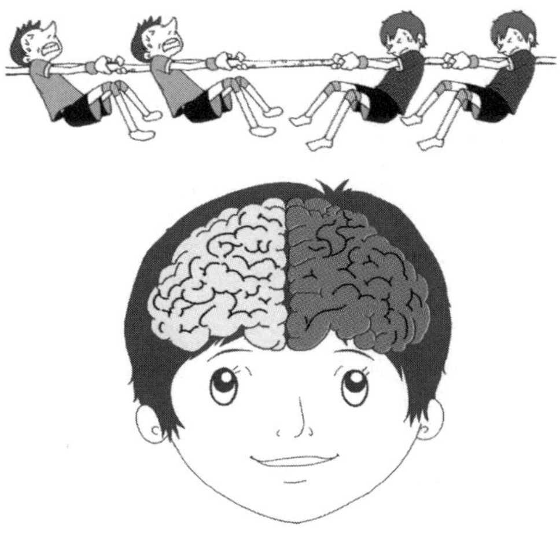

그림 3-21 뇌 안에는 좌뇌와 우뇌가 줄다리기를 계속 하고 있다. 그 외줄 위에 우리 의식이 존재한다.

복을 느끼게 하려면 뜨거운 감성으로 마음을 채워야 한다.

이렇게 상황에 따라 더욱 중요한 어느 한 쪽을 말할 수 있다 해도 우리는 여전히 이성과 감성의 조화가 중요하다고 말해야 한다. 왜냐하면 이성이 중요한 순간에 뒤이어 감성이 중요한 상황을 만날 것이고, 감성이 필요한 때에 뒤이어 이성의 힘이 필요한 순간이 올 것이기 때문이다. 그래서 우리는 두 발을 딛고 서듯이 오른쪽 뇌와 왼쪽 뇌의 힘이 모두 필요하고 이 두 가지의 조화와 때에 맞는 응용이 필요하다. 결국 좌군과 우군의 줄다리기는 무승부이다.

총체적으로 우리의 몸을 이해하기 위해서는 마음과 더불어 뇌의 특성도 함께 이해해야 하며 그러기 위해서는 우리의 신체적 정신적 존재의 넓은 범주에 걸쳐있는 몸의 문화적 차원까지 바라보아야 한다는 것을 일깨워주고 있는 것이다.

제4장 전인적 건강을 위한 경락음양섭생법

攝生

01 휴식 운동법

운동 계획을 세울 때에는 음양의 균형에 기반을 두어 운동하는 방법과 휴식하는 방법을 함께 세워야 한다. 운동생리학적으로 보면, 운동할 때 몸에 가해진 스트레스(긴장)와 축적된 피로를 잘 풀어주면 몸은 그 스트레스 부하에 적응하면서 변화를 일으킨다. 그러고 나면 다음 운동 시에는 좀 더 피로에 잘 견디고 운동을 원활하게 수행할 수 있는 능력이 생긴다. 이러한 이유 때문에 적절한 휴식은 꼭 필요한 것이다. 따라서 운동 계획을 세운다고 하는 것은 일방적으로 몸을 움직이는 계획만이 아니라 운동과 휴식을 함께 계획하는 것이다.

운동과 휴식에 대해 이해하려면 운동 역시 몸에 가해지는 스트레스의 하나라는 점과 운동과 휴식이 낮과 밤처럼 서로 교대되면서 삶의 리듬을 만들어간다는 점을 이해하는 것이 우선이다.

스트레스는 생체에 가해지는 혹은 가해질 것으로 예상되는 물리화학적 또는 정신감정적 부하에 대한 부적절한 상태의 생체를 말한다. 외부에서 가해진 어떤 힘이나 상황이 개체의 동적 평형을 교란시키거나 그럴 가능성이 있는 경우 개체에서 나타나는 반응인 것이다.

어떤 운동을 어떻게 하든, 운동이라는 스트레스 요소가 몸에 쌓이면 휴식을 통해 풀어내는 동안 우리 몸은 스트레스 자극에 긍정적 반응을 보이며 점차 적응하고 변해간다.

스트레스의 중요한 특징 중 하나는 누적성이 있다는 점이다. 하나의 상황을 설정해보자. 만약 어느 날 출근 전에 가정에서 배우자와 말다툼을 하고, 직장에서 상사의 꾸중과 업무 압박에 시달리고, 퇴근 후에 운동하러 간 스포츠클럽에서조차 일명 몸짱들을 보고 주눅 들어 버렸다고 상상해보자. 아직 운동을 시작하지 않았는데도 이미 몸은 정신감정적 스트레스로 잔뜩 피로를 느끼기 시작한다.

여기에 만일 전날 저녁 회식 때 탄수화물이 듬뿍 든 식사를 하고 음주까지 한 상태라면, 만일 아침에 바빠서 햄버거나 샌드위치로 아침식사를 대신한 상태라면 이러한 생화학적 스트레스까지 더 심하게 누적된 상태이다.

게다가 또 그 전날에는 새로 산 아령으로 집에서 열심히 운동해 보고, 또 이전에 하지 않았던 윗몸 일으키기까지 열심히 한 상태라면 아직 채 풀리지 않은 물리적인 스트레스까지 이미 누적된 것이므로 더 심각한 상태이다.

이것은 마치 장거리 달리기나 격투기를 마친 것 같은 정도의 스트레스가 쌓여 있는 상태이다.

이렇게 여러 종류의 스트레스가 겹친 상태에서는 어떠한 운동을 어떻게 해야 하는 것인가? 해결의 실마리는 스트레스이다. 이것이 더 이상 쌓이게 하지 않으면서 오히려 기존의 스트레스가 빨리 해소되도록 하는 운동이어야 할 것이다. 이런 것들이 어려운 상황이라면 차라리 휴식을 충분히 취하고 다음 기회에 운동을 하는 것이 더 나을 지도 모른다.

스트레스에는 고통스러운 스트레스(distress)와 좋은 스트레스(eustress)가 있다. 몸에 가해진 스트레스는 그 특성과 대처방법에 따라 상대적으로 달라지는데 일반적으로는 절대개념의 좋은 스트레스와 나쁜 스트레스의 구분은 없다. 간혹 어떤 특정 맥락에서는 그 두 종류가 확실하게 판단되는 예외도 물론 있긴 하겠지만 말이다.

따라서 운동 계획을 세울 때, 일상생활을 통해 누적되는 스트레스의 전체적인 양상을 고려하면서 이를 어떻게 경감시키고 풀어줄 것인가에 대한 계획도 함께 세워야 한다. 그 이유는 바로 운동으로 인한 스트레스를 건강을 향상시키는 좋은 스트레스로 변화시키고 싶기 때문이다.

좋은 스트레스는 인체의 자기조절능력을 적당한 정도로 자극하여 인체가 더욱 효율적으로 대처할 수 있는 방향으로 적응하고 변화해 가도록 유도하고 또 인체에 무리를 주지 않는 범위 내에서 잘 회복되도록 한다.

「맹자(孟子)」[1]에서 이른바, 하늘이 내리는 시련은 그 사람의 능력을 키우기 위한 것이라[2]고 하였을 때, 그 시련은 좋은 스트레스로 작용한 것이다.

몸에 적합한 좋은 스트레스는 사람마다 다를 수밖에 없다. 각자의 체력도 다르고 좋아하는 운동도 다르며 운동 능력도 다르다. 또한 일상생활을 영위하는 방식도 조금씩 다르고 휴식을 취하는 방식도 각자 다르다. 그리고 같은 사람이라 해도 매주, 매일, 매계절의 생활 속에서 물리적, 생화학적, 정신감정적 스트레스가 조금씩 달라질 수밖에 없기 때문에 그때그때의 운동도 조금씩 달라져야 한다.

그러므로 운동 계획을 세울 때의 또 다른 기본 원칙은 다른 사람의 운동 계획, 심지어 운동 코치가 미리 만들어 놓은 지침을 무조건 따르려는 생각은 아예 처음부터 하지 말아야 한다는 점이다. 심지어 자신이 계획하고 예상했던 운동 계획조차 더 신중히 검토해 보아야 한다. 그 말은 운동과 휴식의 기본 방법이나 큰 그림, 방향성을 정해놓고 나서 훌륭한 코치나 선배의 조언을 깊이 참고하라는 뜻이다. 또, 주변사람들이나 본인의 과거 계획을 참고하면서 진행하되 언제든 자신의 몸에 맞게 바꾸고, 응용하고, 적용할 준비가 되

1) 중국 전국시대의 사상가 맹가(孟軻)에 의해 저술된 책이다.
2) 天將降大任於是人也(천장강대임어시인야), 必先苦其心志(필선고기심지), 勞其筋骨(노기근골) … 所以動心忍性(소이동심인성), 曾益其所不能(증익기소불능)

어 있어야 한다는 뜻이다. 자신의 몸은 다른 사람의 몸과 다르며 의학이나 스포츠생리학 교과서에 나오는 몸과도 다르다. 운동이 고통스런 스트레스가 아니라 좋은 스트레스가 되도록 하려면 자신에 꼭 맞는 운동, 몸이 더욱 좋아지는 운동이어야 한다.

한편 휴식에 대해서 기억할 일은 그냥 아무것도 하지 않는 것이 휴식은 아니라는 점이다. 한 예로 장거리 달리기 후에 혹은 격렬한 운동 후에 단순히 제자리에 주저앉아 휴식하는 것보다 걷거나 천천히 뛰거나 하면서 아주 가벼운 신체활동으로 정리운동을 하고 쉬는 것이 훨씬 회복을 빠르게 하고 운동으로 인한 손상과 피로를 줄여준다.

즉 휴식은 단순히 쉬는 것이 아니라 계속 하던 일의 패턴과 환경을 바꾸는 일이며 다시 생기 있게 활동하기 위한 준비기간이다. 그리고 활동은 다시 휴식 단계로 들어오기 위한 전 단계인 것이다. 이처럼 휴식과 활동이 모두 일정 한도 내에서 서로 리듬과 균형이 잘 맞을 때 건강해 질 수 있다.

잘못된 운동 사례를 몇 가지 들면, 가장 먼저 '주말의 전사'를 들 수 있다. 주중에는 열심히 스트레스 받으면서 생업에 종사하다가 운동부족을 메우기 위해 주말에 열심히 운동하는 유형이다. 그러나 이 경우는 주중에 운동을 안 하고 각종 스트레스를 누적시킨 뒤에 주말의 운동으로 스트레스를 더욱 악화시키게 되는 사례이다.

또 다른 사례는 코치나 의사의 일반적 지침을 너무 충실히 따르려 하는 유형이다. 자신의 몸에 맞지 않는데도, 혹은 별로 도움이 되지 않는데도 무리를 하는 경우이다. 자신의 몸을 섬세히 관찰하고 자신의 몸을 신뢰하기보다 다른 사람의 말만 믿고 무작정 운동을 따라하는 것이다. 결국 몸에 무리가 오고 다치거나, 사명감으로 억지로 하려다가 정신적인 스트레스만 더 받게 되기도 한다.

또 이런 경우도 있다. 운동을 열심히 하긴 하는데 휴식에 대한 계획이나 고려도 없고, 생활 속에서 또 다른 유형의 스트레스 정도에 대한 고려도 없이, '운동은 그저 운동일 뿐' 이라는 생각으로 운동부족이 되지 않게 그냥 열심히 한다. 이런 경우의 운동은 때로는 즐겁기 보다는 고통스러운 스트레스가 될 수도 있다. 스스로는 운동을 꾸준히 한다고 만족하겠지만 굳이 이런 위험을 감수해가면서 스트레스를 가중시킬 필요는 없을 것 같다.

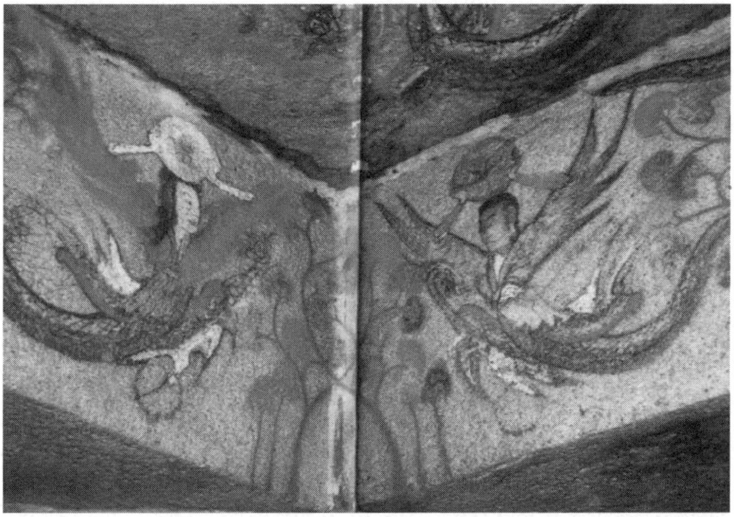

그림 4-1 고구려 고분벽화에 표현된 해와 달의 신. 낮과 밤의 음양이 교대되기에 낮과 밤이 각각 의미를 갖듯이, 운동 계획은 운동과 휴식을 반드시 같이 고려하여 세워야 한다.

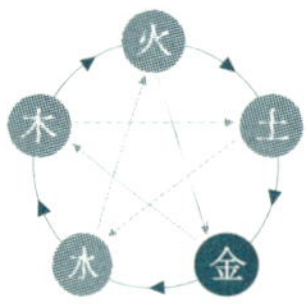

02 만성피로를 이기자

요즈음 초등학교 어린이들조차 모르는 사람이 거의 없을 정도로 스트레스나 피로라는 용어는 우리 주변에 매우 익숙하게 자리 잡고 있다. 그러나 의학적으로 문제라고 느끼는 피로는 어쩌다 한 번 무리했을 때 생겼다가 조금 쉬면 바로 정상으로 회복되고 생기를 되찾는 그런 피로가 아니다. 평소와 달리 특별히 무리한 상황이 아닌데도 자주 피로를 느낀다든가, 조금 쉬었는데도 여전히 풀리지 않는 피로이다. 이런 피로가 오래 갈 때 우리는 이를 만성피로라고 부른다.

만성피로는 대개 피로가 6개월 이상 지속될 때를 일컫는 말이다. 섬유근통이나 만성피로증후군과 같은 문제, 당뇨나 갑상선과 같은 내분비 문제, 감염증이나 신경계 문제, 수면장애를 비롯한 여러 문제에 동반되는 증상이기도 하다. 의학적 문제와 관련된 만성피로라면 전문가의 평가를 받아보고 해결책을 강구해야 할 필요가 있겠지만 여기에서는 특정 의학적 문제 이전의 측면에 대해 생각해 보고자 한다.

앞서 운동에 대해 생각하면서 운동 역시 스트레스의 하나라는 점을 이해하는 것이 중요하다고 하였다. 낮과 밤이, 여름과 겨울이 교대되면서 시간이 흘러가듯 우리의 삶도 활동과 휴식이 교대되면서 생명체로서의 균형을 유지하고, 그 균형의 바탕 위에 인간의 건강한 삶과 아름다운 꿈이 꽃을 피워 간다. 이러한 음양의 교대와 균형은 피로를 이해하고 피로에 대처하는 중요한 기본 인식이다.

피로하다는 것은 몸에서 쉬고 싶다는 의사를 표시하는 신체언어이다. 때로는 사실과 다른 내용을 표출할 수도 있는 대뇌겉질과는 달리 우리 몸은 거짓말을 하지 않기 때문에 피로하다는 의사표현은 병리적 질환이든 기능적 저하상태이든 반드시 그럴 만한 이유가 있을 것이다.

피로는 곧 우리 몸에 여러 유형의 스트레스가 많이 쌓여서 그로부터 벗어나 휴식을 취해야 할 시간이라고 몸에서 특별히 느끼는 신호이고 언어인 것이다.

특별히 과로한 일도 없었고 힘들게 일하거나 운동하지도 않았는데 피로라는 상황이 참 이상하다는 생각이 드는 것은 대뇌 겉질의 자아인식이다. 그러나 그 사이 무의식적 자아에서는 혹은 본인이 의식적으로 인식을 못하는 다른 측면에서는 스트레스와 피로가 많이 누적되어 있는 상태를 무조건 체감하고 있을 가능성이 많다.

우리가 의도적으로 어떤 일에 과도하게 몰두하지 않았어도, 피로를 가중시킬 요소는 너무도 많다. 무심코 먹은 빵이나 쌀밥과 같은 정제 탄수화물, 풀리지 않는 감정적인 앙금, 가슴에 남은 분노와 한, 입을 벌리고 숨쉬기, 한쪽으로 씹기, 턱을 앞으로 빼기 등과 같은 바르지 않은 자세 등이 모두 몸에 스트레스와 피로를 가중시킨다.

굳이 힘든 일을 하지 않아도 몸은 이미 충분히 힘든 상황에 노출된다. 병리적 질환이 없는 사람이라면 이런 눈에 잘 띄지 않는 스트레스 요인 때문에 만성적인 피로에 시달릴 수 있고, 병리적 질환이 있는 사람이라면 이러한 요인으로 만성적인 피로가 더 가중됨과 동시에 질환으로부터의 회복에 지장이 초래될 수 있다.

따라서 피로를 많이 느낄 때, 미처 생각하지 못하였던 숨겨진 스트레스 요인에는 어떤 것들이 있는지 찾아보고, 불필요한 요인을 최대한 제거하는 일은 매우 중요하다.

그러나 그렇게 했음에도 불구하고 여전히 피로하다면 이 문제는 어떻게 극복해야 하는가? 피로를 피하는 확실한 방법이 있다. 피로한 지경으로 내 삶을 몰아가지 않는 것이다. 자동차가 급정거를 하지 않으려면 어떻게 해야 하는가? 처음부터 급정거할 상황을 만들지 않는 것이다. 또는 필요 이상으로 가속하지 않는 것이다. 급가속이나 지나친 정도의 속도를 처음부터 내지 않는 것이다. 간혹 부득이하게 급정거를 해야 할 응급상황이 발생될 수 있지만, 이러한 경우는 조금 쉬고 나면 바로 활력을 되찾을 수 있는 것이니 그런 피로는 전혀 문제되지 않을 것이다.

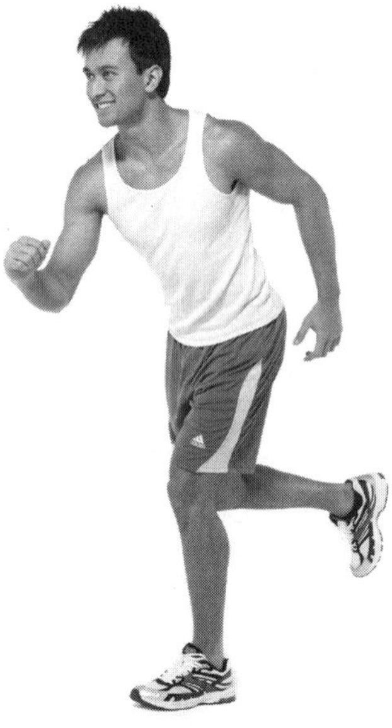

그림 4-2 마라토너와 같은 지치지 않는 체력을 위해서는 지치기 전에 쉬는 습관을 길러야 한다. 태양도 졌다가 다시 떠오르듯이 말이다.

우리 삶을 힘들게 하기 쉬운 만성피로를 극복하기 위해서라면, 평소 자신의 몸을 잘 살펴서 몸에 무리가 될 수 있는 상황, 스트레스가 지나치게 쌓이게 될 수 있는 상황이 되기 전에 미리 생활의 강도를 조절하고 때로는 미리 휴식을 취해 가면서 몸이 피로하지 않도록 조절해야만 한다.

바쁜 현대인의 생활에서, 그리고 밤늦도록 불이 켜 있고 업무와 사건이 밤낮을 가리지 않고 숨 가쁘게 돌아가는 문명화된 사회 속에서 자칫 무심코 떠밀려 가다가는 우리 몸의 자연스런 음양 균형을 잃게 되기 쉽다. 하늘에 해가 떴

다가 지고 어김없이 밤이 찾아오듯, 사람도 휴식과 활동이 균형을 유지해야 자연과 영합하는 건강한 삶을 이룰 수 있다. 피로해지기 전에 적절히 휴식해 주고 풀어주는 것, 생활 속에서 음양균형을 잃지 않는 것, 이것이 만성피로를 이기는 방법이다.

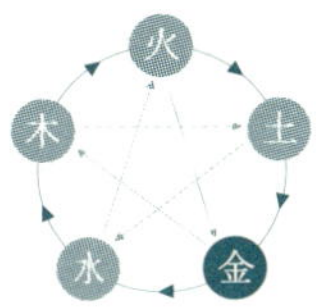

03 우울한 날에 듣는 음악

우울한 날은 마음이라는 하늘에 구름이 낀 날이다. 화창한 하늘에 하얀 토끼 한마리 옆에 태우고 가볍게 떠가는 구름마차가 아니라 어둡고 낮은 구름, 금방이라도 비가 쏟아질 듯한 무거운 구름이다. 그 때 내리는 비는 여우가 시집가는 날 잠깐 내렸다가 해가 비치는 화사하고 싱그러운 비가 아니다. 우중충하게 천지에 가라앉는 비다.

그런 날에는 얼굴에도 그늘이 진다. 시선은 낮게 깔리고 손발은 솜이 물을 먹은 듯 무겁기만 하고 마음마저도 천근만근이다. 걸음걸이는 느리고 보폭이 좁아지며 등이 구부정해지기도 한다.

우울한 날에 어울리는 음악은 단연 비와 관련된 음악, 서정적이고 마음 깊은 곳의 감성을 건드리는 음악이다. 이 노래를 듣는 동안 철없던 젊은 날의 못 다한 꿈이, 빛바래가는 우리의 이상이 무겁게 되살아오기도 한다.

이처럼 '우울하다'는 정서는 무겁고 습해서 계속 아래로 아래로 가라앉는다. 고대 동양의 육기(六氣; 풍한서습조화) 개념으로 설명하면 태음습토(太陰濕土)의 속성을 가진 정서이다. 우리 몸에서는 비장경락과 폐장(허파)경락에 작용하고 있다. 반대로 태음습토에 상대적인 기는 양명조금(陽明燥金)의 기이다. 밝고 건조하고 차갑기까지 한 기운이 있으며 우리 몸에서 대장경락과 위장경락에 작용 한다.

발걸음마저 무거운 우울한 날, 축축한 비와 함께 가슴 깊이 저며 오는 서정적인 노래의 음계는 태음습토의 무게를 가득 담아 우리 몸의 비장경락과 폐장경락을 강하게 자극한다.

오행의 속성에 비장과 폐장의 경락은 서로 약속이라도 한 듯 슬픔과 비애의 감정을 담아놓고 다스리는 경락으로 구분되어 있다. 기라는 개념이 본래 마음과 물질로 구별되기 전의 개념이지만, 마음과 몸과 자연계의 날씨와 음악까지도 이렇게 하나의 기 속성으로 어울리는 현상, 이것은 곧 자연과 인체의 공명 또는 화음이라 해석해볼 수도 있겠다.

군대에서의 행진에는 그에 어울리는 군가가 있어야 경쾌하고 절도 있는 발걸음과 마음가짐이 이루어질 것이다. 이지적인 화음과 가락이 돋보이는 고전 음악에는 그에 어울리는 차분한 복장과 마음가짐이, 역동적인 리듬과 강세가 마음을 뒤흔드는 열대 음악에는 그에 어울리는 열정과 생기가 있게 마련이다.

동양의 옛 사람들은 이렇게 마음, 몸, 감각(시각, 청각, 미각, 후각, 촉각 등) 등과 자연계의 날씨, 환경, 초목 또는 동물의 모습(象) 등에서 풍기는 기세를 추상하고(比類取象) 분류하면서 겉보기에 이질적인듯 한 여러 사물현상 사이에 내재된 유사성의 관계를 추정하고 분석하는 개념틀을 만들었다.

이런 방식은 한의학 영역에서 많은 치료방법을 착안하는 발상의 단초가 되기도 하였으며 이미 경험한 치료법을 비교적 체계적으로 정리하고 설명하고 조직화시키는 개념틀로 정립되기도 하였다. 오늘날의 한의학에서도 여전

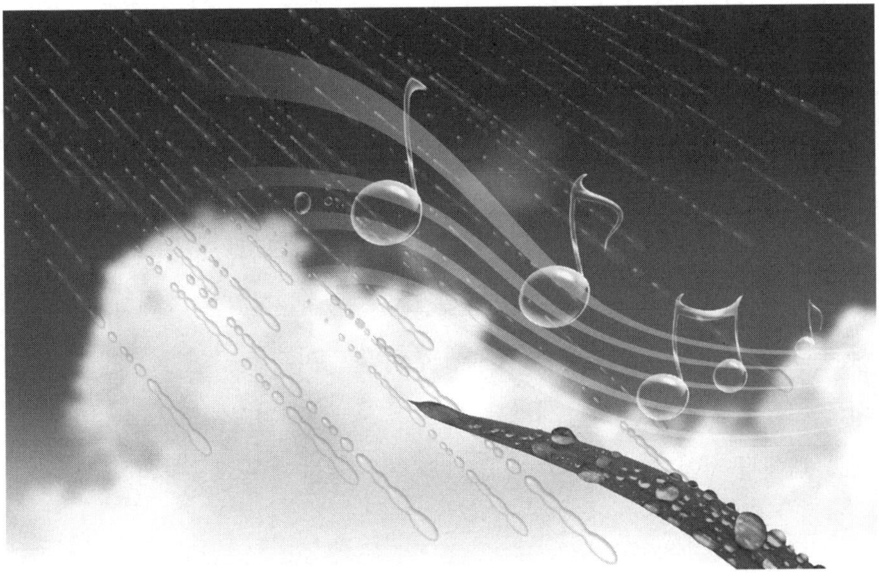

그림 4-3 비오는 날에는 마음에도 비를 내려주는 음악이 어울린다. 이것이 같은 기끼리 어울린다는 개념이다. 하지만 무엇이든 지나치지 말아야 하므로 때로는 비오는 날에 화창한 봄날 같은 음악이 필요하다.

히 중요하게 다루어지고 활용되고 있는 이 시스템은 오행귀류체계라 불리는 가운데 진단과 치료의 주요 철학적, 객관적 기준을 이루고 있다.

우울한 기분일 때에는 깊은 마음속에 닿는 서정적이고 다소 슬픈 노래를 들으며 태음습토의 우울함 속에 빠지는 카타르시스를 경험하고 나서 한숨 돌려 새로운 하루를 맞는 활력소로 활용하는 것도 한 방법이다.

그렇지만 이것은 마음을 조절하여 그럴 만한 대처능력이 있을 때, 카타르시스와 새로운 활력소로 태음습토의 우울함을 승화시킬 만큼 비장과 폐장의 경락이 활성화되었을 때의 이야기이다. 만일 팔다리가 무겁고 마음도 무거워 전혀 움직이지 못하고 견디기 힘든 상태라면 우울한 날의 우울한 음악은 독이 될 수도 있으며, 이러한 때 태음습토의 반대개념인 양명조금의 가볍고 밝은 음악이 약이 될 것이다. 어쨌든 자신의 마음에 공명하여 긍정적이고 활력소가 되는 기운을 돋워줄 수 있는 음악을 선별함도 매우 중요한 일이다. 이로서 스스로 건강을 위한 음악DJ가 되어보는 것도 좋은 일일 것이다.

고개를 뒤로 당겨 세우고 시선은 당당하게 앞을 보고, 어깨를 펴고, 등허리를 세우고 보폭을 좀 더 넓게, 걸음걸이도 좀 더 힘차고 경쾌하게 해 보자. 태음습토의 우울한 기운이 과도해지지 않고 이제 적당한 정도에서 조절되도록 음악과 자세를 활용해보자. 마음이 조금 더 밝아지고 빗소리마저도 더 상쾌해질 것이다. 이와 같이 생활 속 작은 것들이 경락음양의 균형을 더 깨뜨릴 수도 있고 더 좋게 조절할 수도 있다.

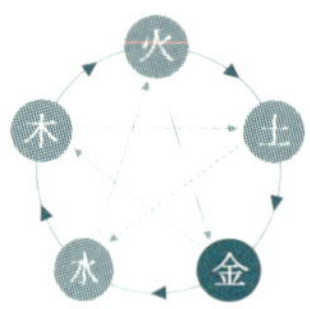

04 대변 건강론

허준의 『동의보감』은 내경(內景), 외형(外形), 잡병(雜病), 탕액(湯液), 침구(鍼灸)편으로 구성되며 그 중 내경편은 신형(身形) 이후 오장육부 등을 다루고 대변에 대한 설명으로 마무리된다. 그 내용에도 있듯이 목소리, 땀, 침, 가래, 소변, 대변 등 몸 내부와 외부를 가로지르는 물질은 몸 안의 상태를 반영하는 중요한 지표로 예로부터 관찰되어 왔다.

대변을 주제로 다루는 증상은 변비와 설사가 대표적이다. 하지만 그것이 얼마나 우리 건강에 중요한 지표가 되는지는 잘 인식되지 못한 듯하다. 사실 음식섭취는 건강을 유지하는 가장 기본적인 동력이 되듯이 대변은 그 음식을 얼마나 잘 소화시키고 흡수했는지를 간파하는 건강 진단의 중요한 지표이다. 그럼에도 불구하고 대변을 매일 시원하게 보지 못하거나 혹은 대변을 하루에도 몇 번씩 묽게 보는 경우에도 단지 체질 차이 혹은 개인 차이일 뿐 큰 문제될 것이 없다고 생각하며 무심코 지나치는 경우도 흔하다.

하지만 대변을 하루에 한 번 정도 화장실에 들어가 짧은 시간 안에 굵고 길게 많은 양으로 시원하게 보지 못한다면 혹시 몸에 어떤 문제는 없는지 한 번 자신을 돌아보는 시간을 갖는 것이 좋다. 꼭 대장암과 같은 위중한 질환만이 아니라 정기적 운동 부족인지 식품섭취의 불균형이나 정신적인 스트레스가 많은 것은 아닌지 등과 같은 미세한 생활습관상 불균형도 중요한 점검 대상이기 때문이다.

서구 선진국의 식생활을 하는 경우 매일 대변을 보는 사람들이라 하더라도 섭취한 음식물이 몸 밖으로 빠져나가는 데에 4일 정도가 소요되며 그 중 상당시간은 대장에 머문다. 그러나 아프리카, 인도, 일본처럼 정제 탄수화물 섭취가 적고, 거친 식품 즉 소화가 안 되는 물질이 많이 포함된 식품을 섭취하는 식생활을 하면 섭취한 음식물은 대략 하루 반이 지나기 전에 몸에서 80% 이상이 빠져나간다.

개발된 사회로 오면서 사람들은 거친 음식을 섭취하기 보다는 부드러운 음식, 정제 탄수화물, 동물성 지방-단백질을 많이 섭취한다. 그로 인해 대장암, 치질 발병율이 증가한다는 사실은 각 나라와 민족별로 식생활의 중요성을 대변해주고 있는 것이다.

평소 어느 식품에 발암물질이 섞여 있다는 말을 종종 듣게 된다. 그런데 몸에 해로운 발암물질이 식품에 들어있든 그렇지 않든 대장에 대변이 오랫동안 정체되면 장내 균에 의해 부패되면서 몸이 독성 물질에 노출될 가능성이 높아진다.

또는 새는 장 증후군처럼 장벽의 기능이 저하되는 미세한 병변뿐만 아니라 전신의 염증 또는 통증과 같은 병리적 질병이 악화되는 경향이나 암과 같은 위중한 질병까지도 발생될 위험이 높아질 수 있다.

반면 거친 음식에 많이 섞여 있는 소화가 되지 않는 음식 즉 칼로리 영양을 공급하지 않아서 과거 한 때에는 학자들과 서구 주류의학 즉 역증의학(allopathic medicine) 의사들이 불필요한 물질이라고 무시했던 섬유질을 충분히 섭취하면, 설령 몸에 안 좋은 성분이 섞인 음식을 섭취하더라도 몸에 머무르는 시간이 짧아지고 섬유질과 함께 몸 밖으로 쉽게 배출되기 때문에 몸이 보호를 받을 수 있다.

또한 거친 음식은 자연스레 여러 번 씹어야 하기 때문에 음식을 씹으면서 몸에 본래 갖추어진 기능 즉 뇌신경계를 활성화하여 침과 소화액을 분비한다든지 턱관절을 움직여 뇌신경계에 활발한 자극을 가한다든지 하는 부수적인 효과까지도 거두게 된다. 제대로 소화가 안 된 채로 음식물이 변으로 빠져나오거나 변이 무르고 잦은 것도 뇌신경계에서 대장 내 정상 세균에 이르는 일련의 과정이 원활하지 못함을 시사하는 중요한 소견이 될 수 있다.

대변이 원활하지 않게 되는 또 다른 요인은 적절한 운동, 신체활동 부족이다. 한의학 이론에는 예로부터 비위(脾胃)[3]가 팔다리를 주관한다는 개념이 있었다. 비위는 오행상 토(土)이며 동서남북의 방위에서 중앙 부위에 해당한다. 이는 마치 '비위의 중앙 토'가 동서남북 사방의 목화금수와 연계되어 중심을 잡고 조율해주는 역할을 가지고 있음과 같으며, 이러한 비위의 기능은 전신

3) 지라와 위를 통틀어 이르는 말이다.

을 통솔하고 더불어 팔다리의 활동까지도 관여한다는 이론으로 연결된다.

이 개념을 활용하여 한의학 임상에서는 팔다리가 붓거나 무거울 때 비위의 기능이 원활한지의 여부를 먼저 살피기도 하고, 비위의 기능을 좋게 하려면 팔다리를 활력 있게 움직이는 물리요법 및 운동을 시켜 왔다.

팔다리를 힘차게 움직이면서 신체활동이나 운동이 원활하게 작동되면 비위기능에 좋은 영향을 끼쳐서 밥맛도 좋아지고 더불어 대변도 시원하고 힘있게 볼 수 있게 된다.

바람이 습기를 머금고 있으면 비가 올 것을 예측할 수 있듯이 대변보는 시간을 귀중하게 여기고 대변을 잘 살피는 습관을 들여 자신의 생활과 몸 상태를 잘 돌아볼 수 있다면 대변이야말로 우리 삶의 귀중한 약이라 말할 수 있겠다. 궁중사극에 등장하는 어의와 의녀의 대화 속에 "오늘 아침 임금님의 매우를 살펴보았는가?"하는 내용이 있다. '매우'[4]는 곧 임금의 대변을 일컫는다. 임금의 대변 상태를 살펴 전체 몸 건강을 가름했다는 뜻이다. 결국 임금의 매우가 당시 나라의 안녕과 백성의 행복을 가름했다는 뜻이기도 하다.

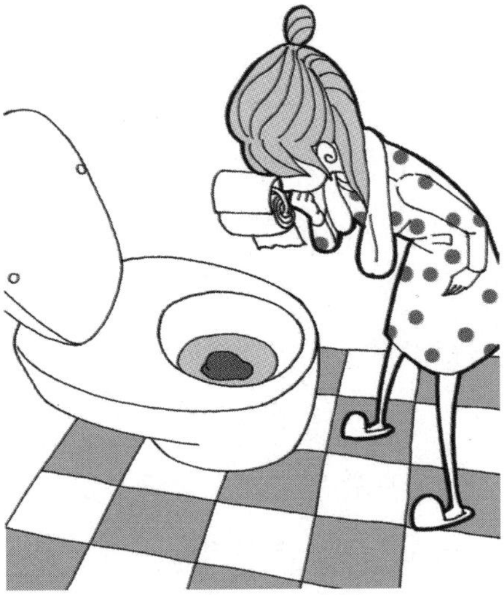

그림 4-4 대변을 보고 나서 관찰하는 습관을 기르자. 자신을 사랑하는 마음으로 변기를 돌아보도록 하자.

4) '매화(梅花)' 라고 부르기도 하였다.

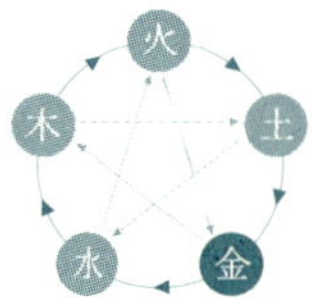

05 최신유행 운동화와 패션구두

2011년 여름 개봉과 동시에 큰 인기를 끈 영화 '써니'를 보면 1980년대 학교 풍경이 나온다. 운동화 상표에 예민하게 반응하던 학생들의 모습이 조금은 익살스럽게 묘사되어 있지만 그 시절엔 정말 그랬었다. 그리고 그 시절만큼은 아니어도, 청소년뿐 아니라 전 사회가 상표에 예민하게 반응하고 높은 가격대의 상표를 달고 있는 상품은 좋은 상품일 것으로 생각하는 경향은 지금도 크게 다르지 않아 보인다. 매력적인 상업광고를 통해 노출되는 운동화와 패션구두를 보면서 해당 제품이 자신에게도 좋은 상품이려니 생각할지 모른다. 하지만 적어도 신발에 있어서는 이런 논리는 옳지 않다.

눈에 보기 예쁘고 멋진 신발이라 하더라도 내 발에 편하지 않으면 소용이 없다. 신발은 눈으로 감상하거나 남에게 보여주기 위한 것이 아니라 나의 발이 그 속에서 행복해야 하기 때문이다.

상표나 패션을 위주로 생각하기엔 신발은 생체역학적으로 너무 중요한 역할을 한다. 신발은 내 몸의 관절과 근육 상태 조절, 체중부하의 분산과 자세유지, 균형유지를 담당하는 신경회로와 근골격계의 작동방식에 무의식적으로 막대한 영향을 끼친다.

맨발로 자세를 유지할 때에 두 발로 땅을 딛고 서듯이 신발을 신으면 신발에 의해 제공된 바닥이 땅이 된다. 즉 어떤 신발을 신느냐에 따라 어떤 세상에 서서 생활을 하는지가 달라진다.

잘 맞지 않는 신발을 신으면 서서 생활하는 내내 비정상적으로 강한 충격을 발, 다리, 척추에 가하게 되며 자세와 평형 조절을 담당하는 뇌신경계가 지나친 부하를 받다가 왜곡되게 활동하거나 기능 이상이 발생하게 될 수도 있다.

자동차에 휠얼라이언먼트라는 정비기술 용어가 있다. 양쪽 타이어와 그 사이 축의 균형이 안 맞아 차체가 흔들리거나 차체의 여러 기능계통이 지나친 충격을 받아 고장의 원인이 될 때 이를 바로 잡아주는 기술이다. 이러한 때 원인이 되는 타이어나 그 연결축을 손보지 않고 차체만 고치거나 고장 난 기능계통의 부품만 갈아 끼우는 것은 너무도 피상적인 접근이며 문제가 해결되지 못할 가능성이 많다. 서서 생활하는 인간에게 신발이란 자동차의 타이어처럼 몸의 평형을 깨뜨릴 가능성, 또는 몸의 기능을 향상시킬 가능성 모두를 다 가지고 있는 것이다.

간혹 영상물을 통하여 사람이 걸어가는 모습을 흑백 실루엣으로 처리한 화면을 볼 수도 있고, 고대를 배경으로 한 영화에서 원주민들이 맨발로 걸어갈 때의 발 모습도 볼 수 있을 것이다.

발은 마치 우리의 생명을 지탱해 주는 주춧돌과도 같다. 상부경추와 속귀신경에서 인체의 평형을 감시하고 유지하는 기능과 함께 발을 조절하여 자세를 유지하는 기능은 우리의 삶을 세워주는 중심 줄기가 된다.

몸에 좋다고 하는 신발이 많이 있지만 사실 가장 좋은 신발은 신발을 신지 않는 것 즉 맨발이다. 발달지체 아동들을 대상으로 연구한 결과 일정기간 동안 신발을 신지 않게 한 군은 그렇게 하지 않았던 군에 비해 뇌신경계의 회복 정도가 훨씬 양호했다는 보고도 있다. 맨발로 생활하면 몸에 본래 갖추어져 있는 신경-근육기능이 최대한 발휘되도록 발과 뇌신경계에 좋은 자극이 많이 간다. 그래서 맨발 조깅은 발과 뇌신경계에 건강한 자극을 주는 매우 훌륭한 방법이기도 하다.

한번은 맨발로 네다섯 시간씩 뛰며 무대를 휘어잡는 한 여가수의 공연을 가 본적이 있다. 맨발의 디바! 많은 사람들이 그녀와 그녀의 노래를 참 좋아한다. 그녀는 온 몸이 무대와 하나가 되게 만들어주고, 아무리 뛰어도 지치지 않게 해주고 우주와 하나가 되는 영혼의 목소리가 나오게 해주는 맨발을 매우 좋아한다고 말한다.

어떤 종류의 신발이든 일단 신으면 발에 위치한 각종 감각신경계의 활동이 무디어진다. 손에 두꺼운 장갑을 꼈을 때 손 감각이 무뎌지는 것과 같다. 개발도상국의 운동선수들이 선진국의 운동선수보다 스포츠손상이 더 적다는 한 연구결과가 있다. 아이러니하겠지만, 이 결과는 선진국 운동선수가 착용한 첨단기술의 신발보다 자연이 본래 사람에게 선사해 주었던 맨발이나 얇은 신발이 신경기능과 감각기능을 도와 스포츠손상을 예방해주는 데에 더 도움이 된다는 점을 시사해준다.

쿠션이 많이 들어간 신발이 몸을 덜 피로하게 하고 발-다리-허리-척추-머리로 이어지는 보행 관련 충격을 더 많이 흡수해 주는가? 물론 일부제품에서는 그런 부분을 감안하여 과학적으로 만들어 낸 것도 사실이지만, 현재 자신의 자세와 지면에 접촉하는 상태를 정밀하게 감시하고 그에 맞게 근육과 자세를 조절하여 최고의 효율성으로 충격을 흡수하려는 뇌신경계의 기능에는 비할 바가 못 된다. 그러기에 가장 좋은 신발은 맨발이며, 때문에 가급적 맨발로 지내는 시간을 늘리는 것이 좋다. 요즈음 공원 산책길에 맨발로 걷는 코스가 늘어나고 있음은 참 다행스러운 일이다.

그럼에도 불구하고 현실적으로는 맨발로 격식 있는 장소에 가기도 어렵고 또 거리에는 위생과 안전을 위협하는 여러 이물질이 떨어져 있는 경우도 많으니 신발을 신지 않을 수는 없다.

그러므로 신발을 고르는 데에 치중하지 않을 수가 없다. 가장 먼저 발 크기에 맞는 신발을 고른다. 당연하고 기본적인 사항이지만 사실 본인의 발에 맞는 신발을 신는 사람들이 그리 많지 않다. 신발을 신었을 때 발가락이 모두 자유롭게 움직일 정도로 발가락 통 부분이 충분히 여유가 있어야 한다. 또한 다른 상표의 신발에서는 말할 것도 없고 같은 상표의 같은 치수라도 제작과정에 따라 미세하게 차이가 나는 경우가 많기 때문에 신발은 반드시 신어보고 고르도록 한다.

하루 중에도 오후와 저녁시간으로 갈수록 발이 커진다. 그래서 오전에 신발을 고르면 본인의 발보다 작은 것을 고르기 쉽고, 성장기에 나이가 들어가면서 발이 점점 커지기 때문에 직접 신어보지 않고 예전 치수를 기억해 신발을 오르면 낭패를 보기 쉽다.

왼발과 오른발의 크기가 다른 사람들도 드물지 않기 때문에 두 발 모두 맞는 신발을 고르려면 때로는 양쪽 신발의 치수가 달라지기도 한다. 발 크기도 맞아야 하고 발가락이 충분히 움직일 정도의 여유 공간이 필요한 점 외에, 신발을 굽혔을 때 엄지발가락-발허리뼈 관절 부분이 부드럽게 완전히 굽혀지는 신발이 좋다.

사람이 걸을 때에는 엄지발가락이 완전히 젖혀지면서 체중이 엄지발가락-발허리뼈 관절을 거쳐 그 뒤쪽으로부터 앞쪽으로 이동해 가는 과정을 거친다. 때문에 신발이 엄지발가락-발허리뼈 관절 부분에서 편하게 완전히 굽혀지지 않으면 정상적 보행을 방해하고 왜곡된 패턴을 만들며 발에 가해지는 충격을 비정상적으로 증폭시킬 수 있다.

그래서 발 크기를 잴 때에는 뒤꿈치에서 발가락 끝까지의 길이뿐 아니라 엄지발가락-발허리뼈 관절로부터 발가락 끝까지의 길이와 관절로부터 뒤

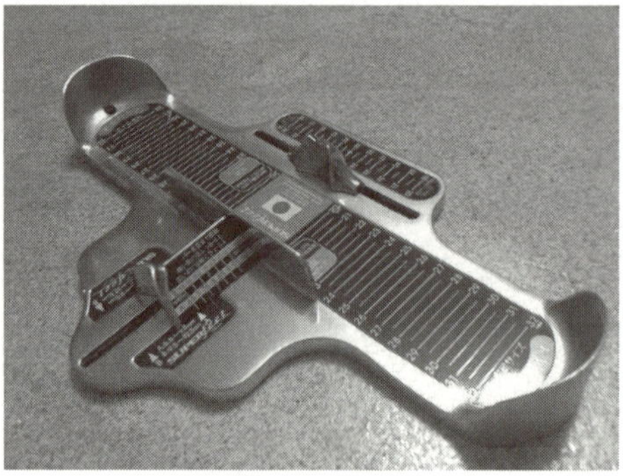

그림 4-5 브랜넉 장치

꿈치 끝까지의 길이도 함께 잴 수 있다면 가장 이상적이다. 발 길이가 같더라도 엄지발가락-발허리뼈 관절의 길이는 다를 수 있기 때문에 브랜넉 장치라는 것을 이용하면 이 길이를 측정할 수가 있어 발에 맞는 신발을 잘 고를 수 있다. 발의 좌우 폭도 맞아야 함은 물론이다.

특히 여성들의 뒤꿈치가 많이 올라간 신발은 거의 예외 없이 본인의 발에 맞지 않는 지나치게 작은 신발이고, 생체역학적으로도 많은 문제를 만드는 신발이다. 모양상 발바닥의 대부분이 위로 떠 있게 되고 발가락 끝 중족골 부분만이 겨우 땅을 딛고 있는 형상이니 몸의 모든 하중이 쏠려 무지외반증과 종아리근육 과긴장-단축을 포함하는 일련의 증상들이 생기는 것이다. 그럼에도 하이힐을 신으면 안 된다는 권고는 사실 할 필요가 없다. 어차피 그 권고가 전혀 귀로 들어가지 않을 테니까. 그래서 대신 하이힐 신는 시간을 최소화시키는 방법이 현실적이다.

대략 10년 전에 정부의 지원을 받은 '건강에 좋은 경락구두 만들기' 과제에 공동연구로 함께 참여한 적이 있다. 발바닥과 발의 앞뒤 좌우 길이와 모양을 면밀히 관찰하고 재며, 위에서 누르는 몸의 하중도 고려함과 동시에 발바닥의 경락학적 혈위의 기능을 찾아 실험도 해보면서 가장 이상적인 신발을 만들어보려 노력했던 기억이 있다.

좋은 신발을 만드는 일과 산업화의 성공과는 전혀 별개의 문제라는 것을 깨달았던 당시의 추억도 있지만, 어쨌건 오랜 여행길에 오를 때면 여전히 그때 개발된 그 신발을 신는다. 오랜 시간을 걸어도 전혀 피곤하지 않은 신발, 역시 경락 혈위 자극과 함께 편하게 만들기 위해 노력한 과학의 결과인 듯하다.

좋은 신발을 고르는 법에는 본인의 발 크기에 맞는 편안한 신발을 고르는 것 외에도 여러 사항이 있다. 예를 들면 뒤꿈치를 단단히 잡아주는 신발이 좋다든가, 흔들리지 않는 신발이 좋다든가, 엄지발가락-발허리관절 이후의 부분은 힘주어 눌렀을 때 바닥이 밑으로 꺼지지 않는 신발이 좋다든가, 앞발 부위는 끈으로 단단히 고정시킬 수 있는 신발이 좋다든가 하는 점 등 여러 가지가 있다. 말 그대로 기능성 신발이고 맞춤형 신발이다.

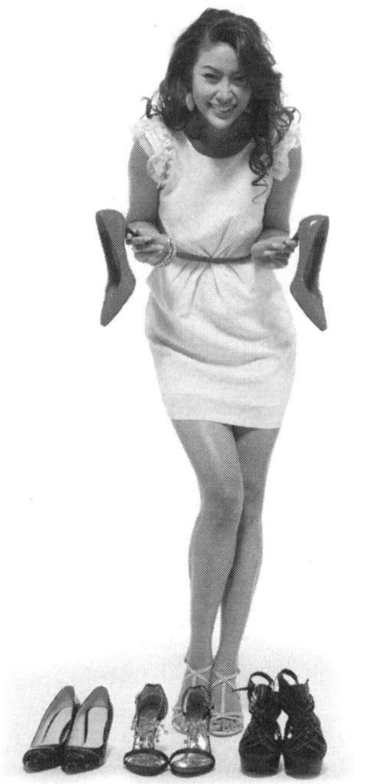

그림 4-6 신발을 고를 때는 내 존재를 받쳐주는 주춧돌 역할이 첫째, 색깔과 모양이 보기 좋고 내보이기 좋은 역할이 둘째라는 사실을 기억하자. 하이힐과 푹신한 신발은 발을 변형시키고 신경계의 자기조절 기능을 떨어뜨린다.

그러나 이 모든 것을 다 충족시킬 수는 없다 해도 가장 먼저 본인의 발 크기에 맞는 신발을 신을 수만 있어도 신발로 인한 많은 문제가 줄어들거나 사라지고 부차적으로 생긴 질병으로 병원을 드나드는 환자들의 수도 훨씬 감소될지 모른다. 신발을 제대로 신는 일, 우리가 딛고 사는 세상을 건강하게 지켜주는 매우 의미가 큰 일이다.

06 스트레칭은 이렇게 하자

스트레칭은 다양한 목표로 시행될 수 있다. 운동 전에 가볍게 몸을 풀기 위하여, 피로할 때나 통증질환 때 증상 개선을 목적으로, 몸매 관리, 관절의 유연성 또는 건강을 유지하기 위해 모두들 열심히 스트레칭을 한다. 그 방법도 다양해서 국민체조 하듯 팔다리를 내저으면서 하는 것부터 요가 자세를 취하고 가만히 정지하고 있는 식의 스트레칭까지 보인다.

스트레칭은 의도적으로 근육의 길이를 늘려주는 행위로 대개 유연성을 향상시키기 위해서 시행한다. 근육섬유에는 가늘거나 굵은 근육미세섬유가 나란히 교대로 늘어서 있는데 이들은 단백질 결합을 통해 서로 결합된다.

근육이 능동적으로 수축하면, 가는근육 미세섬유가 굵은근육 미세섬유 사이로 미끄러져 들어가 그 상태로 단백질 결합을 하여 고정됨으로써 전체적으로 근육 길이는 짧아지게 되나, 이들이 서로 겹쳐지는 면적은 넓어져 근육은 더욱 단단하게 고정될 수 있다.

반대로 근육이 수축하던 힘을 풀고 피동적으로 길어지면 가는근육 미세섬유가 굵은근육 미세섬유 사이로부터 빠져나와 고정되므로 전체 근육은 길어지게 되나, 서로 겹쳐지는 면적은 작아진다. 그래서 단백질 결합을 통해 서로 고정되는 면적이 작으므로 근육이 단단하게 고정되는 힘은 약해지지만 반면 근육이 길어지고 덜 단단하므로 유연성이 좋아진다.

살아있는 사람은 누구나 힘을 전혀 주지 않아도 일정한 정도의 긴장도가 근육에서 유지된다. 즉 기준선 긴장도가 존재한다. 이를 활용해 각 사람마다의 특징적인 자세도 유지가 되는 것이다.

스트레칭은 근육의 길이를 길게 하므로 그 결과 긴장도를 떨어뜨리고 유연성을 좋게 하는 방법이 된다. 유연성이 좋아지는 만큼 관절을 단단히 지지해주는 안정성은 떨어진다.

스트레칭은 무조건 좋기만 한 것일까? 흔히들 스트레칭을 권하기는 해도 그의 위험성이나 금기에 대한 말은 들어보기 어렵다. 사실 근육의 길이를 늘이고 긴장도를 떨어뜨리고 유연성을 증가시키는 스트레칭의 작용은 어떻게 하느냐에 따라 우리 몸의 기능에 도움을 줄 수도 있고 때로는 해가 되기도 할 것이다.

운동 전에 준비 단계에서 스트레칭을 시행하면 근육의 유연성은 좋아지지만 안정성이 떨어지기 때문에 운동 중 손상을 입을 가능성이 증가할 수 있다.

이때 만일 적절한 준비운동을 통해 체온을 높이고 혈액순환이나 신경계의 활성화 정도를 향상시켜 놓았다면, 비록 근육이 길어져 관절을 보호해주는 기준선 안정성이 떨어졌다 하더라도 적절하게 신경계가 조절하면서 운동 중 손상으로부터 자신을 보호할 수 있을 것이다.

근육이 짧을 때에는 힘이 좋고 안정성이 좋으며 근육이 길 때에는 힘이 약해지고 안정성이 떨어지는 현상에 대해 우리 모두 팔씨름할 때의 경험을 상기시켜보면 잘 알 수 있다. 팔꿈치를 많이 굽혀 근육을 짧게 하면 팔에 힘이 잘 들어가 단단하게 고정되는 반면, 팔꿈치를 조금만 굽혀 근육을 길게 하면 팔에 힘이 잘 안 들어가게 되는 것이다.

따라서 운동 중 손상을 예방하기 위해서는 준비운동만 충분히 잘 하더라도 그 과정에서 상당한 정도의 스트레칭 효과까지 얻을 수 있으므로 매우 효과적인 방법이 될 것이다. 그러나 스트레칭을 꼭 해야만 한다면 이어서 단계적 준비운동이 수반되어야 손상을 예방할 수 있을 것이다.

우리 몸이 스트레스로 인해 긴장되어 신경계의 기능이 떨어지면 신전근보다 굴곡근이 더 쉽게 긴장되고 만성적으로 항진되는 유형으로 자세가 변하는 경우가 많다. 때문에 스트레칭을 할 때에는 골고루 시행하더라도 굴곡근이나 내전근 쪽에 더 중점을 두고 시행하면 도움이 되는 경우가 많다.

그리고 근육은 자세근육과 위상근육으로 분류되기도 한다. 자세근육은 다리 근육처럼 서 있거나 걸어 다니는 등 기본적인 자세유지와 이동성 확보를 위해 평상시 늘 긴장되고 활동하는 근육이고, 위상근육은 손가락 근육처럼 특정 동작을 시행할 때에 잠시 활동했다가 다시 잠잠해지는 유형의 근육이다.

항상 그런 것은 아니지만 자세근육은 피로에 대해 저항성이 강하고 과다긴장 쪽으로 기능이 악화되는 경우가 생길 수 있고 위상근육은 피로에 대해 저항성이 약하고 근육위약 쪽으로 기능이 악화되는 경우가 생길 수 있다. 이를 고려하면 스트레칭을 할 때에는 두 가지 유형의 근육을 골고루 활용하더라도 자세근육 쪽에 조금 더 관심을 두는 편이 도움이 될 것이다.

스트레칭을 시행하는 방법에 크게 정적 스트레칭과 동적 스트레칭이 있는데, 동적 스트레칭 중에도 팔다리를 내저으면서 하는 국민체조식 스트레칭은 순간적인 충격을 주는 방식이다. 자칫 관절이나 근육에 무리가 가기 쉽다.

반면, 대개는 정적 스트레칭이 더 안전하고 효과적인 방법이므로 가급적이면 이 방법을 쓰는 것이 좋다. 정적 스트레칭은 천천히 관절의 최대운동범위 쪽으로 신체부위를 이동시키고 저항이 느껴지는 정도에서 멈추어 자세를 약 10초간 수동적으로 유지했다가 다시 천천히 중립위치로 돌아오는 식으로 실시하는 방식이다. 몸의 기를 단련시키기 위하여 태극권 등에서 실시하는 동작이 바로 이러한 유형이다.

의료 영역에서 전문적인 평가를 거쳐서 치료전략의 일환으로 스트레칭을 활용하기도 하지만, 그런 전문적인 방법은 아니라 할지라도 평소 이를 잘 활용하면 몸의 긴장을 풀고 음양균형을 회복하는 데에 매우 유용한 방법이다. 기지개를 펴듯 마음의 주름이 펴지는 상쾌함도 준다. 한 가지 주의할 것은 몸이 좋아지기 위해서 하는 스트레칭이 과도하여 자신도 모르는 사이에 몸에 손상을 입거나 몸이 손상에 취약한 상태가 되지 않도록 올바른 방법으로 해야 한다.

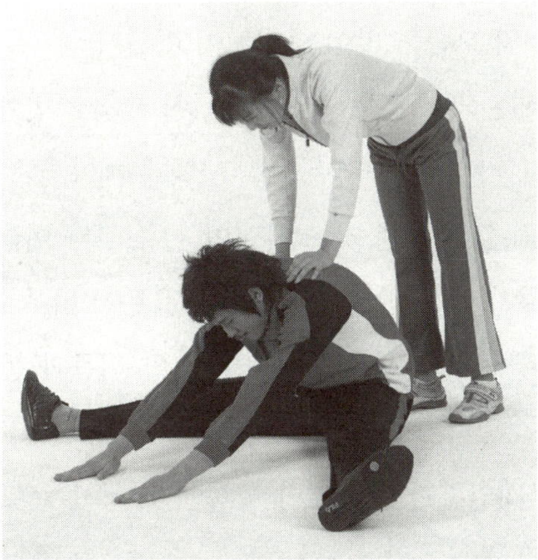

그림 4-7 스트레칭도 잘 하면 약, 못 하면 독이다.

07 운동 종목보다 중요한 선택

여러 사람이 모이면 대화의 주제가 자연스럽게 운동이 되는 경우가 많다. 운동을 하면 몸에 좋다느니, 운동 중에도 어떠어떠한 운동을 해야 한다느니 등의 이야기를 많이 한다. 더 구체적으로 들어가 하루 30분 정도 걷는 운동을 하면 암, 심장병과 같은 위중한 질병의 예방이나 치료에도 좋다고 말하기도 한다. 또 대중매체에서는 전문가들이 복잡한 장비를 동원하여 몸 상태를 분석하면서 시간대에 따라 운동처방하는 내용을 소개하기도 하고, 멋진 장비를 이용해 운동하는 프로선수의 모습도 많이 등장시키고 있다.

이렇게 건강과 관련되어 운동이라는 인식이 사회 전반에 자연스레 확산되어 있지만, 정작 나 자신은 어떤 운동을 어떻게 해야 하는지의 문제에 있어서는 다소 막연한 느낌이 드는 것도 사실이다. 더구나 여러 전문가가 이야기하는 운동법이 제각기 다른 경우에는 무엇이 옳은지 더욱 혼란스러워진다.

사람은 누구나 활동과 휴식을 반복하여 음양 리듬과 동적 균형을 유지하며 살아가도록 되어 있다. 어느 정도의 활동과 휴식이 좋을지에 대해서는 각자 다양한 모습의 개인차가 있겠지만 활동과 휴식이 균형을 이루어야 한다는 점에서는 누구나 마찬가지일 것이다.

운동은 의도적 신체활동으로서 건강과 체력을 유지하고 향상시키기 위해서 하거나 단순히 즐거움을 위해서 하게 된다. 환자에게만 국한된 문제가 아니라 살아있는 사람이라면 누구나 하고 있고 또 해야 하는 것이 신체활동이다. 따라서 우리 몸과 운동에 대해 정확하게 이해하고 실천하는 것은 건강으로 가는 길의 필수요소라 할 것이다.

운동하는 방법에 대해 질문하는 사람들은 보면 대개 무슨 운동이 좋은지, 얼마나 자주 얼마나 오래 해야 하는지 등을 묻는다. 그런데 사실 중요한 것은 운동 종목이나 시간이나 빈도가 아니다. 누구나 쉽게 할 수 있고 또 하고 있는 종목인 뜀뛰기, 조깅을 예로 들어 보자. 과연 조깅이 무조건 좋은 운동이라고 말할 수 있는가? 조깅을 잘 하면 도움이 되는 면도 물론 있겠지만, 때에 따라서는 조깅과 같은 간단하고 위험해 보이지 않는 운동도 충분히 건강을 손상시킬 수 있다.

조깅이라는 종목에 문제가 있는 것이 아니라 같은 조깅이라도 어떠한 방법으로 하느냐에 따라 결과는 무척 달라질 수 있다는 말이다. 건강과 체력이 좋은 방향으로 개선되어 가는 경우도 있고, 어떠한 도움을 받지 못하는 경우도 있으며, 오히려 몸이 더 상하는 경우도 있다.

운동 시간이나 빈도에 대하여 같은 시간, 같은 빈도로 운동하더라도 자신의 몸에 맞을 수도 있고 맞지 않을 수도 있다. 즉 어느 종목이 좋은지 얼마나 자주, 얼마나 오래 해야 하는지 등의 문제로는 자신의 몸에 맞는 운동이 될지 여부에 대해 확신할 수가 없다.

자신에게 맞는 운동인지를 알려면 자신의 몸을 잘 관찰하는 방법을 터득해야 한다. 자신의 몸에 무리가 되는지 아닌지는 직접 몸의 반응을 보고 확인해야 한다. 어떤 이론도, 권위자도, 스포츠의학 교과서도 내 몸의 지금 상태에 맞는 좋은 운동을 판단해 주지는 못한다. 대략적인 지침을 얻을 수는 있겠으나 정확한 것은 내 몸에 직접 들어가 확인해 보아야 알 수 있다.

내 몸의 반응을 확인하는 방법은 우선 운동할 때 편안하고 즐거운지, 운동 시간이 기다려지는지, 운동을 마쳤을 때 똑같은 운동을 처음부터 다시 하라고 해도 즐겁게 할 수 있겠는지 등의 자연스런 느낌을 살펴본다. 만일 그렇지 못하다면 운동으로 인해 피로가 쌓이고 스트레스를 받은 상태가 지속되며, 그런 식의 운동이라면 계속 진행하기 어렵거나 도움이 되지 못할 가능성이 많다.

다음으로는 몸 구석구석의 상태와 증상을 살펴본다. 통증이 있었다면 통증이 줄어야 하고, 관절이 뻣뻣했다면 관절이 더 부드러워져야 하며, 가슴이 답답하거나 소화가 안 되었다면 속이 더욱 편안해져야 하며, 피로했다면 몸이 더욱 개운하고 피로가 풀려야 한다. 만일 그렇지 못하거나 혹시 증상이 조금이라도 심해졌다면 무리가 되고 스트레스를 가중시키는 운동일 가능성이 높다.

다음으로 가능하다면 심박측정기를 통해 심박수를 감시하면서 운동하는 것이 좋다. 심박측정기는 가슴에 두르는 센서와 손목에 차는 심박수와 시간 표시용 시계로 구성되는데, 운동하면서 언제라도 손목시계를 보면 현재의 분당 심박수를 알 수 있다.

현재의 운동에 대해 몸에서는 어느 정도의 부하로 받아들이면서 수행하는 중인지 객관적인 수치로 파악할 수 있다. 예를 들어 최대심박수 130 정도로 운동을 20분간 했는데 위에서 말한 것처럼 혹시 운동이 재미없다거나 운동하고 나서 피곤하다거나 통증이 심해진다면 운동 시 심박수를 더 낮추고 시간을 줄여야 할 수도 있다.

이처럼 본인의 느낌, 신체증상 관찰, 심박수 관찰 등을 지표로 하는 기준을 만들어 운동지도를 해 주는 훌륭한 의사를 만나면 분명 자신에게 맞는 운동 종목과 방법을 정할 수 있다.

95%의 사람에게 맞는 훌륭한 이론이라고 해도 내가 나머지 5%에 해당되어 오히려 건강을 악화시키는 운동이라면 아무 소용이 없지 않겠는가? 진

정 환자 중심의 의학은 모든 사람이 각자에게 가장 잘 맞는 치료법, 건강관리법을 찾을 수 있도록 인도해 줄 수 있어야 할 것이다.

따라서, 운동으로 인해 몸이 좋아졌다는 이웃의 이야기, 이런저런 방법이 좋다고 말하는 유명한 의사나 스포츠의 권위자 또는 운동 코치의 권유는 신중하게 참고할 필요는 있으나 대부분은 보편적 일반 지침에 불과하다.

언제나 이론이라는 것은 실제 상황에 맞추어 변해가기 마련이다. 중요한 것은 실제로 운동을 열심히 한 결과 건강과 체력이 향상되고 관리되고 있는가 여부를 관찰하는 일이다. 질병과 맞서 싸울 능력이 향상되기 위해서라도 내게 적용해 보고, 내게 꼭 맞는 방법을 능동적으로 찾아보아야 할 것이다.

추가로 운동기구를 하나 소개한다. 세상 어느 운동 기구보다도 가치 있고 효과적이지만 가격은 더없이 저렴한 운동기구이다. 바로 일기장 또는 메모장이다. 일기장에 적어도 되고 달력에 그날그날 간단히 메모를 해도 된다. 운동은 어떻게 했는지 즉 심박수 몇 정도의 수준에서 몇 분 정도 얼마나 많은 거리를 운동했는지, 그렇게 운동하기 전후의 몸 반응은 어떠했는지 돌아보고, 생각해보고, 기록해 보면 자신에게 꼭 맞는 최선의 운동의 길을 향해 효과적으로 찾아갈 수 있다.

자신의 몸과 마음을 관찰해서 자신에게 꼭 맞는 운동으로 계속 조정해 가고 또 일기를 활용할 수 있다면 종목 선택은 훨씬 작은 문제로 변하게 된다. 프로 선수로서 건강을 희생하고라도 경기력을 향상시켜서 우승을 해야 하는 경우에는 다른 이야기가 되겠지만, 그렇지 않은 경우에는 자신의 건강과 체력 향상이 주안점이 될 것이기 때문에, 자신을 관찰할 줄 알고 일기쓰기를 활용한다면 어떤 종목의 운동을 하든 크게 문제되지는 않을 것이다.

간혹 운동에 대해 잘못 생각할 수 있는 것은 건강과 운동수행능력을 혼동하는 경우이다. 예를 들어 헬스장에서 벤치프레스를 들어 올릴 때 몇 달에 걸쳐 점점 무거운 것을 들어 올리게 되었다고 해서 몸이 건강해지고 좋아졌다고 오해하는 경우가 많다. 그러나 이것은 잘못된 생각이다. 무거운 것을 들어 올리는 능력과 건강의 향상은 서로 다른 문제인 것이다.

일반적으로는 운동체력을 장기적, 안정적으로 향상시키려면 좋은 건강이 밑받침이 되어야 하기 때문에 체력과 건강이 함께 가는 경우가 많지만 그렇지 않은 경우도 적지 않다.

즉 특정 종목의 운동을 수행할 체력은 좋아졌어도 건강은 나빠지는 경우이다. 예를 들어 운동을 열심히 해서 불끈한 근육질 몸매를 만들고 훨씬 무거운 것도 들어 올리게 되었으나 특별히 다치지도 않았는데 관절 여기저기가 아프고 조금만 활동해도 쉽게 피로한 사람들을 종종 볼 수 있다.

그런 경우 운동이 부족하다고 판단하면서 더 심한 운동을 하곤 하는데 잘못된 방식이다. 오히려 운동의 방법을 조금씩 조절하면서 몸에서 지구력과

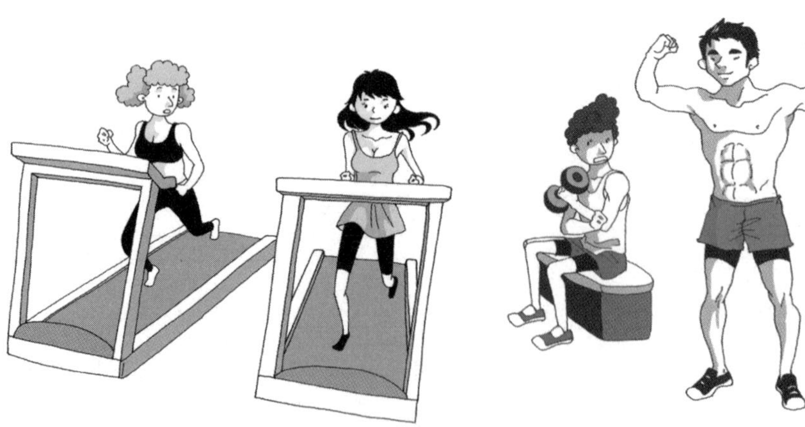

그림 4-8 러닝머신과 근육형태 만들기 운동은 몸에 해를 끼칠 가능성이 매우 큰 전형적인 운동이다.

순발력이 균형을 찾고 건강이 좋아지도록 해야 한다. 그러나 만일 조절하지 못하면 체력은 좋아지나 오히려 건강은 나빠지는 상황이 될 수도 있다. 체력, 즉 운동수행능력 못지않게 기초적 건강도 중요하며 이 두 가지가 꼭 함께 가는 것은 아니라는 점을 잘 이해할 필요가 있다.

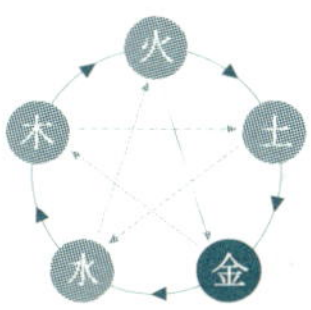

08 먹거리와 한약

한약을 분류할 때 상등급(上品), 중등급(中品), 하등급(下品)으로 약물을 나누는 방식이 있다. 의약의 시조로 알려진 염제신농(炎帝神農[5])의 이름을 딴 고대 의서 『신농본초경(神農本草經)』[6]이 이러한 분류법을 취한 뒤 수천 년간 내려오며 그 기본 골격은 그대로 유지되어 왔다.

마찬가지로 오늘날 한의학 임상에서 자주 활용되는 처방집에서도 상품, 중품, 하품의 범주로 처방이 분류되어 있다. 그 분류의 의미를 살펴보면, 약물을 장기간 복용했을 때 상품은 부작용이 없고 완만한 효능을 보이는 것, 중품은 부작용도 어느 정도 있을 수 있으나 빠른 효과도 어느 정도 보이는 것, 하품은 빠른 효과를 보이지만 부작용 가능성도 상대적으로 큰 것들이

5) 염제신농은 남방의 불의 기운으로 제왕이 되었기 때문에 염제(炎帝)라 한 것이며, 또한 농사의 시조라 하여 신농(神農)이란 칭호를 얻었다.

6) 「본초경(本草經)」, 「본경(本經)」, 「신농본초(神農本草)」라고 하며 진나라 이전 고대 본초학의 성과를 총 정리한 본초학(本草學) 전문서적이다. 양(梁)나라의 학자 도홍경(陶弘景)이 6세기 초에 교정하여 「신농본초경」 3권으로 하고, 다시 주를 가하여 「신농본초경집주」 7권을 저술하였다.

다. 인삼 · 녹용과 같은 전통적인 보약이나 십전대보탕과 같은 전통적인 보약 처방이 모두 상품에 속한다.

이런 분류는 사실 오늘날의 사회에는 맞지 않을지도 모른다. 요즈음에는 많은 사람들이 생활 속 모든 면에서 당장 눈에 보이는 효과를 중요시하고, 그 효과의 이면에 얼마나 큰 부작용 가능성이 잠재해 있는지에 대해서는 그리 큰 관심이 없으며 오히려 어차피 감수해야 할 약간의 위험 정도로 생각하는 경향이 있으니 말이다.

바쁘게 돌아가고 당장 가시적인 성과를 내놓아야 하는 현대사회의 흐름 속에 의료도 예외는 아니다. 짧은 시간 안에 강한 효과를 나타내지 못하는 약물이나 치료법은 관심 범위 밖으로 밀려나기 쉽다. 따라서 이러한 효과를 목표로 특정 성분을 정제한 화학약물이나 수술치료법은 한약의 상중하품 분류법에 의지한다면 아마 대부분 하품 중의 최하품으로 분류가 될 것이다.

본래 어떤 물건의 질을 정할 때 말하는 것처럼 상품 약물이라고 해서 좋고 하품 약물이라 해서 나쁜 것은 아니다. 약물이라는 것은 치료를 목적으로 투여하는 것인 만큼 상품이든 하품이든 몸의 상태와 병증에 맞게 제대로 선택해 처방해야 하는 것은 기본이다. 그러나 필요에 따라서는 약간의 부작용 가능성을 감안하더라도 짧은 기간 안에 강제적이고 인위적인 효과를 만들어 몸의 기능에 개입해야만 되는 경우가 발생될 때 하품약물로서 의미가 존재하는 것이다.

따라서 환자에 따라 상품이 필요한 경우가 있고 하품이 필요한 경우가 있다. 때에 맞게 요령 있게 활용하는 것이다. 만일 응급상황이나 중환자 상황이 아닌데도 하품 약물 위주로만 생각하고 그에 주로 의지하는 것은 마치 과일 깎는 데에 정육점 칼을 사용하는 꼴로 자칫 불필요한 부작용 위험을 감수해야 하는 상황이 될지도 모른다. 반면 상품 약물을 쓰며 천천히 시간을 갖고 치료과정을 지켜보거나 보약 위주로 치료해야 할 환자 상황이 아닌데도 즉, 응급상황인데도 그 약물만을 고집하면 치료할 시기를 놓치고 문제를 더 키울 위험이 있다.

다만 일반적인 경우에서는 속효성을 요구하는 인위적 치료로 불필요한 위험을 감수하게 하지 않는다는 면에서, 그리고 오래 사용해도 부작용의 위험이 적다는 면에서 가급적 상품 약물을 활용하여 치료의 방향을 모색함이 바람직할 것이다.

그렇다면 상품 약물이 장기간 복용해도 부작용이 적고 몸의 기능을 강제로 되돌리기보다 자연 치유력을 강화시킨다는 점을 주목해 보면 최고의 상품 약물은 음식이 될 것이다.

우리가 삼시세끼 즐기는 음식은 장기간 섭취해도 별다른 부작용이 없고, 몸에 본래 갖추어진 자연 건강유지 기전을 활성화시키는 재료로 쓰이기 때문이다. 사실 음식처럼 평생 섭취해도 괜찮은 약물이 있을지 생각하기 어렵다. 아무리 비싸고 좋은 약이라 해도 그것은 특정한 효능이 강한 물질이기 때문에 장기간 사용하면 오히려 그 효능 때문에 몸의 균형이 깨질 수 있고 약물에 동반되는 부작용 위험이 점점 커지기 때문이다.

그런 점에서 음식이야말로 누구나 평생 섭취하면서 몸의 자연적 기능이 활성화되는 효과를 기대할 수 있고, 식품 하나하나에 한의학적 음양균형의 관점과 현대 임상영양학 관점으로 살펴볼 수 있는 훌륭한 효능들이 담겼으므로 상품 약물에 속한다고 해도 틀린 말은 아닐 것이다.

전통 한의학에서는 오래 전부터 음양균형의 개념으로 음식섭취를 조절하고자 해 왔다. 그러기에 치료를 담당하는 의사들을 나누어 약물을 전문으로

하는 사람을 약의(藥醫), 침과 뜸을 전문으로 하는 사람을 침의(鍼醫) 그리고 특별히 식품을 전문으로 다루는 사람을 식의(食醫)라고 불러 각각의 전문 분야별로 인재가 양성되기도 하였던 만큼 환자에 있어서 음식의 음양균형은 약물의 음양균형 못지않게 중요하게 다루어져 왔던 것이다.

근래에 더욱 두드러지는 것은 의학기술의 발달과 함께 임상영양학 분야가 특별한 주목을 받고 있다는 점이다. 삶의 질 향상이 보편적 인식으로 다가오면서 음식을 어떻게 섭취해야 건강인은 더욱 건강해지고 환자는 질병치유에 더욱 도움을 받을 수 있는지에 대해 많은 연구결과와 임상경험이 알려지고 있다.

임상영양학 분야에서도 늘 주장하기를, 개개의 식품의 특성을 고려한 건강관리와 질병치유 방식은 인위적인 약물을 이용한 치료보다 더 자연적이고 몸 고유의 조절기능을 활성화시켜주며 더욱 장기적인 기능개선을 꾀할 수 있다고 말한다.

마치 어린아이에게 물고기를 가져다주기보다 잡는 법을 알려주어 이후에는 스스로에게 갖추어져 있는 지능과 재능을 활용하여 물고기를 잡을 수 있게 하는 것처럼, 음식은 자연스럽게 몸 내부에 갖추어져 있는 자기조절능력을 더욱 활성화시키게 된다. 즉 상품 약물이 추구하는 효과 그대로의 의미이다.

중국 진시황제를 비롯하여 예로부터 불로장생약, 불로초와 불사약을 찾으려는 노력들이 있어 왔다. 신비로운 불로초와 불사약이 혹시 세상 어디엔가, 앞으로의 시대 어느 시점엔가 발견될지도 모르겠다. 고장 난 몸의 장기도 다른 대체 장기로 바꾸어 넣는 시대가 이미 도래되어 있지 않은가?

하지만 현재 우리가 알고 있고 경험하고 있는 한도 내에서는 몸의 자연적인 질병저항 능력, 자기균형 능력을 향상시켜주는 상품 중의 상품 약물인 음식, 지금 우리 눈앞에 놓여있는 밥과 반찬이 바로 불로초와 불사약이 아닐까 생각해본다.

평소 주변에서 높이 칭송받고 존경을 받는 인도의 한 성자가 있었다. 그는 평생 물구나무서기로 수행을 해 왔다. 얼마나 지극한 수행인지 물구나무 선채로 식사도 하고 용변도 보았다. 아무도 하지 못하는 어려운 수행, 신비롭고 기이한 수행을 보고 많은 사람들이 관심을 갖게 되고 찬사를 보냈다. 그런데 이러한 찬사 외에는 그 성자가 어떤 가르침을 주었는지는 별로 알려진 것이 없었다. 사람들은 그 신기한 수행법에 박수만을 치다가 정작 그 성자가 어떤 가르침과 본보기를 보여주었는지 생각하는 법을 잊은 것이다.

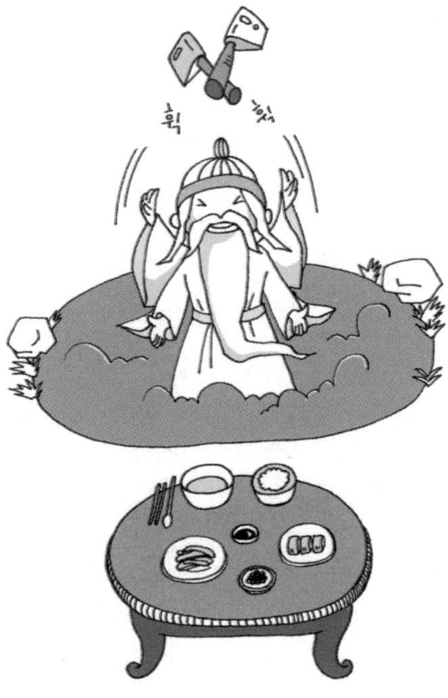

그림 4-9 불로장수의 비결은 듣도 보도 못하던 희귀한 금도끼 은도끼보다는 평범한 밥상에서 시작된다.

기이한 것, 새로운 것, 더욱 자극적인 것, 드문 것은 우리의 눈과 귀를 쉽게 끌어 모은다. 반면 평이하고 담백한 것, 오래된 것에 대해서는 다 알고 익숙한 듯이 지나쳐버리기 쉽다. 하지만 진리는 오히려 담백한 것, 평범한 것 속에 담긴 경우가 많을지도 모른다. 늘 새로운 것 자극적인 것을 밖으로 찾아다니다가 정작 중요한, 내게 오래 전부터 있었던 진실을 잊는 경우가 있다. 우리와 오랫동안 함께 있었고 앞으로 오랫동안 함께 해도 좋은 식품의 가치에 대한 진실은 담백하고 평범한 상식이다.

식품은 평범해 보이고 누구나 당연한 듯 섭취하지만 이것이야말로 어떤 면에서는 상품 약물 중 최상품 약물임을 기억하면서 음양균형에 맞게 잘 섭취하고 활용하면 평생 건강을 지켜주는 좋은 동반자가 될 것이다.

09 영양소 이야기

영양소는 크게 다량영양소(macronutrient)와 소량영양소(micronutrient)로 구분된다. 다량영양소는 인체에서 많은 양을 필요로 하며 에너지원이나 인체 구성물질로 활용된다. 탄수화물, 단백질, 지방이 여기에 속한다. 소량영양소는 상대적으로 적은 양만 필요하지만 인체에서 생리기능이 일어나는 과정에 꼭 필요한 영양소들이다. 비타민, 무기질이 여기에 해당된다.

흔히 영양제라고 하면 비타민과 무기질 보충제가 거론되곤 하는데 그 각각이 독특한 특성과 효능이 있고 여러 건강문제와 관련하여 밝혀진 연구 내용들도 많다. 그렇다면 우리는 영양보충제를 꼭 섭취해야 하는 것인가? 과연 섭취하면 도움이 되기는 하는 것인가? 물론 상당히 도움이 될 가능성은 높다. 하지만 정작 중요한 것은 다른 데에 있다.

우리 인체는 본래 건강하게 식생활을 하고 신체활동과 휴식이 균형에 맞으면 다량영양소이든 소량영양소이든 몸에 필요한 영양소가 저절로 잘 공급되도록 만들어져 있다. 그러나 현대사회의 식품공급 체계, 환경오염과 인공적인 생활환경 문제, 아니면 각 개인의 생활방식 차이 등으로 인해 왜곡되고 불균형된 영양공급 상태가 야기되었다면 당연히 영양의 균형을 맞추기 위해 식생활 개선과 영양보충제 등이 동원될 것이다.

한 가지 생각해야 할 점으로, 본래 소량영양소는 별도의 공급원 식품을 섭취하기보다는 다량영양소를 공급하는 식품 속에 조금씩 섞여 있다가 그 식품을 섭취하면서 자연스럽게 우리 몸에 들어오게 된다. 따라서 다량영양소 공급원이 되는 주변의 흔한 식품들이 균형되고 좋은 음식이었다면 그 속에 포함되어 있던 소량영양소도 아마 충분히 공급될 수 있었을 것이다.

혹시 지금 건강상 소량영양소를 공급해야 할 필요가 있다고 판단되는 상황이라면 아마도 그 이전에 다량영양소 공급원을 섭취하는 과정부터 균형을 잃었을 가능성이 많다. 다시 말하면 비타민이나 무기질과 같은 소량영양소를 누군가가 추천하거나 혹시 그런 소량영양소가 필요한 상태라고 분석되었

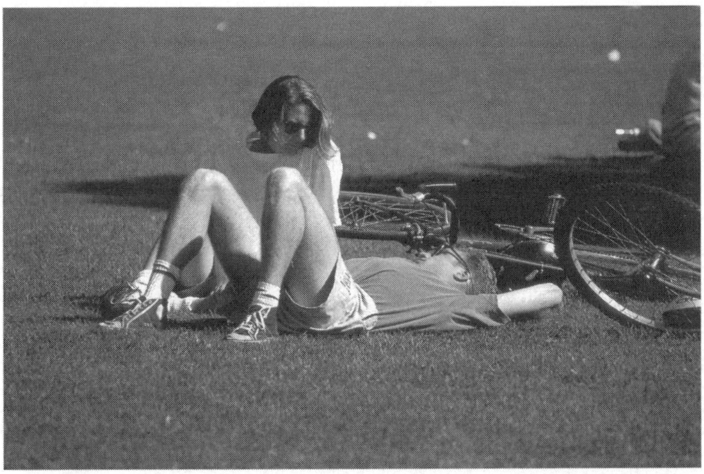

그림 4-10 비타민D는 계란 노른자에 풍부하게 함유되어 있다. 비타민D는 음식에 들어있지만 햇빛에 들어있는 자외선을 받으면 사람의 몸에서도 만들어진다. 즉, 사람은 음식물에서 비타민D를 섭취할 뿐 아니라 체내에서 프로비타민D가 자외선에 의하여 비타민D로 전환되기도 한다. 비타민D가 부족하면 구루병, 골다공증의 원인이 된다.

다면 소량영양소뿐만 아니라 다량영양소 섭취방식에도 이미 문제가 있을 가능성이 높다는 뜻이다. 그러기에 현재의 모든 영양소 공급원 식품들의 섭취방식과 습관 전체를 점검해 볼 필요가 있다.

살아가면서 언제까지나 영양보충제를 복용할 수는 없는 노릇이다. 올바른 식생활을 포함하여 생활방식 전반을 점검하는 가운데 스스로의 힘으로 건강을 유지해가도록 노력한다면 굳이 영양보충제가 더 이상 필요 없는 상태로 돌아갈 수 있을 것이다.

사실 의학적으로 응급상황이나 위중한 질환 등 특별한 경우가 아니라면 일부 영양보충제를 통해 공급되는 소량영양소는 임시적이고 표면적인 방법일 뿐, 시급성이나 필수성에 대해서는 상당한 의문이 제기될 수도 있다.

오히려 포괄적 의미로 더 중요하게 다뤄야 하는 다량영양소 공급원은 주변에 흔히 보이는 식품이고 누구나 잘 아는 내용으로 간주되기 때문에, 상대적으로 더 흔치 않은 소량영양소에 사람들이 관심을 많이 가지게 된다.

다량영양소 중 단백질과 지방은 대개 함께 섞여 있는 경우가 많으므로 음식의 종류는 크게 보면 탄수화물 음식과 단백질-지방 음식의 두 종류로 나눌 수 있다. 올바른 음식 섭취법을 말할 때 칼로리를 계산하는 등 여러 기준이 있지만 그런 모든 기준을 생각하기 이전에 양질의 식품인지 자연 친화적인 식품인지 등 원초적 재료에 대해 먼저 생각해볼 필요가 있다.

예를 들어, 육류를 많이 섭취하면 동물성 지방으로 인해 고지혈증과 혈관이상 등 여러 문제가 유발된다고 일반적으로 알려져 있다. 그러나 평소에 신선한 풀을 많이 먹고 돌아다니도록 방목한 소의 고기에는 오메가-3 불포화지방산이 풍부하고 그 고기를 섭취하면 오히려 고지혈증이 개선되는 효능을 보인다.

화려하게 마블링되어 흰색 지방질 무늬가 보이는 육류가 입에는 맛있게 느껴지고 고가에 팔리기도 하지만, 그 고기를 생산하기 위해 사육하는 과정을 들어보니 우리에 가두어진 소는 활동도 못하고 불필요한 칼로리 영양까지 과다 공급되고 있는 경우가 많았다. 소에게도, 그 고기를 먹는 사람에게도 매우 불행한 현실이다.

탄수화물 음식의 경우 몇 가지 예를 들어 보자. 오래전 설탕이 처음 나왔을 때를 상기해보면 순수한 영양식품이라고 광고되며 주로 부유층에게 고가로 팔려 나갔었다. 그리고 한참 지나서야 설탕이 칼로리 영양만 높고 입에 달게 느껴질 뿐 공급되어야 할 소량영양소가 결핍되고 수많은 문제를 일으키는 식품이라는 사실이 알려지게 되었다.

또 다른 정제 탄수화물인 밀가루는 칼로리 영양은 높지만 기타 필수적인 영양소가 결핍된 식품이다. 오래전 밀가루를 만드는 과정에서 흰 속살에 해당되는 부분만 남기고 영양이 풍부한 겉부분을 제거해 밀가루로 만든 결과 그로 인한 영양결핍 사태가 심각해짐이 밝혀졌다. 원인이 파악된 후 그 영양결핍을 보완하기 위해 강제로 필수적 소량영양소를 일부 첨가토록 하는 식품관련제도가 만들어졌는데, 그로 인해 만들어진 밀가루가 소비자들에게는 '영양강화 밀가루' 로 과대 광고되는 진풍경이 벌어진 적도 있었다.

평소 식품을 섭취함에는 정제탄수화물과 가공처리된 단백질-지방 식품을 피하는 것이 매우 중요하다. 또한 자연친화적 양질의 식품을 통해 다량영양소를 잘 섭취하게 되면 소량영양소의 결핍도 상당 부분 미연에 방지할 수 있다. 아니면 혹시 일부 소량영양소를 공급해야할 상황에서도 약간의 보충만으로도 충분히 도움을 받을 수 있을 것이다.

그러나 우리 몸이 섭취하여 생명을 유지하는 영양소가 어디 이것뿐이겠는가? 여기에 또 한 가지 더 주목해야할 영양소가 있다. 전통적인 영양학에서는 그다지 고려하지 않고 있지만 사실 탄수화물, 단백질, 지방보다 항상 더 많이 필요한 영양소, 바로 공기와 물이다.

공기와 물이야말로 초거대 다량영양소라고도 표현할 만하다. 어떤 공기와 어떤 물이 좋은지, 종류나 질에 대한 문제도 중요한 사항이 되겠으나 그보다는 사실 공기와 물의 섭취 방법, 즉 호흡은 어떻게 해야 하는지, 물은 어떻게 마셔야 하는지 등에 대한 인식도 매우 중요하다.

물론 깊은 산 속 옹달샘, 그 맑고 신선한 공기와 물은 더할 나위 없이 매력적인 생명의 요소이다. 평소 이러한 공기와 물을 맘껏 섭취할 수 있다면 얼마나 우리 몸이 상쾌하고 건강해질까? 그러나 그러한 환경을 갖고 있지 못하더라도 마시는 방법이라도 제대로 익혀야만 할 것이다. 즉, 호흡은 천천히 깊게 들이마시고 내쉬는 습관을 들이도록 해야 하며, 물은 너무 차갑지 않고 신선한 물을 충분히 공급해 주되 가급적 씹어 먹는 음식과 시간을 구별하여 주어야 한다. 안정된 심호흡으로 우리 몸의 폐활량은 커지고 강해지며 12경락을 통한 기혈의 순환은 활발해지고, 물과 음식의 구별과 충분한 섭취를 통해 뇌와 오장육부는 더욱 튼실해질 것이다.

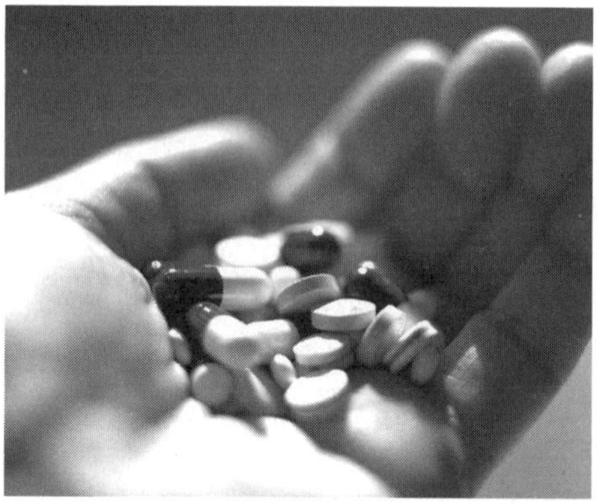

그림 4-11 몸에서 필수적인 역할을 하는 비타민과 무기질도 물론 중요하지만 탄수화물, 단백질, 지방 등 일반 음식물을 건강하게 섭취하는 것이 더 중요하고 그러다 보면 비타민과 무기질 문제가 자연히 예방되고 해결되기도 한다.

사람은 자연의 일부로서 이 세

상에 존재하고 자연계의 다른 생명체와 거의 동일한 기본원리를 따라 생리 기능이 조절된다. 인류가 꿈꾸어 온 이상도 현실 자연세계의 토대 위에 꽃을 피울 수 있다. 자연과 우리 몸의 관계가 이미 그러한데, 자연 친화적인 식생활은 굳이 녹색 철학까지 언급하지 않더라도 사람의 장기적이고 자생적인 건강에 큰 도움이 될 것이 분명하다.

병이 났을 때 도움 받아야 되는 화학약물이나 치료용 약초 등은 물론 꼭 필요한 때가 있을 것이나 그보다 더 중요한 것은 일상생활에서 자연 속에 깃들어 있는 음식에 더욱 많은 애정과 신뢰를 가짐으로서 병을 예방하고 건강을 지키는 일인 것이다.

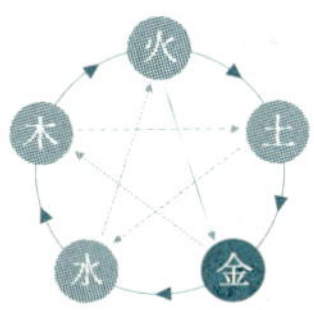

10 건강식을 고르는 요점

몸에 좋은 음식, 몸에 좋은 영양제, 특별히 기능성이라고 이름 붙인 것들에 대해 여러 연구결과도 많고 그들을 복용하여 효험을 보았다는 사람도 많다. 사실 주변에서 좋다고 하는 영양제나 음식만 먹으려 해도 종류가 너무 많다보니 무엇부터 어떻게 먹어야 할지 당황이 되곤 한다. 물론 그러한 연구결과나 경험이 설득력 있는 부분도 다수 있겠으나, 구체적으로 지금 당장 어떻게 해야 할지를 판단해야 한다면, 수많은 영양제나 음식 중에, 수많은 이론과 주장 중에 무엇을 주로 참고해야 할지 쉽지 않은 문제이다.

여기 건강식을 대하는 것에 있어 꼭 숙지해야 할 내용이 있다. 첫째는 쉽게 상하는 음식을 먹는 것이 좋다는 것이다. 쉽게 상한다는 것은 자연 상태에 더 가깝다는 뜻이고 자연 상태의 미생물이나 벌레가 더 선호한다는 뜻이다.

사람에 있어서도 기본적인 에너지 생산방식이나 생체 구성 물질은 사실 지구상의 다른 동물과 크게 다르지 않기 때문에 쉽게 상하는 음식일수록 몸의 자연적 기능에 잘 맞을 가능성이 크다. 예를 들면 도정한 쌀보다는 도정하지 않은 쌀 혹은 도정을 조금만 한 쌀에서 더 쉽게 벌레가 생긴다. 새하얗게 도정한 쌀에서는 쉽게 벌레가 나지 않지만 현미에서는 조금만 환기가 좋지 않아도 벌레가 생긴다.

정육점에서 바로 사 온 얼리지 않은 신선한 돼지고기, 쇠고기는 냉장실에서도 며칠 가기 어렵다. 하지만 소시지, 햄 같은 가공육은 쉽게 부패하지 않는다. 떡갈비나 동그랑땡도 마찬가지고, 식빵, 도넛, 햄버거 같은 음식도 쉽게 상하지 않는다. 소금으로 절인 음식 역시 쉽게 상하지 않는 식품이다. 그러니 별 수 없이 이런 식품들은 가급적 적은 양으로 섭취하는 것만이 방법이다.

또 한편 어렸을 때 어머니가 귀한 들기름을 짜 오면 작은 병 여러 개에 나누어 담아놓던 모습을 기억할 것이다. 들기름은 공기에 노출되는 만큼 산패될 가능성이 높아지기 때문에 가급적 공기노출을 삼가면서 섭취하려는 경험적 지혜이다.

반면 요즘 대형마트마다 가득 진열된 식용유는 어떠한가? 큰 용기에 담긴 식용유는 아무리 오랫동안 뚜껑을 여닫으면서 써도 상하는 냄새가 나거나 모습이 변하지 않는다. 식용유는 쉽게 상하지 않는 기름이다.

오래 전에 식용유 가공과정에서 생성되는 트랜스지방의 폐해가 일반 시민들에게도 알려지면서 논란이 일자 한동안 트랜스지방을 없앤 유제품과 가공식품을 내놓는 유행이 불었던 적이 있다. 그러나 트랜스지방의 폐해를 말하지 않더라도 상식선에서 생각해보면 쉽게 상하지 않는 식품은 우리 몸 안으로 들어와서도 쉽게 처리되지 않을 것이고 그로 인해 생리기능상 문제를 유발할 가능성이 높다.

따라서 일반적으로 쉽게 상하는 식품일수록 우리 몸의 자연 조건에 잘 맞을 가능성이 많다는 결론이 내려진다. 그러나 여기에도 한 가지 예외가 있다. 자연 상태에서도 오래 보관되도록 되어 있던 식품, 예를 들면 씨앗 종류나 견과류는 쉽게 상하지 않지만 대개 자연식이면서 몸에 좋은 식품이라 인정받고 있다.

건강식을 대할 때 두 번째 요점은 쉽게 상하는 음식은 상하기 전에 먹어야 한다는 점이다. 신선할 때 섭취하라는 말이다. 상하기 전에, 신선할 때 먹어야 한다는 말은 사실 새로운 말도 아닌 당연한 말이고 쉬운 말인데 굳이 강조하는 이유는 그만큼 중요하다는 뜻이다.

한 예로 물을 생각해보자. 아무리 비싼 생수라 해도 용기에 담기기 전에 좋은 물이었다는 뜻이지 용기에 담겨 오랫동안 저장되어 온 물이라면 흐르는 물의 신선함과 같다고 말할 수 있겠는가? 당장 눈에 보이도록 곰팡이가 피거나 당장 배탈이 나는 물이 아니더라도 과연 살아있는 좋은 물이라 말하기는 어려울 것이다.

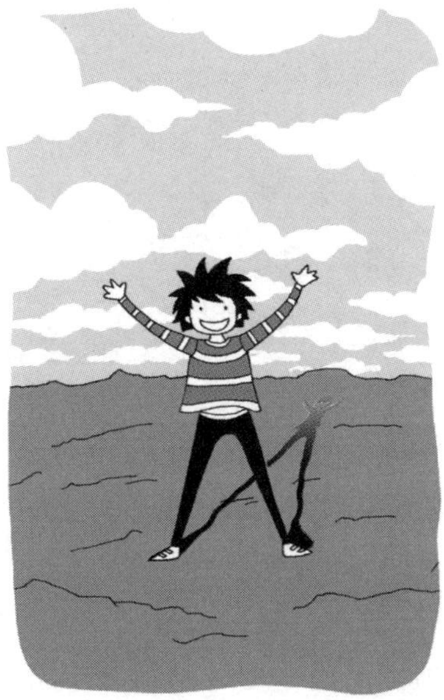

그림 4-12 사람이 자연에서 나왔으므로 자연에 가까운 음식을 섭취하되 위험하고 가공된 음식은 피하는 것이 좋은 음식을 섭취하는 방법이다.

물은 흐르는 물이 좋고, 사람이 섭취

하는 식품은 자연계에서 물질의 순환에 따라 계속 흘러가던 것이 좋다. 땅 속에 존재하는 하나의 미네랄 성분이 식물의 동화작용을 통해 어떤 세포 속에 담겨 있다가 초식동물 몸속에 들어가게 되고, 다시 또 육식동물에게 먹히는가 했더니 그 동물이 죽어 썩은 후 다시 흙으로 돌아가는 순환계의 원리를 머릿속에 그림으로 그려보자.

인간의 삶과 마찬가지로 자연계의 물질 순환원리는 이렇게 계속해서 흘러간다. 계속 변하는 과정의 음식을 섭취하는 것이 자연의 섭리에 순응하면서 건강을 찾는 첩경이며 이것이 바로 음양오행의 변화이며 경락의 순환원리인 것이다.

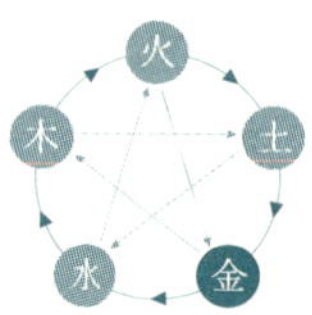

11 음식과 한약과 물의 기미론

음식문화의 중요성을 말할 때 흔히 약식동원(藥食同原)이라는 용어가 대두되곤 한다. 허약한 몸을 보충해주거나 직접 질병을 치료하는 한약의 기원이 음식에 사용되는 자연 재료와 그 뿌리를 같이 한다는 개념이다. 장수마을의 할머니에게 건강의 비밀을 물으면 "음식이 보약"이라는 말을 하고, 노인들은 모이면 저마다 "나이 들어봐! 밥심(밥의 힘)으로 살지"라고 말하기도 한다. 이처럼 오늘날에는 자연 속에서 우리가 얻어 섭취하는 약초, 음식 재료 또는 물의 중요성까지 나날이 강조되고 있다.

사람에게는 저마다 부모로부터 타고난 유전자가 있듯이 한의학에서도 타고난 체질에 따라 서로 다른 몸의 유형이 존재한다는 의학적 근거를 가지고 체질의학 치료법이 환자들에게 많이 활용되고 있다. 이에 따라 의사들은 질병 요인을 진단하고 치료 처방을 할 때도 환자의 체질이나 몸의 음양기혈 상태를 살피면서, 약이나 침 뜸의 처방과 함께 몸에 좋은 음식과 물을 권하기도 하고, 피해야 될 음식이나 물을 설명하기도 한다.

이처럼 약식동원이라는 관점에서 미루어 한약이나 음식 모두 그 쓰임새를 잘 알아 우리 실생활에 적용시킨다면 우리의 건강을 위한 참으로 좋은 지침이 되지 않을까 생각한다.

한의학에서는 약물의 성분이나 그 기전을 논하는 서양의학과는 달리 한약의 성미, 즉 기미(氣味)를 논하게 된다. 이를 기미론이라 칭하는데 역시 경락이론과 다분한 연계성을 가지고 있다.

여기에서 '기' 라고 하는 것은 약물이 어떠한 천지 대자연의 조건, 즉 어떠한 기후나 주변 환경의 영향을 받아 자랐는지, 어디에서 언제 그 약물을 채취했는지 등이 주요 변수가 된다. 그와 함께 타고난 '미' 는 오미로 구분되는 신맛, 쓴맛, 단맛, 매운맛 그리고 짠맛 중에 어떤 맛에 해당되는지를 가리는 것이다.

사실상 한의학에서 이처럼 약물을 구별하는 것은 나름대로의 과학적 방법론을 취했다고 볼 수 있다. 그 이유는 약의 재료가 화학적으로 합성된 것이 아니라면 당연히 약물의 기후, 채취 시기 또는 지리적 환경으로 인해 주요 성분의 함량이나 효능 기전이 달라질 수 있다는 기미론의 객관적, 경험적 데이터에서 나온 결과물이기 때문이다.

이러한 기미론과 함께 약물 독성 유무와 정도도 약물 선택의 중요한 요소가 된다. 동시에 현대의약학의 약물전달시스템(DDS)과 유사한 성격의 귀경(歸經)이론이 함께 개입이 됨으로써 한약물의 쓰임새가 보다 더 정교하고 안

전하게 활용되어 온 근거를 보여주게 되며 이로서 약물처방의 원리는 보다 더 객관화되어 진다.

여기에서 말하는 귀경이론이란 그 약물이 어느 경맥을 통하여 어느 장기 및 조직으로 그 효능이 전달되는가를 추적하여 만들어낸 일종의 한약물 전달시스템이다.

그 뿐인가? 보통은 채취된 한약 재료를 깨끗이 말려서 사용하지만 볶고, 찌고, 물이나 술에 일정 시간 담그는 등 다양한 법제 과정을 통하여 원하지 않는 독성을 제거하거나 주요한 약성을 강화시켜주는 등 하나의 약재에서도 다양한 치료기전을 보일 수 있도록 응용 변화 과정도 거치게 된다.

우리 모두에게 익숙한 인삼의 예를 들어보자. 인삼은 개성, 금산, 풍기, 진안 등 특정지역의 토양과 기후를 바탕으로 6년을 정성스레 기다려서 채취한 것을 최고의 품질로 삼는다. 이렇게 태어난 인삼의 기미를 서술해 보면, 성질은 따뜻하며, 맛은 쓴맛과 단맛을 가지고 있고, 귀경은 심경과 비경 · 위경으로 간다. 결과적으로 그 효능은 심장을 튼튼하게 해주고 마음을 안정시키며 비위의 기능을 강화시켜 전신의 기운을 보강시켜 준다. 이처럼 한약재의 품질, 효능, 활용범위 등이 결정되면 다른 약재들과 함께 처방 구성이 되어 본연의 임무를 수행하게 된다.

여름철 복날, 땀을 뻘뻘 흘리며 유달리 많이 찾는 삼계탕의 묘미는 어디에 있는가?

바로 앞에서 본 것과 같은 논리를 활용한 옛 선조들의 지혜가 배어있는 것이다. 땀을 흘리면 기가 많이 소진되고, 더불어 비위의 기능이 아래로 치우쳐서 몸은 늘어지고 밥맛은 없게 된다. 여기에 기를 돋우고 비위를 돕는 인삼과 닭고기를 처방하여 한 번에 섭취할 수 있는 삼계탕이 바로 보약이 아니겠는가? 이를 발전시켜 일찍이 중국과 대만에서는 여러 종류의 약선 요리[7]가 등장하여 맛과 건강을 추구하였던 것이다.

이제 음식, 한약과 함께 몸 건강의 또 다른 요소인 물에 대한 이야기로 들어가 본다.

생명의 원천, 좋은 물의 조건을 보면 참으로 물의 가치가 귀한 만큼의 엄격한 규격이 있는 것 같다. 우선 오염물질이 없는 깨끗한 물, 각종 미네랄이 풍부한 물, 약알칼리성임과 동시에 유해한 활성산소의 축적을 제어해주는 물, 육각수의 치밀한 구조와 좋은 정보를 담고 있는 물 등 전문가들은 앞다투어 물 이야기들을 늘어 놓는다.

이를 풀어 다시 설명하면, 몸에 좋은 물은 인체에 부족할 수 있는 미네랄을 제공하여 질병에 대처능력을 길러주고, 음식이나 과로, 스트레스로 인한 혈액순환장애를 회복시켜 질병 예방에 도움을 주며, 면역기능 강화로 장내 미생물의 자연발효를 도와 체내의 독성 가스로 인한 만성설사, 변비, 소화불량 등을 막아주고 활성산소 제어 능력도 강화시켜준다는 것이다. 이것이 곧 한의학이 치료 원리로 삼고 있는 자연치유력의 증강이라고 말할 수 있을 것이다.

'전라도 전주비빔밥' 하면 많은 사람들이 침을 꿀꺽 삼키며 좋아하는 향토음식이다. 이 비빔밥은 국내에서 뿐만 아니라 외국인 미식가들도 매우 좋아하는 세계적인 음식이 되었는데, 수년 전에는 이 비빔밥으로 국내 유명항공사가 국제 기내음식 경연대회에서 대상을 받았다는 소식도 있었다.

---

7) 약선은 사람의 몸을 튼튼하게 해 주고 병의 치료를 도와준다는 뜻이다. 약선요리는 한약 재료로 쓰이는 것들을 요리에 넣어 만든 건강식이다.

그런데 원래 전주비빔밥의 맛 소문 비결은 바로 전주의 좋은 물로 키워진 콩나물에서 연유했다고 한다. 음식뿐만이 아니다. 좋은 물이 있는 곳에 좋은 약재나 채소가 나온다고도 한다. 게다가 차 맛, 술 맛 역시 금수강산 좋은 물의 조건을 따라 그 유명세가 달라진다는 것을 우리는 익히 들어왔다.

그러한 물을 우리는 일상에서 어떻게 섭취해야 하는 것인가? 우리 몸의 70% 이상을 물로 채우고 있어야 하니 땀과 변으로 배설되는 양을 보상하기 위해 하루 2리터 정도 충분히 꾸준히 마실 것을 권한다.

언젠가 어느 과학 세미나에서 한 연사가 "물은 그저 H_2O, 물일 뿐이다. 갈증 날 때 마시고 몸이 필요로 하는 만큼 채우면 그만이다"라고 하는 말을 들은 적이 있다. 정말 그 뿐일까?

사실 세균이나 중금속 등 유해물질이 없는 맑고 깨끗한 물, 그 정도면 무난하다는 게 일반 정설이다. 현재 시중에 나와 있는 많은 정수기들은 이것을 기준으로 해서 만들어졌고 그 기준을 유지하려 여전히 가가호호 정기점검을 다닌다. 허나 조금만 더 나아가 보면, 미량 항산화 물질의 활동을 돕고 음식의 분해 소화 흡수를 높이는 약 알칼리성(pH 7.5)의 물이 산성화된 물보다 좋다는 설명이 있다. 그리고 pH 9 정도의 알칼리 이온수가 소화불량, 만성설사, 장내 이상발효 및 위산과다 등의 질환 개선에 도움이 된다는 좀 더 과학적인 설명도 나와 있지만 여전히 한의학에서 말하는 물의 개념이나 활용보다는 제한적인 개념이다.

한의학의 주요 분류 체계인 오행귀류표를 보면 목, 화, 토, 금, 수로 이루어지는 오행 체계 속에 물의 속성이 그 중 하나로 자리매김하고 있다. 자연계에서 일컫는 물의 속성은 인체로 들어가서 방광과 콩팥 계통의 기능에 연계되어 있고, 만성질환의 치료 범주를 포함하여 경락과의 관계에서도 그 역할이 드러난다.

물의 경락이라 칭할 수도 있는 족소음신경과 족태양방광경의 혈위를 자극하여 우리 몸의 수화(水火)의 상호관계가 조절된다. 몸에 화기가 너무 들떠 일어나는 심혈관계 및 정신적 질환과, 수기가 너무 가라앉음으로서 일어나는 부종 각기 비뇨계 등의 질환에 가히 응용할 수가 있는 것이다.

이와 같이 몸 안, 몸 밖 모두에서 물은 매우 중요한 개념으로 다양하게 연계되어 있기에, 일상에서 섭취하는 물이 건강 유지 및 질병 치료를 돕는 의미에서도 이미 큰 브랜드 가치를 형성해 왔다.

〈생명의 물, 기적의 물〉(동아일보사, 2008)을 저술한 김현원 교수의 물의 혁명 이론을 보면, 우리 몸에 좋고 질병 치유에 도움을 줄 수 있는 다양한 종류의 물에는 그 안의 성분 또는 내재된 정보 속성에 따라 효과를 달리하는 차별성이 존재한다고 말하고 있다. 이는 이미 조선시대 어의인 구암 허준 선생이 저술한 『동의보감(東醫寶鑑)』의 '품수론(品水論)' 에서 "사람에 따라 살찌고 마른 것 수명의 길고 짧음은 마시는 물에 그 원인이 있다"라고 설명한 이론과 일맥상통하고 있다.

『동의보감』을 보면, 물에도 각기 고유의 기운이 있으며 그 기운에 따라 30여 종류로 구분한다고 하였다. 한 예를 보면, 새벽에 제일 먼저 길어 올린 우물물을 정화수라 하는데 이 물에는 하늘의 정기가 모여 있고, 성질은 평하고, 맛은 달며, 무독하다고 하여, 흡사 일반 한약재의 효능처럼 그 물성이 잘 표현되어 있다. 옛날 어른들이 깊은 밤 달빛 아래 정화수 떠 놓고 기도하는 마음이 하늘로 상통한다고 믿었던 바로 그 물이 아닌가?

또 다른 예로 지장수는 깨끗한 황토를 가라앉혀 위에 뜬 맑은 물을 지칭한 것인데 이 물은 근심걱정으로 가슴에 쌓인 병을 치료하고 해독에도 효과가 있다고 하였다. 생숙탕은 일명 음양탕이라고도 하는데 끓인 물과 찬물을 반씩 섞은 물로서 위장장애와 곽란(霍亂)8)에 좋고 나쁜 독을 토하게 한다고 하였다. 평소 위장이 나쁘다면 이 생숙탕을 가볍게 응용해 봐도 좋을 것이다.

그 외에도 한천수, 국화수, 납설수, 춘우수, 추로수, 동상, 박, 방제수, 매우수, 반천하수, 하빙, 옥유수, 모옥누수, 옥정수, 벽해수, 천리수, 감란수, 역류수, 순류수, 온천수, 냉천수, 장수, 요수, 열탕, 마비탕, 조사탕, 증기수, 동기상한, 취탕 등이 있어 이렇게 많은 물의 종류와 용도가 현대인에게 얼마나 효용 가치가 있을지 매우 흥미로운 연구 주제로 삼아도 좋을 법하다.

그렇다면 여기에 대두되고 있는 물의 정보라는 것은 어떤 의미를 지니고 있는가?

이미 50년 전, 왓슨과 크릭이 DNA 이중나선구조를 발견한 후, 유전정보에 대한 개념이 구체화되었고, 최근에는 게놈 염색체 지도까지 만들어져 분자생물학 분야에 엄청난 발전이 이루어졌지만, 여전히 생명체의 궁극적 신비는 베일에 가려져 있다. 혹시, 왓슨과 크릭에게 '살아있는 물' 즉 생수의 정보에 대해 어떻게 생각하는지 질문한다면 어떤 대답이 나올지 궁금하다.

캐나다 록키 산맥의 벤프 국립공원에 가면 많은 빙하를 만나게 되는데, 수만 년 전에 형성된 빙하의 녹은 물을 먹어보는 것도 관광 중 매우 짜릿한 경험이다. 이 물을 원하는 사람이 많아 아예 가게에서 비싼 값으로 팔기도 한다. 정말 이 물을 마시는 순간 수만 년 전부터 축적되고 간직된 유전자, 그 옛날의 환경 정보가 우리 몸에 들어온다는 말을 믿어도 되는 것일까?

성경에도 기록된 바 베데스다와 실로암 연못가에서 예수가 보여준 기적

---

8) 한의학의 병명 중 하나이다. 구토 · 설사하는 것을 말한다.

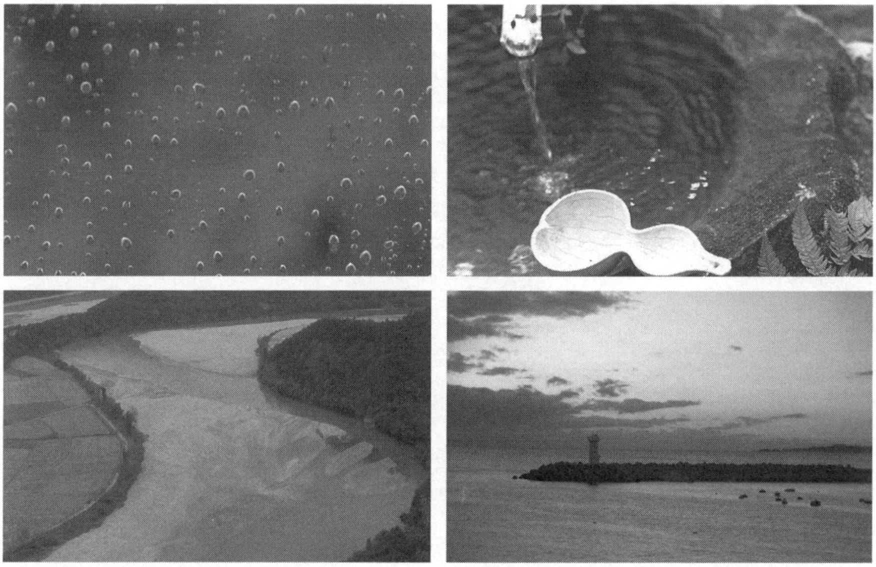

그림 4-13 빗물, 우물물, 강물, 바닷물이 화학적으로는 모두 H_2O일지라도 그 속에 담긴 기운은 다르며 우리 마음을 적셔주는 방식도 다르다.

의 물 치유 사건이 있는데, 이는 믿음과 치유의 정보가 물에 입력된 결과였을까? 아니면 당시의 물속에 치유 성분이 있었던 것을 미리 예수가 알았던 것일까? 이 또한 믿음의 크기만큼 여러 답이 예상되는, 소위 과학의 용어로는 설명이 안 되는 우문우답의 내용일 수밖에 없다.

아무튼 약수, 해양심층수, 암반수, 탄산수, 미네랄 워터, 완벽한 분자구조의 육각수, 알칼리 이온수, 게르마늄수… 등, 요즈음 우리 주변에 막 쏟아져 나오기 시작한 물 관련 상품들만 봐도, 건강과 직결된 먹을거리에 대한 관심이 갈수록 증폭되고 있음을 실감하게 된다.

그러나 비록 지금까지 다뤄온 음식과 약과 물의 상호 가치성에 대한 과학적 연구 결과나 확실한 증거가 미미하다 할지라도, 자연과 우리 몸 사이의 조화와 균형, 끊임없는 운동성과 흐름의 법칙, 이들 가운데서 역동적 생명 현상이 일어남을 신뢰할 수 있다면, 오늘 섭취하는 한 잔의 물과 한 그릇의 음식이 참으로 꿀맛 같은 영양 정보로 인식되어 뇌와 경락시스템을 두드릴 수도 있다고 여겨진다.

제5장 창조와 흐름의 대우주와 소우주

創造

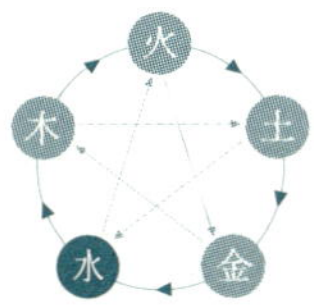

01 우주와 나

한의학에서 가장 핵심적 용어인 경락학설은 자연과 인간이 하나라는 천인상응(天人相應) 이론으로부터 출발한다. 그리고 우리 몸에서 장부와 깊은 연계 맥락을 가지고 있으면서 그 맥락에 나타나는 증후를 근거로 각 장부의 병을 진단하고 치유하는 데에 응용되어 왔다.

따라서 그 명칭 또한 자연계의 물 흐름, 즉 중국의 주요 강인 12수(十二水)에서 시작된 것이었고, 그 개념을 소우주인 인체에 적용시켜 몸의 일정 부분에서 규칙적으로 일어나는 기혈(氣血)의 순환을 12경락으로 체계화하여 침과 뜸으로 음양균형을 조절해왔다.

원래 '기와 혈이 언제나 같이 다닌다'는 뜻의 기혈동수(氣血同帥)라는 말이 있다. 이 둘은 우리 몸에서 상호 긴밀한 영향을 끼치면서 생명활동을 유지시켜 주는 작용을 하는데, 한의학에서는 이 중에서 유형의 혈보다는 무형의 기를 몸 구성요소의 으뜸으로 여겨 진단과 치료의 강령으로 삼았다.

우주 만물에 존재하여 생명활동을 발원시키는 기는 세 가지 범주에서 관찰될 수 있다. 첫째, 우주와 세계를 다스리는 근본 원리의 기, 둘째, 만물의 생명 활동을 영위하고 발전시키는 자연의 기, 셋째, 인체 내에서 세포 조직 기관의 생명을 유지시키는 몸의 기가 바로 그것이다.

따라서 기라는 존재는 나누어보면 여러 분야에서 다양하게 그 종류와 기능이 관측되기도 하나 결국은 삼라만상 유기체의 생명 현상을 포괄하는 하나의 기(一氣也)로서 귀결이 되는데, 이로서 천인상응론을 바탕으로 한 대우주와 소우주 이론은 우주 자연과 인체를 하나의 기로 묶어 인식시켜주는 것이다.

'푸른 하늘 은하수 하얀 돛배엔…' 이라는 동요의 노랫말처럼 오래 전부터 지구의 조상들은 거대한 은하수 물결, 우주를 보며 인간의 미래에 대한 꿈을 꾸었다.

천문학 이론으로 보면 우주에 존재하는 수많은 별들은 우주가 탄생됨과 함께 태어나고 성장하고 사멸하는 과정을 가지고 있는데 이 모든 현상이 인간의 생애와 매우 유사한 것으로 알려져 있다.

아주 오래 전에는 우리의 태양계를 우주 전체라고 생각하면서 중심에 있는 태양을 위대하고 신성한 존재로 숭배하기도 하였다. 고대로부터 우리 은하와 태양계에 대한 관심이 지대해지고 구체화되면서, 우주는 태양계보다도 훨씬 크고 넓은 공간이고 태양보다 더 강한 빛을 내는 별들이 수두룩함도 알게 되었다.

이토록 광활한 우주, 살아있는 우주를 바라보며, 동양에서는 그 안에 소우주 인체를 대입시켜 하나의 기 개념으로 의학체계를 형성시켰다. 그렇다면 서양에서는 우주와 인체를 어떻게 보고 어떠한 시각과 사고의 틀로 오늘날 의학의 바탕을 만들었던 것일까? 타임머신을 타고 고대로 돌아가 보면 어쩌면 같은 뿌리의 우주관과 인체관의 흔적을 발견할 수 있지는 않을까?

고대 이집트인들은 관념적이고 종교적인 우주관, 샤머니즘적 우주관을 가지고 있었던 반면, 고대 그리스인들은 종교나 관념의 사고 유형을 떠나 보다 객관적 사고에 토대를 두고 천체를 관측하기 시작하였다.

그러나 당시에는 이러한 탐구 활동을 도와주는 도구가 매우 제한적이었기 때문에 육안으로만 관찰한 것이 전부였음에도 불구하고, 이러한 노력은 광활한 우주의 현상을 인간의 삶 속에 연계 발전시켜 주는 기폭제 역할이 되었기에 근대과학의 뿌리가 형성된 시기라고도 하였다.

따라서 고대 그리스 과학은 자연철학과 불가분의 관계라 정의할 정도로 그 당시의 철학적 사유방식은 과학의 발달에 매우 긴밀한 영향을 끼치고 있었다. 이러한 과정은 동양의 자연철학에 사상 기반을 두고 있는 한의학과 크게 다르지 않음을 알 수 있다.

최초의 자연철학자라 불리는 탈레스(Thales, BC 624~546)는 원래 기하학자로 피라미드의 그늘을 토대로 실제 높이를 산정하거나 일정 공식을 사용하여 배와 육지의 거리를 산출해내는 등 실증적 사고방식으로 우주를 이해하려 하였다. 이러한 과정에서 그는 '자연의 근본적 요소는 물' 이라는 혁신적 의견을 내놓았다.

그 이후부터 우주 속 모든 물질을 구성하는 근본 원소가 무엇이냐에 대한 토론이 시작되면서 물, 불, 공기, 흙들에 관한 많은 이론들이 출현되었다. 이들이 어떻게 결합하여 가시적 물질을 형성하는가에 대한 구체적이고도 과학적인 논리의 필요성이 대두되면서, 이로부터 객관성과 논리성, 합리성을 추구하는 학문적 풍토가 뜨겁게 달아오르기 시작하였던 것이다.

아직도 우리는 중학교 때 배운 '피타고라스의 정리' 를 기억할 것이다. 피타고라스(Pythagoras, BC 569~475)는 만물의 본질은 수(數)이고 수학은 종교이며 따라서 신은 기하학자라 말하기도 하였다. 이러한 표현은 만물의 상은 오직 숫자로만 표현될 수 있다는 생각을 빌어, 자연은 추상적이지 않은 구체적이고도 객관적인 존재라는 의미를 부각시키고 싶었던 것으로 이해된다.

이와 함께 우주와 지구 그리고 인간이라는 관계성를 추구하던 당시의 학문은 태양 중심의 우주관과 함께 지동설의 씨앗을 서서히 싹 틔우기 시작하면서, 아리스타르코스(Aristarchos, BC 310~230)에 의해 지구는 태양 주변을 원궤도로 회전한다는 지동설과 지구의 자전과 공전이론이 표면화되었다.

그로부터 1500년도 훨씬 더 지난 후, 고대 그리스의 학술저서를 통해 깊은 영향을 받은 코페르니쿠스(Nicolaus Copernicus, 1473~1543)와 세계 최초로 30배율 망원경으로 달 표면과 은하를 관찰한 근대 과학의 아버지 갈릴레오 갈릴레이(Galileo Galilei, 1564~1642)에 의해 태양을 중심으로 지구는 공전과 자전을 하고 있다는 지동설 우주관이 더욱 확고히 구축되었다.

이어서 영국의 수학자이자 물리학자인 아이작 뉴턴(Isaac Newton, 1642~1727)이 빛의 입자성과 물질의 운동성, 그리고 '자연철학의 수학적 원리'를 통해 과학적 사고와 원리규명의 틀을 구체화시킴으로써 근대의 분석과학은 발전의 급물결을 타기 시작하였다.

이처럼 기원 전후를 통하여 장기간에 걸친 관측과 그 관측 결과를 분석할 수 있는 수학적, 과학적 방법들이 개발되고 쌓여감으로써 우주를 인간의 삶에 연계시켜 포괄적으로 이해하고자 하는 세계관이 형성되어왔던 것이다.

고대 그리스에서부터 뉴턴에 이르기까지 자연의 본질과 요소를 분석하고, 그 속에 깃든 수학적 원리를 객관적으로 탐구하면서 우주와 인간의 포괄적 관계를 이해하려했던 서양 과학의 세계관은 동양에서 말하는 음양오행 및 경락의 우주관과 많은 유사성이 발견되고 있다.

금세기의 천재 과학자라고 불리는 아인슈타인(Albert Einstein, 1879~1955)이 말한 우주탄생 이론은 더욱 공감적이다. 즉 우주는 무한하고 지속적인 팽창과 탄생으로 물리적 원리에 따라 끊임없이 성장하고 진화되어 나가고 있다는 것이다. 이는 곧 한의학에서 설명하는 인체 음양생리의 작용기전에서도 동일한 패턴을 보이고 있다. 다시 말하면 음양의 지속적인 충돌과 변화와 성장 및 발전을 통해 소우주 인체의 생명이 탄생되고 유지된다는 이론이 바로 그것이다.

또한 여기에 우주의 탄생과정인 빅뱅(Big Bang) 이론을 언급하지 않을 수가 없다. 우주 개벽, 태초라 여겨지는 시점인 150억 년 전에 크기가 없는 하나의 완전한 점, 모든 에너지가 집중되어 있는 하나의 특이점(singular point)에서 생명력이라 일컬을 수도 있는 폭발적 팽창이 일어나면서 우주가 형성되기 시작하였다는 이 이론은 참으로 놀랍기만 하다.

그 폭발의 찰나에 물질의 가장 기본 효소인 '쿼크' 라는 미립자가 형성되었고, 그 후 이 입자가 양성자, 중성자 등과 결합하는 과정에 전자, 원자, 분자 등이 생성되면서 드디어 모든 물질 탄생의 기초가 마련된 것이다.

이에, 태초 우주에 시작된 하나의 점에서부터 태극, 음양이 분화 형성되고 그 작용으로 오행 만물 탄생의 기초가 이루어진다는 이기론적(理氣論的) 한의학 우주관이 다시 거론된다 해도 전혀 어색함이 느껴지지 않는 것은, 어쩌면 우주나 인체 생명탄생의 기원이 동서양을 막론하고 우주에서부터 인체 세포에 이르기까지 하나의 맥을 형성하고 있다고 여겨지기 때문일 것이다.

이러한 것을 두고 억겁의 세월이라 말하던가? 태초의 우주개벽 당시 에너지 특이점에서 출발하여 물질의 기초인 쿼크 탄생으로 이어지는 그 시점부터 생명의 역사는 시작되었다. 그로부터 먼 훗날 고대 그리스의 자연철학을 지나 근대의 과학자들에 이르는 우주관, 세계관, 자연관이 하나의 파노라마 대작으로 눈앞에 펼쳐진다. 그에 이어 최첨단의 시대라 불리는 오늘날 현대과학과 의학의 무대 위에 거창한 몸담론[1] 주인공인 '나' 라는 소우주가 존재하게 된 것이다.

---

1) 서술의 전체가 인간의 육체에 대한 이야기로 논의하는 것을 의미한다.

우주와 세계와 사람을 논하는 여기 어디에 동양과 서양의 구별이 있고 우열이 존재하던가?

자신이 우주만큼 거대한 유기적 정체라는 존재감으로 영원한 그 흐름에 몸을 맡기면, 그 억겁의 세월을 뚫고 나온 우주의 역동적 에너지와 연결되어 몸 중심의 내적 평화감을 누릴 수 있다는 이 명상적 체험들을 어떤 과학적 용어로 설명할 수 있을까?

다시 바꾸어 말하면, 나와 우리 주변 안팎의 모든 공간 에너지 입자가 서로 연결된 채 우주라는 거대한 직물을 함께 엮어감으로써 매우 친밀하고 평화로운 공감의 관계가 형성될 수 있다는 것이다. 이러한 해석은 그동안 서양의 수많은 철학자와 과학자가 본 우주와 세계와 몸에 대한 인식과 무엇이 다를 수 있겠는가?

'우주와 나'가 하나라는 천인상응의 개념을 바탕으로 한의학에서 활용되는 몸에 대한 인식과 언어들이 우주의 흐름을 얼마나 잘 이해해왔고, 그 흐름에 순응하는 에너지 역학 관계를 얼마나 중요하게 다루어 왔는지, 새삼 불변하는 과학적 진리로서 우리 삶 속에 크게 다가옴을 느끼게 된다.

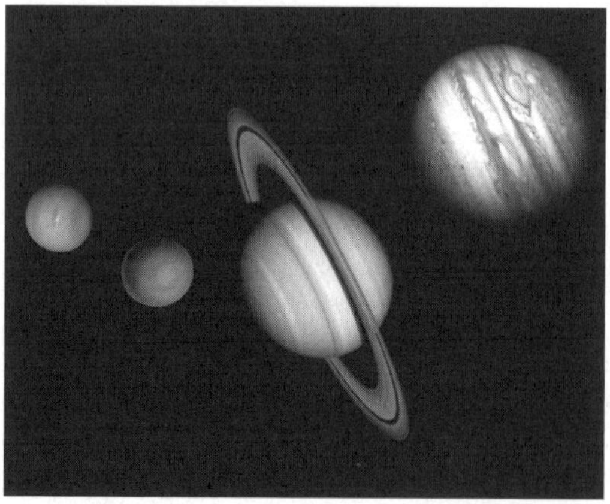

그림 5-1 광활한 우주의 하늘과 땅이 사람을 낳았고 사람 속에는 우주가 깃들어 있다.

비록 현대과학적 언어로 해석할 수 있는 방법론은 부족할지라도 우주대자연의 섭리에 몸담론을 연결시키는 한의학적 경락 건강론은 우리 인류만이 아니라 지구가 함께 살 수 있는 생명담론으로 다시 태어나야 되지 않을까 생각해본다. 우주 속의 나에 대한 성찰, 세계에 대한 포괄적 이해와 함께 개인의 삶과 건강을 위한 더 나은 지혜와 노력이 필요한 시점이다.

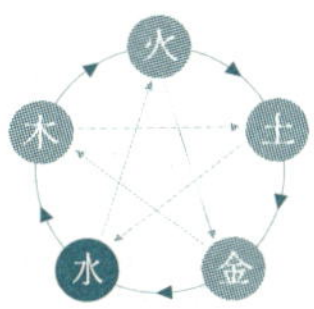

02 고대 서양철학자들의 "경락 봤다!"

고대 그리스 시대의 사상을 접하다 보면 유기적 정체성을 가진 세계관과 인체관을 도구로 사유하고 경험하는 방식의 변화를 엿볼 수 있는데, 이러한 내용은 고대의 서양 철학 속에서 동양 철학의 유사성이 많이 발견되고 있다는 단서로 삼아도 좋겠다는 생각이 든다.

앞에서도 이미 언급했지만 탈레스는 기원전 6세기 초반 사람으로 최초의 자연철학자로 인식이 되고 있는데, 그는 천문학 분야의 발견을 통해 우주의 생성과 변화를 논하였고 이를 수학적 응용으로 발전시켰다. 동시에 자연 세계 속에서 만물이 근원적인 곳에서 발생하며 궁극적으로 그곳으로 다시 돌아간다고 하는 발생과 회귀의 일차적 원리를 '물'이라 설정하면서 그로서 만물의 이치와 생명 발생의 메커니즘을 설명하였다.

이어서 그의 제자 아낙시만드로스(Anaximandros, BC 610~546)는 발생과 회귀의 원리는 직접적으로 관찰하고 지각할 수 있는 대상은 결코 아니며, 자연세계 및 유기적 정체 속에서 일어나는 제반 현상적 측면의 원인이 되고, 서로 대립되는 원리들이 존재하되 서로를 파괴하지 않고 그 자체 속에 보존될 수 있다는 생각을 가다듬어 아페이론(apeiron)을 주장하였다.

생명현상에 초점을 맞추어보면 아페이론 내에 있는 이런 상반된 원리는 생명의 탄생에 매우 결정적인 중요성을 가지게 된다. 이 원리는 전체적으로는 서로의 균형을 맞춰가면서 내부적으로는 상반되는 것들끼리 들어가고 나감과 주고 받음의 동력을 교환하면서 만물을 발생시킨다는 한의학 음양오행의 이치와 매우 부합되는 것이다.

음양오행이론을 비롯하여 현상세계를 설명하기 위한 일반 논리를 보면, 사물이란 자기들끼리 서로를 침해하고 보복하는 생산(生)적이기도 하고, 파괴(克)적이기도 한 운동성의 논리를 가지면서 소멸했다가 다시 필연적으로 복귀함을 반복한다고 말한다. 이것은 곧 상반되는 것들끼리의 공존 본성, 또는 사물 자체보다는 과정을 중시하는 근원적 원리의 본성이라 해석되기도 한다.

이러한 논리는 자연 원리적이며, 세계적이고, 유기적 정체관의 성격을 표방하는 인체의 뇌 일부분의 기능을 설명할 때 또 다시 거론될 것이다.

일찍이 서양 고대철학에서는 자연세계의 수학적 원리를 탐구하였다. 마찬가지로 동양에서도 이른바 우주를 나타내는 숫자로 전체를 의미하는 '1'을 내세웠고, 그 속에서 무한히 일어나는 대립적이고 상호보완적인 음양 태극의 운동성을 '2'로 표현하였다. 이 생산적이기도 하고 공격적이기도 한 생극(生克) 관계 속에서 만물인 오행이 발생된다는 '5'의 원리를 가지고 천지인(天地人) '3'자 간의 유기적 관계성을 설명하여왔다.

여기에 동서양을 막론하고 우주천문학과 철학과 인체생명 이론이 불가분의 관계를 가지고 함께 가설을 세우고, 관찰하고, 탐구하면서 우주와 세계와 인간의 삶 또는 생명체에 대한 인식에 변화하고 적응해 간 흔적이 다분히 보이는 것이다.

헤라클레이토스(Heraclitus, BC 540~480년경)의 생각을 한 번 살펴보자. 그는 "숨겨진 구조는 드러난 구조보다 우월하고 기민하고 유연하다. 왜냐하면 자연은 숨기를 좋아하기 때문이다"라고 말하면서, 원래 마음이나 영혼과 물질세계 사이에는 명확하게 드러난 구분이 없지만, 만물에 가득한 영혼은 무한하고 지적임과 동시에 정신적이며 그 세계는 워낙 깊어서 결코 그 끝에는 도달할 수 없을 것이라는 마음과 물질의 본성에 대한 견해를 피력하였다.

이를 해석해보면, 궁극적으로 사물의 전체적 본성은 모순된 것은 아니지만 그것을 소위 과학적 언어로 풀이하고 담아내려는 시도는 기필코 모순되지 않을 수 없으며 모순을 피하려다 보면 진상을 왜곡하기가 쉽다는 의미로 받아들여질 수도 있다. 그래서 자연세계, 동양의 철학, 한의학의 체계를 피력함에 피할 수 없는 딜레마도 존재할 수 있는 것이다. 또한 우리가 일상적으로 과제를 수행하는데 사용되는 도구로는 탐구하기 힘든 것인 만큼 기계적이고 과학적인 잣대의 모순성과 한계성도 충분히 나타날 수 있음을 인정해야 한다.

우리가 현상세계의 경험 자체에 주의 깊은 관심을 가지는 한, 반대되는 것들 간의 통일된 실체를 언제든 만날 수 있다. 반대되는 모든 원리들이 화해하고 공명하는 이 합일의 진가를 인식하는 것이 바로 지혜(sophia)의 정수라고 헤라클레이토스는 주장하였다. 이와 동일한 개념으로 한의학에서는 수많은 현상 세계가 존재하는 우주장을 둥근 하나의 기장(氣場)으로 보고 이를 생명의 발원, 곧 지혜의 정수로 인식하고 음양 태극의 조화와 모순의 운동성을 통해 오행 개념의 만물이 탄생되면서 유기적 정체인 몸을 구성하는 주요 4대 요소, 신(神) · 기(氣) · 혈(血) · 정(精)의 기능과 구조가 유래된다고 보았다.

바야흐로 구조보다는 기능을, 기능보다는 그 바탕이 되는 장(場)을 먼저 인식하는 방법론의 유래라고 볼 수 있다.

이로서 만물의 역동적이고 안정적인 흐름이 유지되고 에너지나 생명을 담은 그 흐름의 본성은 유기체인 몸으로 들어와 기의 흐름으로 나타나니 그것이 곧 경락이고, 음양이고, 생명이 되는 것이다. 여기에서 기계적이지 않은 경험 세계의 우선성과 음양세력들 간의 균형의 본질도 쉽게 파악될 수 있다고 여겨진다.

음악에서도 화음을 이루려면 도미솔, 도파라 등의 높은 음, 낮은 음이 모두 필요하다. 생명의 탄생을 위해서는 남녀가 사랑의 합일을 이루어야 가능하듯이, 조화(harmonie)라고 하는 개념은 새로운 어떤 것을 창조하기 위한 유일한 방식이요, 역동적 평형을 이루기 위한 완벽한 표현이다.

반대되는 것들끼리는 서로를 규정하면서도 서로를 존재하게 만드니, 정지 상태 속에 존재하는 운동성, 상반된 것들 간의 화해 현상을 헤라클레이토스는 "만물은 흐른다"라고 표현하였다. 즉, 만물은 정지 상태에 있거나 완성된 것이 아니라, 항상 변화하는 도중이며 영원히 흘러가는 가운데 에너지나 생명을 담고 있다는 의미이다.

여기에 다시 "경락은 흐른다"라는 말로 대치해보면, 각각의 음양 특성의 편차로 나타나는 운동성을 기의 특이적 생명현상으로 인지하고 침 및 뜸치료에 적극 응용되는 12경락의 의미가 더욱 부각된다고 여겨지지 않는가?

그러나 또 한편 흥미로운 것은 대부분의 진실과 대부분의 논리는 정반합적인 변증의 수순을 꼭 밟게 된다는 것이다. 그 논리가 설령 다시 제자리로 돌아오고 마는 번거로움이 있을지라도 말이다.

여기에 곧 파르메니데스(Parmenides, BC 515~445년경)의 반대 논리가 등장한다. 그는 존재하는 모든 것은 움직일 수 없다는 논리하에, 만물은 정지해 있고 변화의 과정은 없는 것이니, 운동과 변화 현상은 단지 착각에 의한 외관일 뿐이라 역설하였다. 따라서 눈앞의 현상에 근거한 충실한 논리 체계를 중요시 하고 모호성이나 모순성을 단호히 거부하며 확실성과 정지 상태를 강한 모토로 내세우기 시작하였으니, 이러한 논리가 우세한 입지를 구축하며 발전된 결과가 바로 오늘날의 현대과학과 의학의 모습인 것이다.

또한 재미있는 것은 그 후에 하이데거(Heidegger, 1889~1976)가 나타나 헤라클레이토스와 파르메니데스의 견해를 동일한 것으로 해석하면서, 변화와 운동성이 없이 정지된 존재를 실제로 존재하고 운동하고 변화하는 모든 실체 속에서 발견해낼 수 있다는 논리를 펴 두 존재를 화해시키려 시도했다는 점이다.

이와 같이 논리의 시시비비를 두고 화해를 시도한 역사적 노력은 오늘날 동서의학 간 협력의 필요성 여부를 놓고 여전히 갈등하고 화해하고 있는 전 세계 의학계의 현실에 시사하는 점이 많다. 더 나아가 인체의 뇌를 하나의 세계로 간주하면서 뇌 좌측의 의식적 세계에 연결된 통로를 멀리 따라가다 보면 결국 뇌 우측이 인식하는 직감적 세계로 인도될 수 있다는 뇌신경학적 개념도 얼마나 우주적이고 사회적인 현상의 반영인가.

이 세계의 균형적이고 조화로운 합일을 이루고자 노력하는 각계의 노력이나 새로운 패러다임의 의학을 창조하려는 신의학(Neo Medicine) 방법론의 구축이 그리 멀리 있지는 않을 거라는 비전과 소망이 그려진다.

한 가지 덧붙일 일은 파르메니데스의 영향을 크게 입은 플라톤(Plato, BC 427~347)으로 인하여 서구 문명과 문화는 큰 변화를 입기 시작하였다는 점이다. 즉 모든 지식은 오류가 없어야 하고 일반적이어야 하며 가변성과 개별성

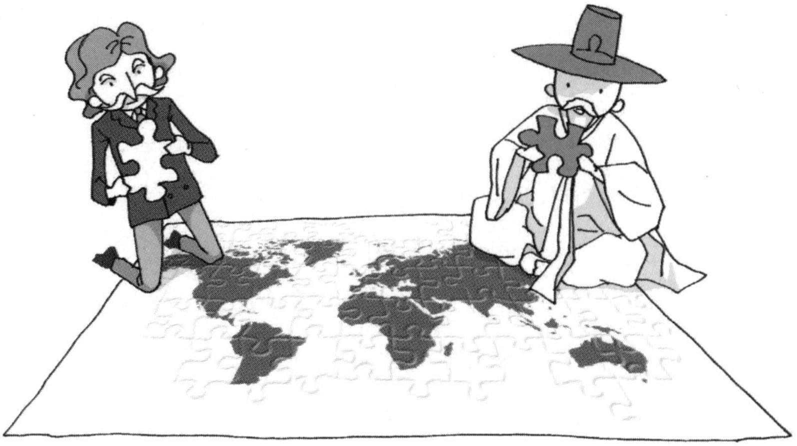

그림 5-2 동양과 서양이 밝히고자 했던 것은 결국 하나의 진실이라는 큰 그림이다.

을 불인정함과 동시에 실재하는 지식을 기준으로 할 때만이 '진실' 이라 여겼다. 반대로 눈에 잡히는 '형태나 몸' 이 없고 이상적, 보편적, 추상적, 물리적, 감각적인 경험의 대상은 모두 지식의 그림자로 여겨 무시하고 버렸던 것이다.

이러한 사고의 틀이 오래도록 서양의 문화와 지식과 학문을 형성하는 바탕이 되었던 결과로 오늘날 동서양의학에 나타나 있는 절반의 성공과 실패가 탄생된 것이다. 이러한 문제가 어디에서 기인한 것인지 또 그 해법은 무엇인지 뿌리를 찾아가다보면 금방 그 실체가 드러나 보일 것도 같다.

03 몸과 자연의 오행귀류 탐구

경락 체계를 제대로 이해하고 운용하면, 인간이라는 하나의 유기체에서 일어나는 생리활동의 규율을 찾고, 경락에 나타나는 증후로부터 병증을 분석할 수 있으며, 인체 내부에 존재하는 기의 성쇠를 감별하여 다양한 치료이론을 세울 수 있다. 이를 종합하여 한의학적 진단과 치료원칙을 세울 때 흔히 대두되는 오행귀류 이론에 대해 몸과 자연을 대상으로 탐구해본다.

오행귀류는 목화토금수(木火土金水)라는 오행과 풍한서습조화(風寒暑濕燥火)라

표 5-1 오행귀류표

	목	화	토	금	수
육장(六臟)	간(肝)	심장 심포	비(脾)	폐(肺)	신(腎)
육부(六腑)	담(膽)	소장 삼초	위(胃)	대장(大腸)	방광(膀胱)
오체(五體)	근(筋)	혈(血)	육(肉)	피(皮)	골(骨)
오규(五竅)	눈(目)	혀(舌)	입(口)	코(鼻)	귀(耳)
오지(五志)	노(怒)	희(喜)	사(思)	우(憂)	공(恐)
오미(五味)	신맛(酸)	쓴맛(苦)	단맛(甘)	매운맛(辛)	짠맛(鹹)
오색(五色)	청(靑)	적(赤)	황(黃)	백(白)	흑(黑)
오음(五音)	각(角)	치(徵)	궁(宮)	상(商)	우(羽)
육기(六氣)	풍(風)	열(熱) 서(暑)	습(濕)	조(燥)	한(寒)
오계(五季)	춘(春)	하(夏)	장하(長夏)	추(秋)	동(冬)
방향(方向)	동쪽	남쪽	중앙	서쪽	북쪽

는 육기(六氣) 이론을 바탕으로 우주 자연과 인체에서 나타나는 동일한 패턴의 생명현상 과정을 분류하여 진단과 치료에 응용하는 시스템 이론이다.

자연계의 변화하는 기후는 정상 상태에서는 육기로서 작용하여 생명체의 보존과 활동 유지에 도움을 주지만 이상 과잉이나 부족으로 인하여 병의 원인 인자로서 작용할 때는 육음(六淫)이라 부른다. 따라서 이러한 내외 환경인자들의 변화에 대한 인체의 적응능력 등을 관찰함으로써 병의 원인을 찾는 데에 주력할 수 있다.

이에 한약, 침, 기공, 도인안교, 추나 등의 자극을 가하여 최종적으로 인체 음양의 평형을 유도함으로서, 인체 내부 기를 조절하고 심지어 정신적 부조화까지도 치료할 수 있다는 조기치신(調氣治神)의 침구경락 임상의 근거를 뒷받침할 수 있는 것이다.

오행귀류는 어떠한 원칙에서 발견되어 출발한 것인가?

인체와 자연에 대한 한의학적 형성 바탕은 『황제내경』 '소문' 의 천원기대론(天元紀大論), 사기조신대론(四氣調神大論), 생기통천론(生氣通天論) 등 여러 편에 걸쳐 설명되고 있다.

동서양의 광활한 우주의 역사가 말해주듯이, 우주는 모든 생명화생의 원시적 물질의 기초가 되며 모든 생물은 여기에서 나오는 힘을 빌려 변화의 기시로 삼는다. 따라서 오행의 운행은 천체의 운행 및 대지 가운데 살아있는 만물 생장변화의 공동 규율을 총칭한 것이다.

이에 대해 한의학 고전에서도 이르기를, 생명의 발전은 생생화화(生生化化)로 일어난다고 표현되고 있는데, 생함과 변함의 반복되는 활동으로 수많은 종류의 만물이 형성되는데 그 변화의 중심에는 기의 작용이 존재한다는 의미이다. 우주 만물의 생장변화, 생생화화, 변화와 운동, 생명화생 등 생명이라는 한 개념의 울타리 안에 모여 비슷한 의미를 표현하고 있는 이 용어들은 이미 고대 그리스 철학에서 우주 및 생명의 발전에 대한 사고 유형을 설명할 때 출현했던 것들이다.

「管子 內業」[2)]에 우주의 모든 삼라만상의 정기는 땅에서는 오곡을 만들고 하늘로는 열성(列星) 즉 천체만물을 만든다고 하였다. 즉 맑은 양의 기운은 하늘의 모든 것이 되고 탁한 음의 기운은 땅의 모든 것이 된다. 하늘과 땅(天地)의 기가 모여 승강작용을 끊임없이 함으로써 우주 간 일체 사물의 변화발전이 이루어지고 있는 가운데 사람이 있고 사계절의 변화가 있다는 것이다.

따라서 기는 우주의 근본이며 만물을 구성하는 원소로서 자연과 인체에 모두 작용하게 되며, 자연과 영합한 인체의 끊임없는 운동과 변화에 대해 각기 반복되는 규율과 기의 승강 출입으로 인해 오행귀류의 원리가 형성되었다.

우주자연에서 인체를 파악하는 방법을 찾고, 이를 바탕으로 기후변화 및 생활환경의 적응에 따른 인체의 변화 원리를 찾는 것이 바로 천인상응(天人相應)의 의미가 되고 한의학 치료의 법칙이 된다.

『황제내경』의 '소문' 육절장상론(六節藏象論)편에서는 '천사인이오기(天食人以五氣) 지사인이오미(地食人以五味)' 라 하였다. 자연 속에서 하늘의 기운은 풍열습조한(風熱濕燥寒)의 다섯 가지 기로서 사람을 먹이고, 땅의 기운은 산고감신함(酸苦甘辛鹹)의 다섯 가지 맛(五味)으로서 사람을 먹인다는 뜻이다. 인간이 자연계의 산물이며, 자연계의 여러 조건의 제약을 받게 되고, 동시에 자연계에 적응하는 능력을 가지고 있음을 말하고 있다.

2) 『관자(管子)』는 중국의 춘추시대 제나라의 사상가이자 정치가인 관중이 저술한 책이다. 그 중 하나인 『내업(內業)』은 〈심술(心術)〉, 〈백심(白心)〉 등과 함께 기와 관련이 있는 도가 학설을 싣고 있다.

일반적으로 동서남북의 방위나 지역에 따른 물과 토양의 특성, 사계절의 육기를 포함한 기후의 변화와 환경의 차이, 나아가 빈부귀천의 상태, 사상이나 감정 등이 이루는 사회적 요소와 같은 제반 조건에 따라 인체의 생리상황과 병리적 변화에는 현저한 차이가 생긴다.

자연계의 변화가 인체와 매우 밀접하게 연결되어 있음을 표현하는 것이다. 질병이 시간 변화에 따라 또는 계절이 바뀜에 따라 증상이 달라지는 경우를 예로 들어보기로 한다.

우리나라 일 년의 계절을 살펴보면 봄, 여름, 가을, 겨울과 여름철 중간의 장마철로 나누어 볼 수 있다. 각 계절의 기운이 각각 다름으로 인해 봄에는 온병이 다발하고, 여름에는 더위 먹은 병, 즉 상서증[3]이 다발한다. 가을에는 이질이나 학질이 많고, 겨울에는 해수증[4]이 심해진다. 특히 만성병이나 난치병의 경우에는 기후의 급변이나 절기가 변할 때 증세가 발작적으로 변하면서 더 심해지는 것을 볼 수 있다. 환절기 때 풍습성 관절병이 심해지는 원인도 이러한 기후의 변화에 병이 더해지기 때문이다. 물론 이 경우는 사계가 분명한 온대지방을 기준으로 설정된 내용이며, 열대나 한대지방의 경우에는 병의 양상이 또한 매우 다르게 나타난다.

한편 우리 몸에 병이 났을 때 하루 동안에 기의 상승으로 인해 일어나는 변화를 살펴보면, 새벽(春: 봄의 기운)에는 증상이 순해지고, 낮(夏: 여름의 기운)에는 비교적 안정된다. 저녁(秋: 가을의 기운)이 되면 조금 심해지고, 다시 밤(冬: 겨울의 기운)에는 급격하게 나빠지는 경우를 경험할 수가 있다. 즉, 저녁 이후의 시간

3) 상서증(傷暑症)은 더위를 먹어 감기에 걸리는 경우이다. 나른하고 졸린 것이 특징이다.
4) 해수증(咳嗽症)은 기침을 일컫는 말이다.

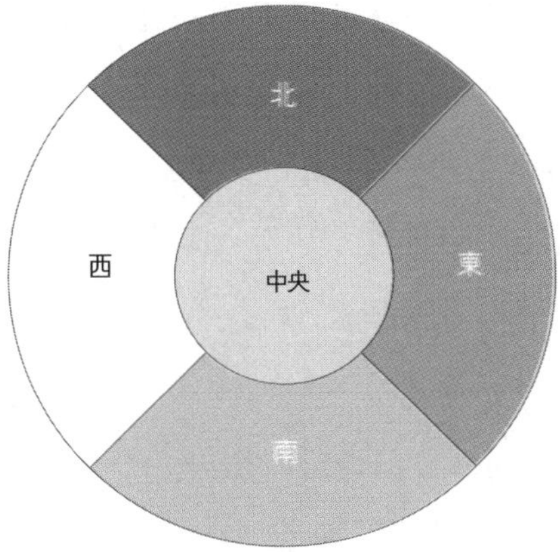

그림 5-3 오행은 이 세상의 삼라만상을 분류해 상호관계를 인식하는 개념틀이다. 방위나 지역에 따른 환경의 특성에 따라 인체의 생리상황과 병리적 변화에 많은 영향을 끼친다.

은 인체의 기의 활동이 수축되고 쇠감할 때이므로 병세가 더욱 심해지는 것이며, 이러한 현상은 계절의 변화에서 나타나는 현상과 유사하다.

오행으로 표현한 계절의 음양 소장(消長)[5]의 변화는 다시 만물의 변화, 곧 생물체 생명활동의 일주기 현상인 생장화수장(生長化收藏)의 과정으로 다시 이입됨을 알 수 있다. 이를 살펴보면, 봄은 태어남(生)의 기운, 여름은 성장(長)의 기운, 장마철과 유사한 장하(長夏)에는 변화 성숙(化)하는 기운, 가을은 수확(收)의 기운, 겨울은 저장(藏) 또는 사멸(藏)의 기운을 가지고 있으면서 인체를 포함한 동식물 등 모든 생명체의 성장 발육과 사멸에 관여한다. 이것을 더 구체적으로 설명하면 하루의 시간 또는 연중 계절의 변화에 일어나는 과정을 인생의 전 부분에 대입시켰을 때 생명의 주기인 생장장노사(生長壯老死)

5) 쇠하여 사라지는 것과 성하여 자라나는 것.

의 과정이 앞서 말한 생장화수장의 과정과 똑같이 표현되고 있는 것이다.

이와 같은 부단한 생명활동의 오행적 시공 특성 패턴은 인체 내부 장기의 기능에서는 어떤 모습으로 발현될지 궁금해진다.

여러 예에서 보이듯이 만물의 변화가 생명체의 유사 속성에 영향을 미치면서 인체 내부 장기에도 적용됨을 알 수 있다. 이에 발생학적으로 서로 다른 공간에서 생성 변화된 장기가 시간의 흐름에 따라 성쇠의 변화가 일어나면서 각각의 고유의 특성으로 표출되고 있다.

즉, 자연계 우주에서 기원하는 제 발병요인이 인체의 활동과 기능에 영향을 미치기도 하고 또 내부의 요인에 의해서도 발병이 되기도 하니, 곧 음양 평형이 깨지는 결과가 곧 질병이라는 근거에서 한의학의 치료 법칙은 출발하게 된다.

오행 중에서 목(木)의 속성을 지닌 간장 기능 계통의 예를 들어 오행귀류적 풀이를 해보자. 동일한 생리 병리적 특성을 가진 것으로 함께 표현되는 내용을 보면 인체에서는 간(肝)과 담(膽), 눈, 근육, 분노의 감정 등의 속성과 연계되어 있고, 자연에서는 봄(春)의 기운, 바람(風), 청색, 신맛(酸味), 탄생(生) 등의 속성과 연계되어 있다.

간장의 생리기능 활동은 소설(疏泄)[6]작용이 주가 된다고 우선 표현되는데 즉 기의 신진대사를 촉진시키며 혈액을 저장하고 운행을 조절하여 인체의 생기를 촉진시킨다. 이러한 기능은 모두 봄에 왕성해지니 춘삼월의 발진하는 기운이 자연변화와 함께 일어나면서 서로 적응하여 나가는 것이 간장의 정상 생리활동이며, 이것이 어긋나면 해당 계통의 병이 생기는 것이다.

---

6) 한의학에서는 뭉쳐 있는 기운을 풀어서 소통시키는 기능의 의미로 쓰인다.

같은 방식으로 심장, 비장, 폐장, 신장들도 그 고유 작용과 함께 동일한 속성들의 귀류가 있어 영향을 주고받는 가운데, 특유의 기능이 왕성해지는 계절을 맞아 그 성격이 더욱 드러나게 되는 자연계의 원리까지 포함되면서 질병발생원리와 치료 이론이 세워지게 된다.

몸의 영역을 지나 이젠 감정의 영역을 탐구해보자. 한의학에서 칠정(七情)[7]이라 일컫는 감정을 다섯 개의 감정으로 요약하여, 오감으로서 오행의 개념에 귀속시켜 설명되고 있다.

감정의 과부족 현상은 내부 장기에 긴밀한 영향을 주기도 하지만 거꾸로 내부 장기나 기타 질환으로 인하여 감정의 과부족 현상이 표출되기도 한다.

『황제내경』의 '영추' 본신(本神)편에서는, 생지래위지정(生之來謂之精) 양정상박위지신(兩精相搏謂之神)이라 하여 '사람이 태어남에 부모 음양의 기가 합하고, 양정(兩精)이 합하여서 형(形)과 신(神)이 생긴다' 고 말하였다. 이러한 내용을 생명의 형신관(形神觀)이라 정의하는데, 사람의 생명활동에서 장부기혈의 작용과 정신 정서의 감응이 일치하는 성질을 보여주고 있는 것이다.

우선 형신관의 내용을 보편적 차원에서 살펴보면, 정신활동의 대표 기능은 총체적으로 모두 심장이 맡아 기혈운행의 기능 활동을 담당하는 것으로 인식된다. 서양의학 관점으로 보면, 만일 관상동맥 안에 플라크가 형성되어 있을 때 몸의 면역계가 이를 조절하는 펩타이드를 분출함으로써 질병을 예방하도록 총체적으로 명령하고 조절하는 기능이 심장에 있다고 설명

7) 사람의 일곱 가지 감정이다. 기쁨(喜) · 노여움(怒) · 슬픔(哀) · 즐거움(樂) · 사랑(愛) · 미움(惡) · 욕심(欲), 또는 기쁨(喜) · 노여움(怒) · 근심(憂) · 생각(思) · 슬픔(悲) · 놀람(驚) · 두려움(恐)을 이른다.

한다. 이러한 연구결과로 미루어 볼때, 형신관의 차원에서 동서양 의학 간에 일맥상통하고 있는 점이 발견된다.

한편, 좀 더 특수한 차원으로 들어가 몸과 마음, 즉 형과 신의 사이에서 장부와 감정의 특이적 관계성이 존재하는 것을 볼 수 있다.

심장은 기쁨(喜)의 감정, 간장은 분노(怒)의 감정, 폐장은 근심(憂), 비탄(悲)의 감정, 신장은 두려움(恐)의 감정, 비장은 사려(思)의 감정을 각각 담당하면서 정상적 생리 상태와 병리적 증후 발현의 근거가 되고 있다. 따라서 이러한 감정들이 장기의 기능에 영향을 미치기도 하고, 장기가 병이 들면 이러한 감정으로 표출되기도 하는 것이다. 정신적 질환에 응용되는 한의학적 장부 치료 원리가 바로 여기에서 나온다.

그러나 서양의학에서는 이 부분의 설명에서 약간의 차이를 보이고 있다. 즉, 건강과 감정은 매우 밀접한 관계를 가지고 있어서 실제로 감정을 조절하는 면역계는 여러 방식으로 우리 건강에 영향을 미치고 있다는 것이다. 기쁨, 분노, 행복, 슬픔 등 모든 좋고 싫은 감정들은 억제시키면 부정적 감정으로 변화하고, 효과적으로 분출시키면 모두가 긍정적 감정으로 변화된다는 이론이다.

그에 대한 실 예로 암환자의 생존률을 증가시키기 위한 치유 프로그램을 보면 웃음 치료, 고함지르기, 맘속 얘기를 수다로 풀기 등 감정 표현의 능력을 제고시키기 위해 다각도의 노력을 기울인다. 자신의 감정과 적극적으로 접촉하며 표출하고 있는 암환자는 면역계의 강한 작용과 함께 종양의 크기나 발달 속도 등 치료차원에서 훨씬 더 긍정적이라는 것이다.

오행귀류에서도 말하기를, 칠정감정은 위와 같이 부정적 측면과 긍정적 측면 사이에서 부족해도 병이지만 너무 과다해도 병이라 하였으니 그 치료 응용의 폭이 훨씬 더 넓어질 수 있음을 시사하고 있다.

한의학 이론에 '오장은 칠규(七竅)와 통한다'는 내용이 있다. 칠규는 우리 몸 내외를 소통하는 일곱 개의 구멍을 말하는데, 안면부의 오규(耳目口鼻舌)와 몸 아래의 앞뒤 생식기를 포함시킨 것이다. 그 중 오규에 대해 설명한다.

- 폐개규어비(肺開竅於鼻)는 폐장의 기는 비(鼻)에 통하니 폐가 조화로우면 코가 냄새를 잘 맡을 수가 있다는 뜻이다.
- 심개규어설(心開竅於舌)은 심장의 기는 설(舌)에 통하니 심장이 튼튼하면 혀는 능히 오미의 맛을 잘 감지한다는 뜻이다.
- 간개규어목(肝開竅於目)은 간장의 기는 목(目)에 통하니 간이 정상이면 눈이 능히 오색을 잘 감별할 수 있다는 뜻이다.
- 비개규어구(脾開竅於口)는 비장의 기는 구(口)에 통하니 비장이 튼튼하면 입이 능히 오곡을 잘 소화시킨다는 뜻이다.
- 신개규어이(腎開竅於耳)는 신장의 기는 이(耳)에 통하니 신장이 튼튼하면 귀가 능히 오음(궁상각치우 5음계)을 잘 듣게 된다는 뜻이다.

따라서 오장이 불화하면 칠규가 불통한다는 이론을 근거로 칠규의 기능이 조화롭지 못한 경우에 오장의 병 여부를 감별하는 기준으로 삼을 수도 있는 것이다.

결국 요약해보면 오장의 기와 이목구비설의 오규가 연합하여 소통하고 작동하는 오감, 오미, 오색, 오음, 오곡 등 모두가 다섯 가지의 구성 요소로서 서로 비슷한 속성끼리 오행의 개념에 귀속되어 있는 것을 알 수 있다.

더 나아가 자연계에 존재하는 오미, 맛에 대해 한번 알아보자. 한의 본초

이론에 나오는 오미의 특성을 보면, 한약은 각각의 기와 미를 논한 '기미론'으로 그 효능과 성질이 구분되고, 경락과 소통한다는 '귀경이론' 으로 약물의 선택적 이동로가 결정된다는, 이른바 한의학적 약리기전과 약물전달시스템(DDS)이 설명되고 있다. 그 중 오미가 장기에 연관되어 나타내는 약리학적 특성을 살펴본다.

- 산미(신맛)는 방부방충효과, 수렴지사효과, 해열효과 및 식욕증진효과에 관련되어 있고 오행 중 목(木)의 성질로 간 기능을 도와준다.
- 고미(쓴맛)는 진해, 진통, 거담 작용과 지혈, 소염, 해열, 이뇨, 강심, 발한, 건위 등 효과가 있으며 오행 중 화(火)의 성질로 심장 기능을 도와준다.
- 감미(단맛)는 자양 강장, 영양효과와 강심, 이뇨, 모유촉진 작용을 하면서 오행 중 토(土)의 성질로 비위의 기능을 도와준다.
- 신미(매운맛)는 발한, 이뇨, 방부작용, 건위, 강심, 진정, 진해거담 효과를 가지면서 오행 중 금(金)의 성질로 폐의 기능을 도와준다.
- 함미(짠맛)는 용설 해열효과 및 딱딱한 것을 무르게 하는 연견작용 등이 있는데 오행 중 수(水)의 성질로 신장의 기능을 도와준다.

지금까지 자연과 인체 속에서 발현되는 오행귀류의 연계성을 살펴보았다. 이처럼 다양한 영역에 걸쳐 이들의 고유한 능력을 결정하는 정보는 물질과 에너지의 정해진 한계를 넘고 시간과 공간을 초월하여, 동일한 오행학적 속성을 지닌 채 변화, 발전되어 왔으며, 이러한 현상은 그레고리 베이슨[8]이 정

8) 그레고리 베이슨(Gregory Bateson)은 인류학자이며 의사소통 이론가, 가족치료의 초기 공로자이다.

의한, 정보의 에너지가 만들어 낸 '차이를 만드는 차이'와 매우 상통하고 있음을 알 수 있다.

이처럼 우리는 여러 가지 맛, 질감, 소리, 색깔과 같은 감각 영역에서조차 '차이를 만드는 차이'를 관찰하여 서로 제어하고 협력하며 전체를 조화롭게 유지하는 우주와 세계를 지각하게 된다.

자연과 인체가 연결되어 통일체를 형성하는 정체관에서 출발한 한의학은 인체의 조직 형태 구성면에서 상호 연결되어 있다. 각 경락과 장부가 연계되어 결합하고 유주함에 일정한 규율이 있으며, 상호 협조하고 제약하는 가운데 평형을 유지한다는 개념과 더불어 오행의 속성과 귀류로 인해 더욱 잘 짜여진 전일적 생명체를 탄생시키는 것이다.

동양에서 말하는 음양오행적 속성과 서양에서 말하는 정보의 에너지 개념이 공존할 수 있는 가능성, 그 접점을 찾는 것이 바로 동서양의학의 협력 방식이 아닐까 또 한 번 생각해 본다.

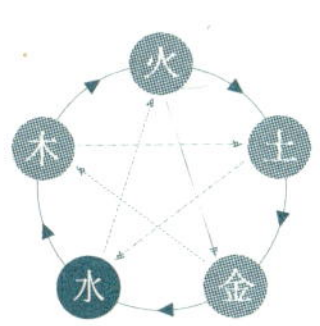

04 태극기 건강학

우리나라 국기가 태극기라는 것은 초등학생도 모두 아는 사실이지만 태극기에 담긴 동양철학의 유구한 전통과 깊은 사색은 사실 잘 알려져 있지 않다. 태극기는 중앙에 태극이 누워 있고 네 귀퉁이에 팔괘 중 건곤감리(乾坤坎離) 네 괘가 놓인 모양이다. 건곤감리 위치를 암기하려 애썼지만 잘 외워지지 않았던 옛 기억을 많이 가지고 있을 것이다.

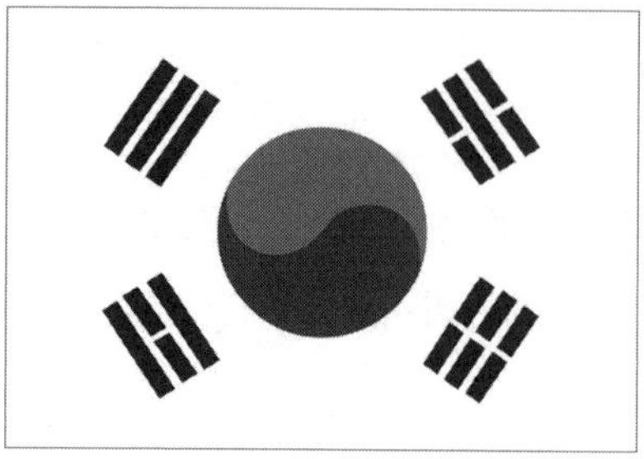

태극과 팔괘의 관계는 그 기원을 복희팔괘에 따른 고태극도에 두고 있다([그림 5-4(a)] 참조). 복희팔괘는 기원전 3400년대 상고시대로 거슬러 올라가 배달국 5대 태우 환웅천황의 아들이라고 전해지는 태호복희가 그었다는 8개 괘이다. 보통 1개의 선으로 음양을 표현하는데 여기에서는 3개의 선을 이용하여 8가지 상징을 표시한 것이다([그림 5-4(b)] 참조; Yan, 1991). 복희팔괘는 훗날 주역의 뿌리가 되며 태극과 음양에 함축되는 동양의 오랜 사색의 출발점이 되었다.

고태극도는 복희팔괘에서의 음양 성쇠에 따라 그려진 것인데 이와는 달리, 태극기에는 태극의 음양 경계가 가로 방향으로 되어 태극이 누운 모습을 하고 있음이 흥미롭다. 여기에 태극과 음양, 8괘에 담긴 동양의학적 의미에 대해 잠시 생각해 보기로 한다.

음양의 이분법은 지구상 모든 생명체와 자연환경의 생명현상을 표현하는 기본 방식임을 이제 우리는 잘 알고 있다. 일반적으로 서양과학에서 말하는 DNA는 생명체를 구성하는 단백질 합성정보가 저장되어 후대로 전해지는 유전정보로 알려져 있다. 또 DNA는 퓨린 계열의 아데닌, 구아닌과 피리미딘 계열의 시토신, 우라실(혹은 티민) 등 4종류의 뉴클레오티드가 3개씩 결합되어 1개의 코돈을 만들며 총 64종 코돈이 바로 어떤 아미노산을 엮어 단백질을 만들지에 대한 정보를 담는 단위이기도 하다. 마치 주역에서 음양의 획이 3개씩 쌓여 8괘를 만들고, 8괘가 둘 쌓여 64괘가 되는 과정과 같다.

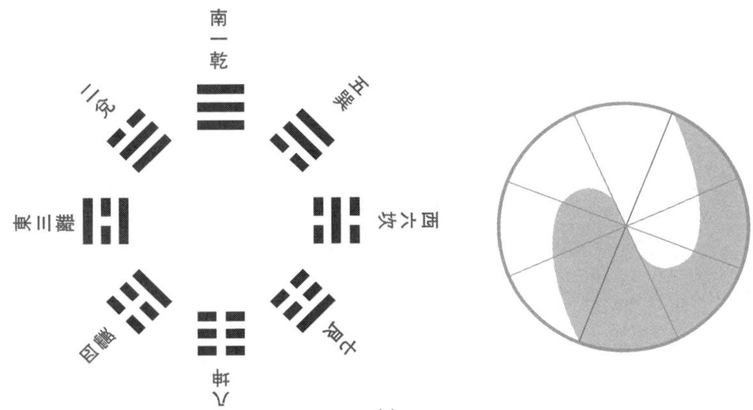

(a)

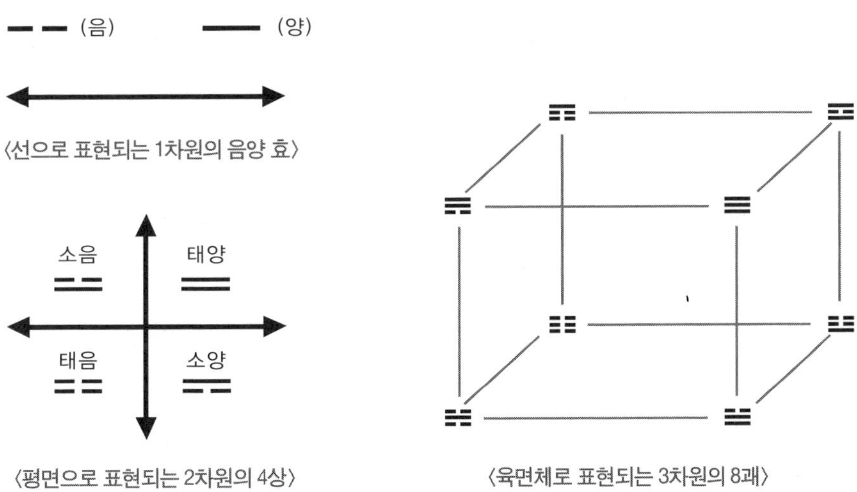

(b)

그림 5-4 (a) 복희팔괘에 따른 고태극도. (b) 태호복희가 그은 8개의 괘와 그의 상징.

기본적 자연환경에서는 하늘의 천변만화하는 기상변화와 늘 일정하게 유지되는 땅의 중력 현상이 상대적이고 낮과 밤 그리고 더위와 추위가 상대적이듯, 생명체 주변의 환경도 생명체가 통합성을 유지해 갈 수 있을 정도의 한계 내에서 상대적인 두 속성이 엇갈리고 교대되어 간다.

음양이 더욱 세분하게 분화되면 4상, 8괘, 64괘의 모습을 띠게 된다. 태극기에 표현된 건곤감리는 8괘 중 양에 속하는 끝부분의 하늘 즉 건괘와 음에 속하는 끝부분의 땅 즉 곤괘 그리고 물과 불의 감괘와 리괘로 구성되며 그 내용은 생명체가 살아가는 데에 있어 멀거나 가까운, 기본적이거나 복잡한 음양 환경 모두를 나타낸다.

이러한 음양 개념과 관련하여 서구 학자들에서도 비슷한 인식이 보이곤 하는데 오늘날 컴퓨터의 작동원리인 이진법을 제시한 독일의 철학자이자 수학자인 라이프니츠(Leibniz, 1664~1716)가 태극문양을 아꼈다는 일화는 잘 알려져 있다. 그리고 한 수학자는 아데닌에 태음, 시토신에 소양, 우라실에 소음, 구아닌에 태양을 배속시켜 64개 코돈과 64괘에 매우 유사한 입체적 분석을 진행해 보고하기도 하였다(Yan, 1991).

태극기의 중앙에는 음과 양이 서로 어우러져 변화하고 운동하며 만물을 화생시키는 기운과 함께 전체적으로 조화된 하나의 통합성을 이루는 태극이 표현되어 있다. 그리고 태극을 싸는 원은 우리를 싸고 있는 하나의 통합생명체 우주를 나타내고 있다.

이처럼 인체에서도 무형의 정신과 유형의 육체, 낮의 활동과 밤의 휴식, 열성 질병과 냉성 질병 등 생리 병리상 다양한 현상이 음양의 오르내림을 타고 전개된다. 그러한 생명현상의 오르내림이 일정한 한도 내에서 서로 조화롭고 통합된 모습을 이루도록 하는 힘이 바로 생명력이고 생명의 본질이며, 그래야만이 건강한 삶이 유지된다고 말할 수 있다.

예를 들어 공부해서 지식을 쌓으려고만 할 뿐 지식을 주변에 나누어주거나 다 잊고 재미있게 놀려고 하지 않는 아이는 제대로 성숙해갈 수 없다. 그리고 잠을 많이 자고 쉬려고만 하거나, 잠을 안자고 놀거나 일만 하려는 사람은 건강할 수 없다. 많이 먹는 것은 좋아하는데 대변을 많이 시원하게 보지 못한다면 곧 건강을 잃을 것은 너무도 분명하다. 이것이 바로 태극에서 상징하는 음양의 균형이고 성숙이다.

눈에 보이지 않는 어떤 힘, 신의 섭리이고 자연의 섭리인 중앙 태극의 힘에 의해 음양의 상대적인 생리병리 현상이 일어나고, 유전부호에서 단백질이 만들어지는 현상이 일어나며, 주변 환경에 적응하고 맞서는 면역계의 노력이 열매를 맺게 됨으로써 건강한 생명체가 유지된다. 바로 그 바탕 위에서 우리는 삶의 진정한 가치를 고민하고 우주의 신비를 탐색해 갈 수 있는 것이다.

태극기는 우리나라의 국기일뿐만 아니라 동양의 오랜 사색의 출발이었으며 이렇듯 음양의 균형과 생명력의 신비를 표현하는 건강 교본이기도 하다.

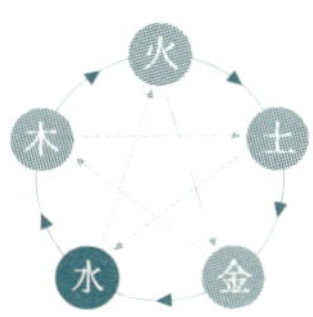

05 문화세계의 창조–좌반구와 우반구

앞서 살펴보았듯이, 인체에서는 왼쪽 뇌와 오른쪽 뇌, 즉 좌반구와 우반구의 대립된 힘과 이들 사이의 조화와 균형으로 인해 건강한 생명 현상이 유지됨을 알 수 있다.

이처럼 우리가 살고 있는 세계는 대부분이 음과 양의 대조적인 상황, 즉 긴장과 이완, 펼침과 구부림 등의 운동성 대립 또는 좌우, 상하, 안팎, 전후와 같은 위치적 대립 그리고 하늘과 땅, 동양(의학)과 서양(의학) 같은 공간 및 상황의 대립 등과 같이, 나열하면 끝이 없을 것 같은 많은 대립들 속에서 오묘한 질서와 균형을 이루고 있음을 본다.

우리 생명체가 탄생하고 대를 이어 공존하고 있는 이 우주 안의 지구라는 커다란 세계 속에서 제반 문명과 문화 및 사회 속성들이 인체를 비롯한 여러 생명 현상들과 얼마나 상호 영향을 끼치며 그 개체 고유성과 특성들을 발전시켜 왔을까?

한의학 이론 역시 대우주와 소우주 개념으로 자연과 인체를 조화롭게 연계시키면서 음양오행이라는 철학적 대립 및 상생, 상극 관계를 바탕으로 설정한 데서부터 치료의 법칙이 시작되었다. 우선 경락 체계를 보면, 몸의 정가운데 앞뒤를 순행하는 임맥과 독맥을 기준으로 12경락이 좌우 대칭을 이루면서 상하의 운동성을 가지고 흐른다. 외부의 경락과 몸 내부의 장기가 연결되는 관계를 형성하면서, 자연 속 기의 흐름에 영합되고 조화를 이루도록 몸 속 기의 순행을 활성화시켜 건강과 생명을 유지시키는 것이다.

또한 이 12개 경락 체계는 해당 장부와의 협조와 평형 속에서 서로의 정보와 기능을 공유하고 치료효과도 발휘시키면서, 종국적으로는 뇌와 척수의 지배를 받는 기능적 체계로 이어져 있다. 일반적으로 경락에 관한 이야기만 하다 보면 흡사 한의학 이론에는 뇌와 척수의 개념이 없는 듯 오해를 받기도 하지만, 사실 이들은 기항지부(奇恒之府)라 하여 별도의 독립적 기능에 배속되어 있으면서 다시 12경락과 기능의 연계성을 가지고 있다.

경락학적으로 보면 몸의 좌우, 상하, 안팎으로 출입하는 모든 경락이 머리 부분으로 다 모였다가 다시 흩어지는 흐름을 가지고 있어서 머리에 존재하는 많은 혈위가 전신질환 또는 원격질환을 다스리는 경혈로 활용되는 것을 알 수 있다.

전통의 경락학설 이외에 새로운 치료 이론으로 대두된 두침요법도 바로 뇌의 중요성을 적극 반영시킨 침법의 하나이다. 머리 위에 존재하는 많은 혈위는 여러 전신 질환을 치료하는데 응용이 되고 있다.

그런데 참으로 흥미로운 것은 서양의학에서 이른바, 뇌의 좌반구와 우반구에서 일어나는 일들을 분석한 제 기능들이 한의학적 개념과 연계된 철학적 이론 방식에 매우 접근되어 있다는 점이다. 즉, 두 개의 반구에서 일어나는 제반 속성이나 역할들이 마치 국가나 사회의 한 단면을 보여주듯 동서양 두 의학의 역사와 현황을 그대로 반영하고 있다는 사실이다.

영국의 철학자이자 의학자인 이언 맥길크리스트는 그의 저서 〈주인과 심부름꾼〉에서 뇌의 우반구를 주인에, 뇌의 좌반구를 심부름꾼에 상징 대비시켰다. 원래의 몸의 주인으로 군림하던 직감적, 예술가적 우뇌의 기능이 제압당하고, 좌뇌의 분석적이고 과학적, 기계적인 기능이 몸의 지배권좌를 차지해버린 그 근거와 이유를 들면서, 매우 흥미롭게 우리 몸과 뇌의 특성을 풀어나갔다. 동시에 그 이론이 전개되어 응용되는 대립적 현상이 의학 분야는 물론이고 철학, 사회학, 심리학, 심지어 예술분야 등에까지 방대하게 펼쳐져 우리의 몸과 더불어 외부세계가 상호 영향을 끼치고 있음도 보여주고 있다.

즉, 우리 두뇌의 두 반구는 균형 있게 함께 작동해야 하지만, 좌반구의 강한 지배력의 결과로 과학적 구조와 기계적 사유에 사로잡힌 엄격하고 관료적이며 비인간적인 사회가 탄생되었다. 그 대가로 인류와 우리 세계의 행복이 사라졌다는 매우 은유적인 표현도 등장한다. 이는 좌뇌와 우뇌라는 분할된 두 반구의 역할의 차이가 개인의 생각이나 몸뿐만 아니라 사회의 흐름에서조차도 그 현상이 나타나면서, 전반적인 사유와 신념의 변동을 일으킬 수 있음을 피력하고, 동시에 인간 세계 전반에 존재하는 본성 모두에도 두 종류 세계관의 협력과 갈등 관계가 공존하고 있음을 폭넓게 시사하고 있는 것이다.

이와 같은 맥락에서 미루어보면, 오랜 역사를 통해서 동양과 서양에서 각각 탄생된 한의학과 서양의학의 서로 다른 뿌리의 특성과 치료의 본질에 대한 이해가 좀 더 쉬워질 수 있고, 오래도록 메워지지 않는 그 간극의 정체를 능히 짐작할 수도 있겠다. 그렇다면 두 개의 반구가 함께 작동함으로써 신체의 균형이 이루어지듯이 동서양 두 의학의 소통과 융합을 통한 조화와 균형을 찾는 일도 그리 어렵지만은 않을 것 같다.

즉 해결의 실마리는 바로 우리 안에 있다는 말이다. 우리의 몸을 이해하기 위해서는 두뇌와 마음, 심지어는 영혼의 단계까지도 함께 이해해야 하며 그러기 위해서는 가장 넓은 맥락, 곧 우리의 신체적 정신적 존재의 전반에 걸쳐서, 그리고 우리 마음과 두뇌에 의해 빚어지고 거꾸로 그것들을 빚어내는 광범한 인류 문화세계의 차원에서 바라보아야 한다는 바로 그 신념이다.

일찍이 동양에서는 현상 세계 속에 존재하는 기에 대한 고찰이 주된 관심사로 등장하였는데, 이러한 학문적 방법론은 우반구에서나 존재하는 은유적 사고방식을 통해 세계에 대한 이해의 근본을 기에서부터 찾아내기 시작한 역사학적 개념의 출발을 말해주고 있다.

원래 서양의학의 신경심리학 분야도 동양의학과 마찬가지로 철학과 불가분의 관계를 가지고 발전되었음에도 불구하고, 신체와 두뇌 또는 마음을 생명유지를 위한 동일한 기계장치로만 인식한 채 철학적 사고를 원하지 않는, 서양의학의 본질적 특성인 좌뇌의 세계로 흡수되고 말았음은 참으로 애석한 일이다.

사실, 철학만으로 두뇌의 본성인 좌우반구와 더불어 상호 무슨 역할과 의미를 지닐 수 있겠는가? 원래 철학은 세계를 이해하는 과정임과 동시에 주변 사물들은 그것을 변화시키는 다른 것들과 상호 연결되어야 한다는 관계의 맥락을 중요시 해왔는데, 이러한 상호관계성 맥락은 곧 우반구 세계의 본성으로서 세상 또는 생명 속에서의 변화와 과정을 함축하고 있다. 한의학에서의 맥락 즉 경락체계의 탄생도 바로 철학과의 관계 속에서 출발했다는 사실이 자연스럽게 이해가 된다.

이를 더욱 뒷받침해주는 이론으로 일찍이 몸의 현상학자라고도 불리는 프랑스 철학자 메를로 퐁티(Merleau Ponty, 1908~1961)는 공감적 소통과 호혜성의 철학적 사고를 통해, 인간 몸에서의 의식과 주변 세계가 상호 깊이 연결되어 있다는 주장 하에, 살아진 몸(lived body)이라는 표현으로 우반구의 세계를 지향하는 입장과 성향을 강하게 보였다.

19세기에 들어와 과학적 인식방법론이 지배적으로 팽창되고 더불어 몸에 대한 기계론적인 견해도 자동으로 확장 발전되어 감을 보면서, 메를로 퐁티는 우리 몸이 다른 사물들처럼 이 세계 속의 객체가 되어 몸 바깥의 현상세계와 연계되지 않은 채 인식되는 좌반구적 사고유형을 매우 염려하면서 몸에 대한 인식의 투명성과 개방성의 확대가 필요하다고 역설하였다.

즉 기계론적 과학은 살아있는 유기체인 몸마저도 기계로 환원시키면서 우리 삶에서 몸이 갖는 본연의 힘을 훼손시켰고, 몸을 감정적, 심리적, 정신적 관점을 포함한 전체로 보기보다는 어느 부분 조각들이 합치된 퍼즐 모음으로 보는 일련의 현상들을 지적하였다. 그리고 질병을 일련의 불건전한 타도의 대상으로만 보는 서구의학적 경향은 곧 그 효과를 제약받게 될 것이라는 두려움 섞인 견해를 피력하기도 하였다.

이러한 몸에 대한 유물론적 견해는 정신분열증 환자들이 자기 몸에 대하여 가지는 견해 즉 육신의 투명성 결여와 정신력의 부재와도 매우 비슷하다는 것이다.

일찍이 고대 그리스 철학자 아리스토텔레스(Aristoteles, BC 384~322)도 몸은 삶의 도구이며 영혼의 잠재력이라 하였고, 생명과 영혼은 몸과 그 기능 이상의 것이라 하였다. 또 평소에는 몸이 영혼이라는 존재를 잊고 있으나, 병이 들거나 지쳐서 몸 어느 부위가 제대로 작동하지 않을 때에는 곧 그것을 인식하게 된다고 하였다.

좌반구적 사고방식과 더불어, 정신적 가치인식이나 소통에 대한 공유가 없어짐으로 인해 기계론적 과학이 빚어낸 경고와 염려는 오늘날 예술이나 자연세계 그리고 우리의 몸이 단지 이익과 효과를 목적으로 한 상품이 되어버린 현대사회의 한계성을 그대로 예언한 것이라 여겨도 무방해 보인다.

동양의 문화, 한의학은 좌우반구를 고르게 사용하는 균형적 몸의 철학을 가지고 발전하여 왔다. 심부름꾼이 주인과 다투지 않고 협력하여 일을 함으로서, 생명에 대한 단편적이고 부분적인 서양과학적 결론보다는 생명, 세계 그 자체를 이해하기 위해 탐구해 들어가는 '과정'을 더 중요하게 여긴다.

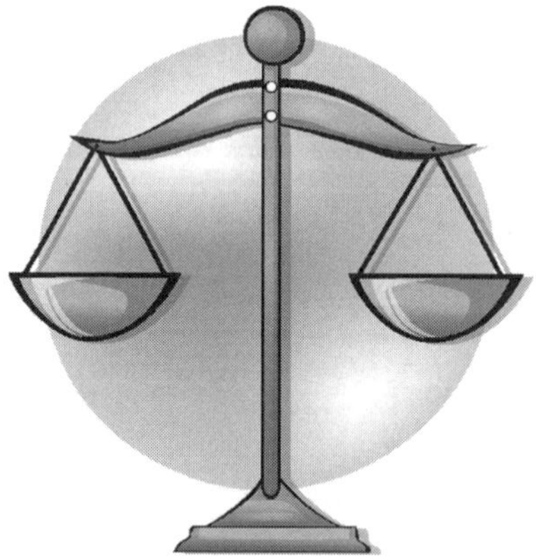

그림 5-5 저울과 같이 좌반구와 우반구의 균형에서 인간의 존엄과 창조성이 나온다.

진리를 소유하려 하기보다는 그 살아있는 진리 뒤에 무엇이 있는지 가보려고 하는 진지한 노력의 일환으로, 우리 몸의 기와 경락은 친밀한 관계의 맥락 위에서 그 역할을 수행하는 가운데, 삶이 더욱 행복하고 소중한 가치를 창조하도록 우주와 나의 속에서 흐름을 지속시키고 있는 것이다.

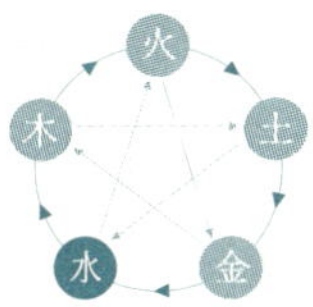

06 명상과 뇌

현대사회는 그 변동 속도가 빠르고, 생존경쟁 또한 치열하기 때문에 구성원들은 많은 스트레스와 불안감에 시달리고 있다. 또한 지구온난화 등의 기상 변화, 환경오염 등으로 인해 인간의 생존조건이 크게 위협을 받고 있는 실정이다. 이제 우리 인류가 이러한 급변되는 상황을 최대한 늦추면서 변화에 적응하는데 실패한다면, 건강과 질병의 첨예한 관계 속에서 공격과 방어의 끊임없는 줄다리기를 해야만 하는 상황이 갈수록 심해질지도 모른다.

그러므로 슈퍼 바이러스, 조류독감, 에이즈 등을 포함하여 신종 질병들이 우리의 건강 체계를 혼란에 빠뜨리고 위험에 처하게 할 때, 인체의 면역기능이 얼마나 튼튼한 방어체계를 구축하고 있는지 그 여부에서 해답을 찾을 수 있다고 해도 과언이 아니다.

이러한 현실을 직시한 동서양 의학계가 새로운 출구를 위해 움직이고 있음이 보인다. 명상이다. 그 연유야 불안감에서 기인했든, 스트레스가 너무 심해서이든 또는 치료의 한계를 느껴서이든 관계없이 저마다 명상의 영역 안으로 사람들이 모이고 그 속에서 그 해결책을 구하려는 시도가 날로 늘어나고 있다.

21세기의 화제어로 기록되는 것이 아닐까 싶을 정도로 많은 사람들이 명상에 관심을 보이고 있지만, 기이한 사실은 명상이란 말의 정의나 방법이 아직도 명확하지 않다는 것이다. 이는 마치 수많은 사람들이 사랑을 말하고 경험하면서도 사랑이 무엇인지 정확히 알지 못하는 것과 다르지 않다.

그럼에도 명상의 정의가 이처럼 힘든 것은 어쩌면 당연한 일인지도 모른다. 분명히 명상은 우리에게 마음의 평화를 주고 정신적 육체적 건강을 되찾아주며, 명상에 매달리는 노력을 많이 하면 할수록 그 대가가 큰 것도 사실이나, 이러한 대가가 어디에서 비롯되는 것인지 그 근원을 찾기가 참으로 쉽지 않기 때문이다. 특히 관심의 스펙트럼이 현상계에만 고정되어 있는 현대인들에게는 그것이 보일 리가 없다.

설상가상, 현상계 외의 정신세계가 별도로 존재함을 인정하지 않는 경우라면 명상은 더욱 더 모호한 가설 위에 세워질 수밖에 없게 된다. 어쨌든 명상의 힘은 현상계 뒤에 있는 그러나 현상계와 하나처럼 굳게 결합되어 있는 세계, 빛의 세계로부터 우리에게 전달된다는 견해가 지배적이다.

심리학을 정의할 때 보통 뇌의 학문, 마음의 학문 또는 그 이상의 범주를 다루는 학문이라 말한다. 그런데 인간의 심리에 관한 마음 또는 그 이상의 세계를 얼마나 현대과학적 용어와 개념으로 해석해 낼 수 있을까?

마음은 몸의 세포와 기관과 계통 사이를 돌아다니는 정보의 흐름이라 여겨진다는 과학적 분석이 있다. 즉, 마음은 몸과 뇌라는 물리적 토대와 정보 흐름이라는 비물질적이고 비물리적인 토대를 하나의 네트워크로 통합하여 주로 의식의 밑에서 작용한다. 그래서 지능적으로 지휘되는 유기체의 주요 체계와 기관과 세포들을 매끄럽게 연결하고 조화를 이루게 한다. 따라서 우리 몸 전체를 가리켜 정신신체 정보라 부를 수 있는 것이다.

정신신체 정보로 이루어진 유기체. 여기에 바로 동양적 우주 생명체가 있고 서양의 분석적 과학이 함께 할 수 있는 근거가 있다.

'몸의 지혜', '몸의 타고난 지능'이라는 말이 있다. 한의학은 일찍이 몸을 하나의 커다란 경락 체계로 삼고 이 체계를 운영함에 몸의 지혜와 타고난 지능을 활용하였다. 바로 이것이 정보 형태로 이루어진 기의 세계이다. 여기에 침뜸자극, 척추자극, 기공 등과 같은 적극적 행동양식이 하나의 치료자극 체계로 등용되어 나온 것이다.

더 이상 데카르트와 뉴턴의 모형처럼 궁극적으로 기계 같은 유기체들만 거주하는 우주관은 빛을 잃고 말지도 모른다. 그래서 이젠 몸 안의 마음 차원에서 뇌와 몸이 분리되지 않은 하나의 네트워크를 형성한다는 개념의 심신의학이 점차 그 자리를 점하게 되었다.

감정은 뇌가 아니라 온몸에서 경험되며, 뇌와 면역계는 통합된 하나의 정보망으로 온 몸의 세포에 신경 펩타이드 수용체가 있다. 특히 시각, 청각, 미각, 후각, 촉각이라는 오감이 신경계로 정보를 들여보내는 모든 위치에서 고농도의 신경펩타이드 수용체가 발견된다는 생화학자 캔더스 퍼트의 연구 결과는 현대과학의 새로운 영역을 시사하고 있다.

이미 앞장에서 살펴보았던 오행귀류현상이나 경락과 장부의 특이적 기능들이 어쩌면 이러한 고농도의 신경펩타이드 이론으로 재탄생될 수 있지는 않을까 생각해본다. 척수의 뒤뿔에서 신체 감각이 여과된다는 과학적 해석은 바로 경락 이론의 독맥과 방광경의 기능을 통하여 설명이 가능하기 때문이다.

나아가서 면역계는 방어역할뿐만 아니라 뇌와 하나로 통합된 정보 네트워크를 구축하여 환경변화에 정교하게 반응하기도 한다. 면역계 세포들 자체가 뇌와 똑같은 화학물질 모두를 만든다는 놀라운 발견을 통해 우리의 다양한 감정이나 정신세계가 뇌와 온 몸 세포의 총합으로 이루어진다는 혁명적 개념이 최근의 과학계에 수립되기 시작하였다.

이러한 네트워크를 활용하여 일상에서 사물을 처리하고 기억하고 학습하는 데 필요한 양질의 의식 수준을 개선하기 위해 다양한 유형의 훈련법이 개발되었다. 그 중 하나가 심상화라고 일컬어지는 이미지 요법이다. 이를 통해 의식적으로 어떤 신체 부위로 들어가는 혈류를 증가시킴으로써 산소와 영양소의 이용도를 늘리고 독소를 실어 나르는 세포에 영양을 공급할 수 있다. 테니스 선수의 팔꿈치에 골절이 생긴 경우에도 그 부분의 혈류 개선을 위해 집중 의식 훈련을 시킴으로써 빠른 쾌유를 유도할 수도 있다는 보고가 있다. 명상이라기보다 의식 훈련에 가까운 이 방법은 그래도 마음이 내부의 환경에 영향을 줄 수 있음을 시사해주고 있다는 점에서 의미가 있다.

좀 더 나아가, 최근 첨단 영상진단법의 하나로 알려진 단일광자방출 단층검사기술(SPECT)을 활용하여 명상이나 종교적, 영적 경험의 밑바탕에 있는 신경해부 구조를 확인한 결과, 명상의 절정 순간 뇌 특정부위의 신경활동이 달라졌다는 보고가 있다. 즉, 좌뇌의 언어중추 활동이 감소하여 뇌의 재잘거림, 수많은 생각의 연출이 멈추어 졌으며, 좌뇌의 정위연합에 관여된 신체 경계, 공간과 시간 영역의 활동도 감소되었다. 실제로 그 순간의 명상자는 공간 감각이 상실되고 몸의 시작과 끝을 알 수없는 황홀경 속에 진입해 있다는 것이다.

뇌신경학적으로 우리 몸의 통증이 조절되는 원리를 설명함에 아편제수용체나 엔도르핀의 예를 많이 든다. 그 이유는 통증을 조절하는 장소가 뇌의 회색질(periaqueductal gray, PAG) 영역으로 중뇌의 제 3, 4 뇌실 사이 수도관 주변에 위치하는데, 이곳에 아편제수용체를 비롯하여 모든 신경펩타이드의 수용체가 집중되어 모여 있기 때문이라고 알려져 있다.

이와 함께 통증의 조절을 유도하는 명상법들을 보면, 명상자 스스로가 자신의 뇌 회색질 또는 송과체(Pineal body)에 접속하여 자신이 느끼는 통증의 역치를 바꾸는 고도의 방법이 활용되고 있음을 알 수 있다. 명상의 깊은 단계 속에서 의식적인 기대와 믿음으로 흐름을 조절하게 되면 통증이 사라지고 심지어는 쾌감의 단계로까지 들어갈 수 있는 것이다.

〈몸의 지혜〉(사이언스북스, 2002)를 저술한 월터 캐넌도 지적하기를 뇌하수체 바로 위에 있는 시상하부가 바로 감정의 자리인데 여기에서 비롯된 감정이 뇌 뒤쪽 또는 뇌간으로 가는 시상하부 신경망과 뇌하수체 호르몬 분비를 통해 몸으로 흘러들어간다고 하였다. 오랜 경험 속에서 얻어낸 명상의 뇌부위 접속점이 바로 이곳일 수 있다는 과학적 근거가 확인될 수 있을 것 같다.

명상과 함께 물리적 호흡훈련을 시킨 결과를 보면, 호흡의 속도와 깊이의 변화는 뇌간에서 방출되는 펩타이드 양과 종류를 변화시키는 것으로 보고되었다. 이때 만일 호흡정지, 가쁜 숨 등의 호흡 불균형 상태가 일어나면 균형 회복을 위한 항상성 유지의 피드백 메커니즘이 작동하여 뇌척수액 전체에 엔도르핀 같은 펩타이드가 재빨리 확산되면서 통증이 감소되는 효과를 발휘하기도 한다는 것이다.

설사 물리적인 영향은 배제시키더라도, 마음과 의식, 즉 의념(意念)이라는 것이 어떤 역할로서 또 어떻게 통증이라는 경험을 중재하고 조절할 수 있는 것인가?

궁극적으로 우리 몸의 전자, 양성자, 뉴런들의 섬세하고 조화로운 어울림과 함께, 그 구성요소와 그 사이 공간에는 미세물질과 에너지로 가득 채워져 있다. 따라서 우리 모두가 서로의 일부이며 우리 안에 흐르는 생명에너지에 우주의 힘이 들어있다는 한 차원 높은 인식과 새로운 통찰로 마음과 의식의 세계를 관찰해야만 한다.

본디 정보 흐름의 네트워크 개념은 종속적 계층구조와는 다른, 어느 지점에서도 어느 접속점으로도 의식적으로 언제나 신속하게 도달할 수 있다는, 다시 말해 지배와 감독의 잠재력이 어디에서나 동등하다는 것에 그 뿌리를 둔다.

명상은 바로 이러한 네트워크의 자유로움 속에 동일한 뿌리를 가지고 있으며, 그 원리는 우리들 각자가 끊임없는 변화의 잠재력을 가진 역동적 체계라는 것에서 출발한다. 그래서 그 안에서 일어나는 자기 치유 능력은 뜬금없는 기적이 아니라 이미 정해져 있는 규범 즉 '몸의 지혜' 이며 '몸의 타고난 지능' 에 의해서 일어난다는 진리에 바탕을 두고 있다. 즉, 우리 모두가 그 체계에 의식적으로 개입할 수 있고 나 자신의 치유에 적극적인 역할을 할 수 있는 엄청난 잠재력을 가진 유기체로서 명상의 세계에 접근할 수 있음을 의미한다.

몸의 내부에서 이루어지는 대화 안으로 들어가는, 즉 몸의 생화학적 상호작용에 개입함으로써 소위 '건강을 창조' 할 수 있다는 원리가 여기에서 나온듯하다.

이러한 인식과 관련하여 뇌와 신체의 연관성을 연구한 캔더스 퍼트는 스트레스 해소에 매우 효과적으로 작용하는 명상이 면역기능에 미치는 영향에 대해 관심을 집중시켰다.

일찍이 1970년에 허버트 벤슨은 명상이 신경계 교감 경로를 부교감 경로로 바꾸어주면서 몸과 정신의 이완반응이 일어난다고 보고하였다. 하지만 최근에는 더 나아가 분자 수준의 심신 치유 메커니즘 연구도 활발하다. 척수 양쪽에는 두 개의 신경다발이 있는데 바로 그 사슬에 정보를 전달하는 펩타이드가 많이 몰려있음이 보고된 것이다.

엔도르핀이 척추를 따라 집중되어있는 방식에서 흥미롭게 유추해볼 수 있는 것은 독맥과 방광경이라는 인체 경락의 흐름이 이와 유사하게 척수강 내와 척추 양쪽을 따라 흐르면서 신체와 감정의 불균형 및 통증을 조절한다는 원리이다. 인도의 전통 차크라[9] 이론에서 성욕부터 고차원 의식까지 육체와 정신의 모든 기본 기능들을 다스리는 미약 에너지의 중심이 바로 이 척추 영역이라 인식한 점 또한 재미있다.

동시에, 정신신체 네트워크가 억압된 외상이나 묵은 감정 등의 압력을 과도하게 짊어져, 정보가 과부하 상태로 교착상태에 빠진 채 자유롭게 흐르지 못하는 것을 '스트레스' 증상이라 규정했을 때 명상과 함께 스트레칭, 심상화 및 치료동작으로 인해 그 상황이 해소될 수 있음도 보고되었다.

결국 명상은 지혜의 정보가 흐르고 피드백이 작동하면서 자연적 균형이 유지되는 것을 목표로, 의식적으로 정신신체 네트워크 안으로 들어가 몸과 마음의 대화에 참여하는 수련법이다.

명상의 주요 메커니즘은 일정 시공간 사이에서 아무런 의식도 없이 아무 행위도 하지 않고 단순히 현재에 머물러 존재하는 데에 있다. 뭔가를 꼭 해야 한다는 의식의 강박에서 벗어나 그저 존재하는 상태로 마음을 옮기면 모든 수준에서 자기 조절과 치유가 촉진되는 것이다. 그로 인해 감정의 펩타이드가 작동됨으로써 내부 체계에 절묘한 분자적 반응이 일어나고 혈류의 양과 속도도 조절되며 그 결과 스트레스는 줄어들고 생명유지에 필수적인 물질과 영양의 공급이 원활하게 되는 것이다.

---

9) 차크라는 인도의 신비적 신체론에서 척추를 따라서 여러 개 존재하는 생명 에너지라고도 할 수 있는 집적소이다. 문자 그대로는 '바퀴'의 의미를 갖고 있다.

실제로 명상은 심신의 안정을 회복하는데 효과적이어서 불면증과 우울증의 개선에 큰 역할을 하고 면역력을 강화시켜 암 등 난치병 치료에 많은 도움을 준다. 또한 원기를 보강시키고 노인성 질환의 진행을 막는데도 응용될 수 있음이 다각도의 연구 보고를 통해 입증되어 왔다.

명상의 세계를 단순한 가설이 아니라 현실로 경험하기 위해서 제일 먼저 해야 할 일은 깨달음(覺)에 이르는 것인데, 깨달음이란 다름 아닌 무념무상(無念無想)의 상태이다. 동서고금을 막론하고 이 깨달음에 이르는 방법을 찾아 오랜 세월동안의 노력이 이어져 온 가운데 안전하고 성공 확률이 높은 명상 방법이 점차 제시되고 있는 중이다.

원래 인간이란 존재는 태어나면서부터 죽을 때까지 의식을 자신의 주인으로 삼고 살아가는 동시에, 이 의식이 만들어내는 상념에서 단 한순간도 자유롭지 못하다. 그럼에도 명상은 감히 이러한 의식으로부터의 과감한 탈출을 시도한다. 의식의 지배를 벗어나 수많은 상념의 먼지가 가라앉은 깨달음의 세계를 지향하는 것이다.

따라서, 나 자신도 사라지고 사물도 사라지고 온통 찬란한 빛만이 존재하는 무형상의 새로운 영역, 그 세계에 처음 접속되는 것만으로도 건강이 회복되고 유지된다. 그 세계에 오랫동안 그리고 자주 머물수록 인식의 차원은 높아지고 지혜는 더욱 더 빛난다고 명상가들은 말한다.

원래 명상법은 그 종류가 수를 셀 수 없을 정도로 많으며 일부는 종교적 수련을 위한 가설에서 출발한 것도 있다. 대표적으로 점령법(占領法)이라는 것이 있다. 그 내용을 보면, 우주라는 둥근 원의 통합체 속에 존재하던 고도의 인식능력이 그 껍질을 깨고 분화되면서 외부의 저차원적 의식으로 표출된 것이 곧 여섯 가지 감각기관 즉 안이비설신의(眼耳鼻舌身意)라는 것이다. 이러한 논리를 바탕으로 하여 그 감각기관 중 하나에 의식을 집중시키면서 수련을 시작한다.

이제 아름다운 산 속 깊은 계곡을 마음으로 그려 보자. 폭포 밑에 앉아 강하고 단조로운 물소리에 온통 의식을 집중시키노라면 평소 복잡하고 다양한 정보에 익숙하던 우리의 의식은 졸다 깨다를 반복한 뒤에, 결국은 아무 소리도 들리지 않고 어떤 상념도 떠오르지 않는 적막한 빛의 세계로 인도되는 가운데 우리 몸은 어느덧 산 속 폭포 가운데에 앉아있게 된다. 이것이 명상의 초기 단계이다.

명상의 숲으로 좀 더 깊이 들어가 보면 어느덧 상념 가운데에 여전히 존재하는 자신을 발견하게 되고, 그러한 자신의 내면을 바라보면서 무념무상의 세계를 기다리던 중 결국 더욱 강한 빛의 세계를 만나게 된다. 이때서야 비로소 의식의 산물인 잡다한 상념들을 무너뜨리게 되면서 무념무상은 더욱 오래 지속되고 그 속에서 지혜의 눈이 더욱 밝아짐을 경험하게 되는 것이다.

기공수련과 명상수련은 같은 의미이면서 동시에 또 다른 의미도 가지고 있다. 똑같이 빛의 세계를 동경하면서도 피차 간에 도구가 되기도 하고 결과가 되기도 한다. 어쨌든 이 두 개념을 효과적으로 통합시킨 새로운 수련방법이 최근에 등장하면서 우리의 이목을 집중시키고 있다.

그 방법을 보면 역시 우리 몸의 경락인 독맥과 임맥을 활용하여, 하단전에 모아진 빛의 기운을 뇌의 송과체까지 끌어올린다. 그리고는 정수리 백회 근처의 천문을 통해 기를 힘껏 발산시키면서 한 단계 더 높은 명상의 경지로 진입하게 되니 곧, 온통 순일한 흰 빛의 세계이고 우주이다. 이른바 기공과 명상의 통합 수련법이다.

드물지만 눈을 가린 상태에서 손끝으로 점자책이 아닌 일반 책을 읽는 예도 찾아볼 수 있다. 이것이 어떻게 가능한가? 하는 의문에 대하여 아직은 어떤 과학적 방법으로도 설명해낼 수는 없지만, 송과체라는 제3의 눈을 훈련시킴으로써 빛 속에 투영된 글을 읽어낼 수 있다는 명상계의 설명 역시 흥미롭다.

오래 전 데카르트의 심신이분법적 경험을 시작으로 지금껏 서양의 구조론적, 첨단 분석적 몸의 세계가 현대의학의 주류로서 오랫동안 그 위풍을 자랑해 왔던 게 사실이다.

그런데 어떠한가?

어느 날, 서양의 한 주류과학자의 '마음과 감정의 분자과학'으로 인해 정보 흐름의 네트워크 속에서 뇌의 재잘거림과 동양의 경락시스템이 만났다. 그리고 또 어느 사이엔가 경락시스템과 의식의 차원을 뛰어넘어 명상의 숲, 빛의 세계에 우리는 서 있지 않은가? 이것이 바로 생명을 바라보는 이 세계의 패러다임의 변화가 아니고 무엇이겠는가?

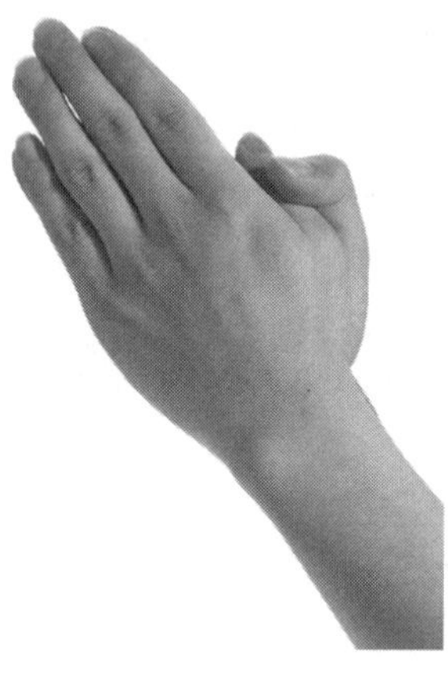

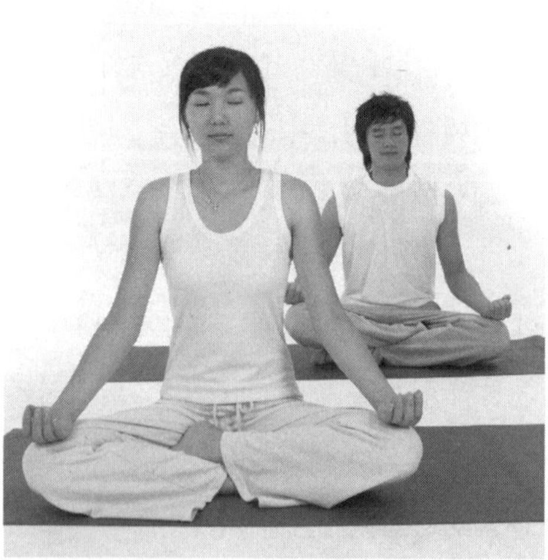

그림 5-6 기도하는 손과 선에 잠긴 손에서 명상의 빛이 보인다.

바야흐로 경락 네트워크의 침 뜸과 한약 위에 명상과 뇌의 세계를 다시 한 번 경험해야 하는 과제가 어깨에 얹어지는 순간이다. 전기와 침이 합해지는 전기침보다 그리고 레이저와 침이 합해지는 레이저침보다는 명상과 침이 합해지는 명상침이 훨씬 더 자연적이고 인간적이고 우주적이라는 생각이 든다.

'명상은 곧 공명이고 소통이다' 라는 말을 끝으로, 그렉 브레이든의 〈디바인 매트릭스〉(굿모닝미디어, 2008) 중에 나온 글 하나를 소개해본다.

모든 것은 공명 상태에 있다.
곁에 있다는 것만으로도
우리가 주변 사람과 환경과 세계에
영향을 주는 것은 이 때문이다. 따라서
우리 안이나 주위의 무엇인가가 변했을 때
그 변화가 우리 삶에 뚜렷이 영향을
미치는 것은 지극히 당연하다.

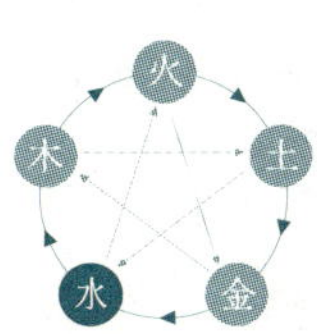

07 질병과 죽음의 건강학

의학적으로 뇌사에 대한 논란이 아직도 과학적 견해와 도덕적 견해 사이에서 팽팽히 줄다리기를 하고 있다. 모두 알다시피 뇌는 우리 몸의 가장 윗부분에 위치하면서 마치 군왕과도 같은 권력을 가지고 여러 조직 기관들을 통솔하며 조절하

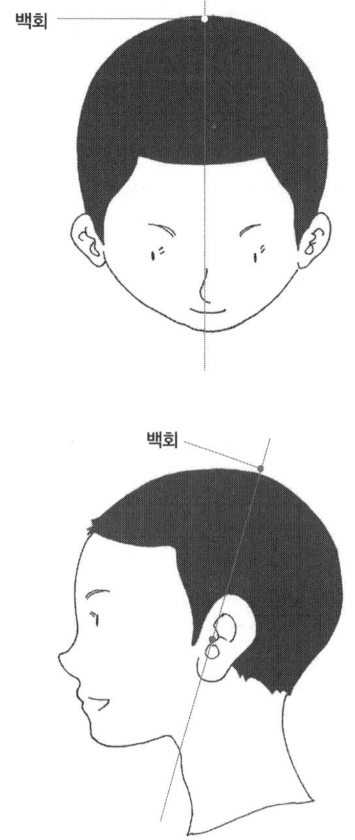

그림 5-7 혈자리 백회(百會). 귀의 상첨부 연결선과 중선이 머리 정수리에서 만나는 교차점이다. 뇌의 기능을 조절하는 고위 중추혈로 양기를 조절하며 전신 질환에 효력이 있다. 구급혈, 뇌와 정신신경질환, 기억력 증진, 치질, 탈항, 자궁하수와 통증, 코의 병, 멀미, 비듬, 탈모, 불면증 등에 효과적이다.

고 제어하는 가운데 균형 잡힌 생명선을 이어간다.

한의학 이론을 설명할 때는 먼저 12경락과 12장부에 연계성이 대두되어 인체의 기혈을 조절하고 조화를 이루는 가운데 질병을 치료하고 모든 생명 현상을 유지한다고 말하고 있으니, 얼핏 보기에는 뇌의 존재나 기능에 대한 개념이 결핍되어 있는 것처럼 보일 수가 있다. 그러나 그것은 좁은 시각으로 일부 나무만 보고 전체 숲은 보지 못한 오해의 소산이다.

동양의 옛 선인들은 인체의 각 부분을 해석할 때, 음양이론과 경락 장부라는 조화와 균형의 보편적 체계를 우선 강조하면서, 동시에 뇌는 골수, 자궁, 혈맥 등과 함께 기항지부라는 별도의 부서에 소속되어 군왕과 같은 독립적 존재로서 전체를 다스리는 역할을 수행한다고 인식하였다.

그와 동시에 12경락을 포함한 임맥, 독맥의 14개 노선 체계도 완전히 독립적 행보를 하는 것이 아니라 결국 머리 뒤쪽 즉 뇌부분으로 총 집합하는 가운데 장부 경락의 모든 기능이 이곳에서 일차 점검 조정을 받는 형태의 기 흐름 구조를 가지고 있는 것이다.

하나의 구체적 예로, 몸 뒤쪽 정중앙의 척수강 내 상하로 흐르는 독맥이라 불리우는 경맥에 백회(百會)라는 중요한 혈위가 있다. 이른바 백맥지회(百脈之會: 백 가지 맥이 모이는 곳)라 하여 모든 기혈이 다 모이고 있음을 표현하고 있고, 그 효능은 전신의 질환을 다스리고 원기가 매우 고갈하여 아래로 늘어질 때 적용한다고 하여 침과 뜸의 중요한 자극점으로 알려져 있다.

과학적인 연구 결과에서도 경락 혈위를 활용한 침이나 뜸 자극을 통하여 뇌의 관련 부분에 그 신호가 전달된다는 영상학적 또는 분자생물화학적 성과가 많이 발표되어 있다. 동시에 뇌 관련 부분을 자극함으로써 전신 장부의 질환이 치료되는 사례도 많이 발표되어왔다. 이러한 결과들을 주목한다면, 한의학 이론 속에서의 뇌의 역할이나 경락 장부 등과의 연계성이 보다 더 뚜렷하게 이해될 수 있을 것이다.

사실 우리의 뇌와 몸은 50조 개의 세포들이 각각 특정 조합을 이루고 있는 가운데 얼마나 오묘하게 창조되고 설계되었는지 모른다. 신경계의 자율적 기능은 관절 하나 하나의 각도를 계산하고 또 계산하면서 몸 전체의 움직임을 명령하고, 모든 근육들은 구부리고 펼치는 과정을 통해 서로가 협력하고 대응하면서 각각의 기능들을 발휘한다. 뇌줄기의 뇌교를 통해서는 평형능력이나 청각능력까지도 원활하게 유지되면서 그 사이의 여러 가지의 신경전달물질들은 뇌세포가 중요한 정보를 주고받을 때 제일 열심히 움직이기도 하는 등 너무나도 정교하고 섬세한 시스템 속에서 아름다운 우리의 몸이 그 맵씨와 솜씨를 자랑하고 있는 것이다.

따라서 뇌의 세포회로를 통하여 뇌 어느 부위의 어느 세포들이 활발히 교류할 때 어떤 화학물질이 어느 정도 나오는지, 이들을 어떠한 방법으로 조절이 가능한지 등에 대한 연구는 오늘날 많은 뇌질환 환자들을 위한 중요한 화두로 되어있다.

하버드대학의 뇌과학자 질 테일러는 〈긍정의 뇌(My Stroke of Insight)〉(월북, 2010)라는 책을 통하여, 본인이 직접 겪은 뇌졸중의 과정을 매우 경이롭고 흥미 있게 지켜보면서 우리 몸이 얼마나 우주적으로 자연적으로 적응하고 변화하고 살아나고 죽어가는지에 대하여, 좌뇌의 언어중추를 통해 우리에게 계속 생각의 말을 건네는 이른바 '뇌의 재잘거림' 에 대하여, 그리고 우뇌에 대한 새로운 가치관에 대하여 재미있게 서술하였다.

그녀가 직접 경험한 세계, 삶과 죽음, 질병과 회복의 과정을 통하여 그녀는 이제 뇌과학을 연구하는 학자인 동시에 뇌를 앓고 있는 환자들을 돕기 위한 여러 가지 뇌과학 이벤트를 개최하기도 하고 나아가 삶 속의 질병과 죽음 그리고 진정한 건강과 행복을 설파하는 전도사가 되어 있다.

예상치 못했던 한 순간의 황홀함과 당혹감의 교차 속에 얻은 뇌졸중 경험에 대해 그녀는 다음과 같이 서술하고 있다.

"어느 날 아침 갑자기… 뇌의 좌측에 문제(동정맥 기형으로 인한 출혈, 즉 뇌졸중)가 생긴 것 같다…라고 어렵게 인지되는 바로 그 순간, 내 삶과 나를 단단히 묶어 놓았던 끊임없는 뇌의 재잘거림이 잦아듦과 동시에, 생각을 집중하려고 하면 할수록 그 생각들이 휙휙 지나가버렸고, 내게 필요한 대답과 정보를 찾기가 불가능했으며, 대신 서서히 그 자리에 평화와 함께 평온한 행복감이 밀려와 포근하게 나를 감쌌다. 고차원적 인지능력과 세세한 일상의 기억이 사라지자, 내 의식은 여유로움과 함께 마치 우주와 내가 하나가 된 듯한 충만함에 빠졌으며… 비록 육체는 불편했고 현실 상황에 대처할 능력도 사라져버렸으나... 그러나 나를 얽매던 세상사의 재잘거림이 멈추고 겸허한 침묵이 찾아와 있었다...”

그리고 이어서 그녀는 수술 후 회복단계에 들어서는 순간부터 이제 새로운 차원의 또 다른 고민에 빠진다.

“좌뇌의 능력을 되찾게 되면 그 사이 새로 얻은 우뇌의 의식과 가치체계, 우주와 연결된 감정—이런 것을 열반이라 했던가?—등을 다시 또 얼마나 많이 희생하고 포기해야 하나?” 이런 생각과 함께 그녀는 뇌졸중의 경험과 기억을 최대한 유지하고 살려내면서 삶의 새로운 지평을 열고 있는 것이다.

이렇게 어느 한 순간 들이닥친, 질 테일러가 경험했던 삶과 죽음, 건강과 질병의 경계선의 정체는 무엇이며, 또 이러한 상황을 어떻게 하면 조화롭게 경영할 수 있는가?

‘나’ 라는 존재는 앞서 말했듯이 외부세계에서 흘러드는 수많은 감각이나 경험들을 전달하고 통합할 수 있는 수많은 세포들로 조합된 하나의 작은 우주, 소우주이다. 이 소우주의 집합 시스템이 정상 작동하면 현실 지각 능력이나 의식 또는 각 조직 기관들의 움직임이 자연스럽게 정상 발동하게 되는, 이른바 건강한 상태라고 말할 수 있는 근거가 마련된다.

이처럼 세포들의 거대한 집합처이며, 임시 처소라 표현할 수도 있는 우리 신체의 모든 것은 끊임없이 움직이는 역동적 상태로 존재하게 된다. 오묘한 우리의 뇌는 좌반구와 우반구의 긴장과 평형, 즉 좌뇌와 우뇌의 역할 분담 속에서 그 아슬아슬한 줄타기 묘기를 통해 우리에게 건강과 행복 또는 질병과 죽음의 상황을 연출하고 있는 것이다.

자신을 남들과 구별되는 특별한 존재로 인식하여 자긍심을 갖게 해주고, 일상 속에서의 개별적 사실과 세부사항들을 기억하거나 주변의 사물을 범주에 따라 체계화시키고 구별하기도 한다. 스스로가 견고한 존재라고 생각하고 판단하는 능력은 우리가 세상을 살아가는데 뒤지지 않고 열심으로 경쟁에서 이기게 해주는 중요한 자산이다.

그러나 어느 순간 뇌의 갑작스런 출혈로 인해 한쪽 뇌의 똑똑한 기능이 사라져버리자, 반대로 다른 한쪽에 숨어있던 유동체 내 감각상태가 슬며시 살아나 커다란 에너지의 흐름 속에 있는 우주적 존재로 자신을 인식시켜주는 뇌의 오묘한 조화가 시사하는 것은 무엇인가? 좌우 양쪽이 연결은 되어있으나 각각의 대립적 기능이 존재하고 그러면서도 서로 보완하고 협력하는 유기적 통일체가 바로 우리 몸이고 뇌인 것처럼 어쩌면 삶과 죽음도 그리고 건강과 질병도 비슷한 유형의 메커니즘으로 이 세계에 존재하고 있는 것은 아닌가?

과거 르네상스시대나 19세기의 문학과 철학에서 죽음은 삶의 일부로서 보편적인 가치를 지닌 것으로 간주되었고 그 사실을 인식할 때에서야 비로소 삶이 진정한 의미를 발한다고 여겼다. 반면에 죽음을 통제에 대한 최고의 도전이자 삶의 의미를 앗아가는 적으로 여긴 채, 죽음에 대한 언급조차도 불경죄로 몰며 공격적으로 대응하는 금세기 현대과학의 강박적 집착 증세는 분명 궤도 수정이라는 용단이 절실히 필요한 것 같다.

명상의 세계에 깊이 들어가 보면, 우주만큼 거대한 유기적 생명체인 자신이 우주의 흐름에 몸을 맡기는 순간 역동적인 에너지, 곧 기의 충만한 존재감과 내적 평화감에 푹 싸이는 경험을 하게 된다. 즉, 나를 포함한 주변 그리고 우리 몸 내부의 모든 것이 기 에너지 입자로 가득 찬, 매우 친밀한 동질성의 관계가 형성되어 있음을 알 수 있게 된다.

이러한 관계성을 바탕으로 미루어 생각할 수 있는 것은, 누군가에게서 좋은 기운이나 빛을 느끼고 경험하는 일, 또는 명상 기수련을 통해 몸과 마음이 단련되고 질병이 치유되는 일 등은 바로 우리 자신 깊은 곳에 존재하는 특별한 에너지의 체험이라 해석될 수도 있다. 일찍이 동양에서는 이러한 내용을 한의학적 약물 및 침술치료에 적용시키거나 자연 속에서의 풍수지리학에 응용하여 소위 명당자리를 찾아내기도 한 것이다. 그런 의미에서 고대 중국에서는 침을 놓는 혈위를 '명당' 또는 '명당공혈'이라 표현하기도 하였다.

사실 동양의 학문 그리고 한의학의 몸에 대한 인식과 그를 표현하는 언어와 개념들은 이처럼 우주의 흐름에 조화로운 에너지 역학을 직관적으로 파악하고 해석하고 응용하는 방법을 터득하면서부터 고유의 모습을 만들고 다듬어 나간 것이다.

가끔은 경험할 수 있는 일로 정신적 스트레스를 심하게 받았을 때, 습관적으로 자세가 안 좋거나 특정 질병이 있을 때, 몸의 해당 부위에 통증을 느끼거나 특별한 긴장 및 경결현상[10]이 나타나는 경우가 많다. 이러한 경우 침뜸자극, 광선자극 또는 냉온수요법 등으로 그 부위의 근육을 풀어주면 막힌 에너지가 트이고 기분이 좋아지는 것을 느낄 수가 있다.

이는 이른바, 몸 좌우 · 상하의 기를 소통시키고 정신과 육체를 소통시키며 경락과 장부를 소통시킴으로써 유기체 전체의 균형과 조화를 이루는 한의학의 가장 기본이 되는 개념인 것이다.

마찬가지로 서양의 뇌과학자 질 테일러가 생사의 위기를 통해 새로이 말하고 싶었던 점은, 단순히 삶과 죽음의 경계에서 느꼈던 아슬아슬한 추억담도 아니요, 과학이 인식한 좌뇌와 우뇌의 대립적 기능을 설명하고자 함도 아

---

10) 경결이란 조직의 일부분이 이물(異物)의 자극을 받아 변성하여 결합 조직이 증식되면서 굳어지는 현상으로 경변증(梗變症) 경화증(硬化症)이라고도 한다.

니었을 것이다. 오히려 그녀가 본 것은 과학이 파헤친 그 기능 뒤에 은유적으로 숨어 삶에 심오한 빛을 선물하는 소통과 조화의 아름다움이고 평화였으며 우주적 정체관의 발견에 대한 희열이었으니, 그것은 곧 건강, 행복 또는 우리가 추구해야 할 최고의 정신적 가치를 향한 해법이라는 것이다.

결론으로 들어가면, 복잡한 삶 속에 짜증나고 지루하고 편하지 않은 사고유형 속에 우리가 있을 때, 번잡하게 돌아가는 뇌의 인지회로를 방해하고 차단하여 원하는 패턴으로 바꿀 수 있는 또 다른 통로로의 전환이 반드시 필요하다.

따라서 좀 더 평화로운 장소로 마음을 돌리기 위해, 기도 또는 명상수련을 하거나 노래나 암송 등의 방법이 동원되기도 하며 복잡하고 불편한 의식을 바꾸기 위해 요가나 태극권 같은 비경쟁적 운동이 소개되기도 하는 것은,

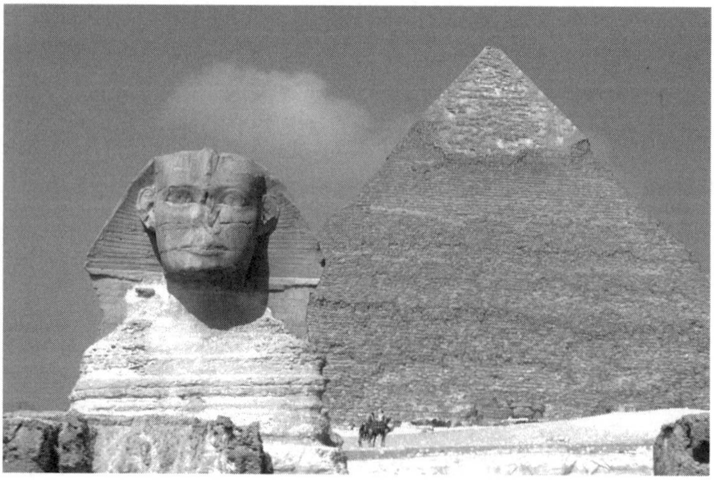

그림 5-8 스핑크스가 오이디푸스에게 냈던 질문처럼, 사람은 누구나 나서 자라고 쇠약해진다. 그리고 해가 뜨고 지듯이 누구나 병들고 죽는다. 자연의 이치는 누구에게든 사사로운 정을 주지 않고 돌아간다.

이들이 새로운 통로로의 전환을 위한 휴식이나 자기계발 및 성장에 도움을 줄 수 있다고 믿기 때문이다.

이로서 세상과 몸과 세포들이 자연스레 공감 소통하게 되고, 긍정적인 눈으로 삶을 바라보는 우리의 감정은 기쁨과 감사와 평화로운 의식으로 향하게 될 것이다. 행복해지기 위해서는 부단한 노력과 연습이 필요하다.

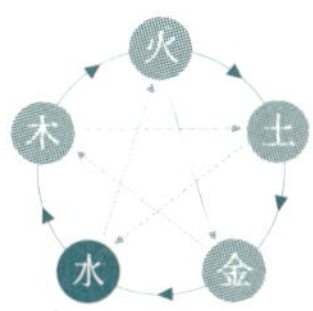

08 균형 잡힌 삶을 위한 경락 양생

삶에서 아주 중요한 일 가운데 하나가 스스로 건강을 지키는 일이다. 하지만 건강을 지키는 것에 대해 진지하게 고려하고 싶어도 실제로 지킬 방법을 찾거나 그를 실천하는 일은 그리 간단한 것만은 아니다. 많은 사람들은 바쁜 일상에 쫓겨 거의 되는대로 살거나, 나쁜 습관 속에서 질병을 얻는 일이 많으며 그런 후에는 주변에 유행하는 엉터리 처방들을 찾아 이리저리 헤매기도 한다.

사실 건강을 지키는 일이 건강을 잃고 나서 되돌리는 일보다 훨씬 쉽다. 이 말은 병을 예방하는 것이 병을 치료하는 것보다 훨씬 쉽다는 말과 동일한 의미를 지닌다. 이에 대해 서양의학에서는 몸의 면역기능 강화에 초점을 두어 왔고, 한의학에서는 몸의 정기를 보강하고 지키는 방안으로서의 해법을 추구해왔다.

헨리 소로[11]라는 사람은 몸에 대한 예찬에서 '튼튼하고 깨끗하게 빚어서

11) 헨리 소로(Henry Thoreau, 1817~1862)는 미국 사상가 겸 문학자이다. 자연에 대해서 뿐만 아니라 사회문제에 대해서도 항상 민감한 관심을 보여 왔다.

좋은 영혼을 담는 그릇으로 삼아야 하고 나무처럼 잘 자라게 해줘야 하며 자연과 하나가 되어 그 속에 녹아들게 해야 한다' 고 말하였다.

이처럼 자연에서 발생되는 생명 과정과 유사하며 그에 속해있기도 한 사람의 몸은, 살아있는 세포와 조직과 기관과 그 외의 여러 부분의 집합체로 되어있으며, 그 안에 '기(氣)' 라고 하는 생체 에너지의 순환과 함께 생명현상이 나타나게 된다. 이 과정을 통해 변화하고 적응하면서 유기체마다의 고유한 생명활동이 다양하게 유지된다.

그런데 이러한 감동적 생명의 반복 활동이 어느 날 문명의 발달과 함께 변질되어 본연의 길을 벗어나 샛길로 접어들기 시작하였다.

현대문명의 이기가 널리 활용되면서 획기적으로 발달되어 온 서양의학은 현미경이 발명된 그 시점으로부터 인간과 질병을 더욱 구조론적으로 분석하기 시작하였고 자연현상과는 매우 구분되는 의학적 방법론을 인체에 적용시켜 왔다.

그에 비해 동양의 의학, 즉 한의학은 질병의 발생 원리를 대우주 자연과 소우주 인체의 합일 개념에서 시작하여 탐구하는 것을 학문의 기본으로 삼았다. 그래서 모든 질병을 진단하고 치료함에 우선 경락과 장부에 나타나는 현상과 기능을 관찰하고 부조화 상태에 있는 인체생리 기능의 균형을 바르게 잡아주면서 전체적으로 조화를 이루게 함을 목표로 삼았다.

이것이 곧 우리 몸이 자연과 영합하여 정상적 기의 소통과 융합을 통해 인체 면역기능계의 활성화를 이룸과 동시에 몸을 도와 질병치료의 영역까지 담당한다고 하는 흐름의 철학 경락론이다.

즉, 한의학에서는 인간이라는 단위를 하나의 정교하게 짜여진 틀이라는 뜻으로 유기적 정체라 표현하듯이, 인체의 각 조직 기관의 기능은 상호 협조하고 상호 제약의 관계를 유지하면서 자체조절 능력을 발휘시키는 가운데 끊임없는 생성 운동 변화를 지속하게 된다. 그 작용근원이 곧 '기'의 운동 현상이고 이를 인체생리 기능에 귀납시킨 것이 경락론이라는 것이다.

그 이론 형성은 우주와 인간의 상응개념에서 출발하여 우주의 규율을 사상적 근거로 삼고 이를 인체에 적용시켜 질병을 다스려왔다. 이와 함께 당연히 우주 생성의 본질로 간주했던 음양오행 철학을 바탕으로 그 역동적 질서와 현상 속에서 생명체의 작용 규율도 파악했던 것이다.

따라서 만물이 운동하고 발전하고 변화해 나가는 근원은 음양세력의 모순 운동법칙으로 설명되어 왔으며 이들 속에서 균형과 상호 조화를 이루면서 생명체가 탄생되고 소멸되는 삶이 이루어진 것이다. 이를 바탕으로 건강과 노화의 문제에 그 해결점을 찾을 수 있다고 보는 것이 소위 양생과 장수의 이론이다.

그렇다면 과연 어떻게 해야 우리 모두가 참으로 원하는 바의 균형 잡힌 삶과 건강을 누릴 수 있고 오랫동안 이를 지속시킬 수 있을 것인가?

이 책의 제1장에서 이미 우리는 기에 대한 이야기를 나누었다. 아무리 많이 설명하고 그림을 그려봐도 결국 기라는 것은 우리 생명의 근원이고 과정이며 경계선이라는 것으로 결론에 도달한다.

그러나 현대과학적 도구로는 참으로 설명이 어려운 것이 기이기는 하나 그에 대한 정의나 개념이 무엇이든 어떠한가? 정상적인 기가 막히면 따뜻하게 뚫어주고, 원기가 모자라면 꽉 차게 보충해주고, 몸이 원하지 않는 나쁜 기가 웅크리고 있으면 당장 쫓아내버리면서, 궁극적으로는 균형 잡히고 조화로운 우리 몸을 만들어주면 그만이 아닌가!

그러기에 균형과 조화라는 명목으로 옛 선인들이 평소의 섭생 과정에서 가꾸어오던 비장의 무기가 있으니 그것은 곧 양생(養生) 또는 양성(養性)이라는 것이다. 오늘날의 학문에 견주어보면 예방의학의 범주정도 된다고 이해함이 좋을 듯하다.

과거 태을진인(太乙眞人)은 이러한 기 조절 양생을 위한 '일곱 가지 넘침' 을 근신하라는 뜻의 〈태을진인 칠금문〉을 내놓았으니, 그 내용은 다음과 같다.

- 먼저 언어 과다를 금했으니 말이 많으면 기가 약해진다 하였고,
- 색욕 과다를 금했으니 마음이 음탕하면 정기가 약해진다 하였고,
- 자미의 과다를 금했으니 지나친 영양식은 혈기를 약하게 만든다 하였고,
- 설정 과다를 금했으니 정액을 많이 소모하면 오장의 기가 약해진다 하였고,
- 분노 과다를 금했으니 화를 잘 내면 간기가 약해진다 하였고,
- 음식 과다를 금했으니 아무 음식이나 마구 먹으면 위기가 약해진다 하였고,
- 사려 과다를 금했으니 걱정도 팔자이면 심기가 약해진다 하는 것들이다.

또한 『황정경』[12]에 나와 있는 장수(長壽)의 묘미를 살펴보면, 우선 곤륜(崑崙)을 잘 가꾸라고 하였는데 곤륜이라는 말은 중국의 매우 높은 산의 이름에서 유래한 것으로 우리 몸의 머리를 지칭한 것이다. 즉 빗질을 자주하고 치아는 자주 상하로 부딪히고 침은 항상 삼켜야 하며, 손은 항상 얼굴에 머물러 있게 하여 기를 단련하고, 이와 함께 마음속의 욕심과 근심을 멀리 하라는 내용이다.

12) 『황정경(黃庭經)』은 도가의 경서로 양생(養生)과 수련(修練)의 원리를 담고 있어 선도(仙道) 수련의 주요 경전으로 여겨진다.

이 또한 우리 몸의 12경락이 곤륜에 해당되는 머리와 얼굴에 총 집합하는 체제를 가지고 있으니 결국 경락의 흐름을 자극하고 도우라는 의미이며 그러기 위해서는 마음을 탁하게 만드는 요인을 멀리해야 한다고 해석할 수 있는 것이다.

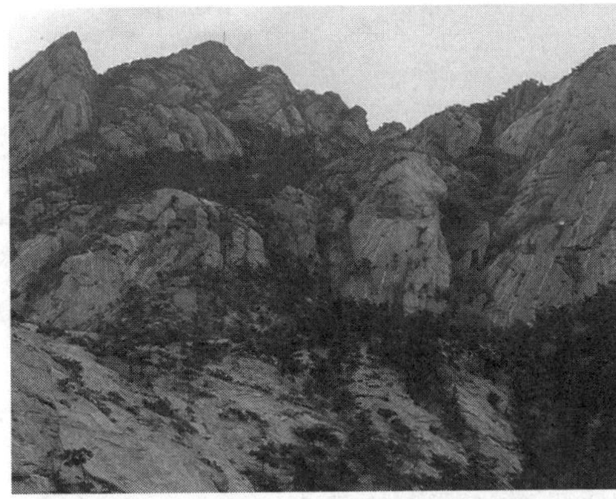

그림 5-9 곤륜산: 중국의 전설에서 멀리 서쪽에 있어 황허강(黃河)의 발원점으로 믿어지는 성산

건강하다고 일컬음은 몸과 감정, 의식과 영혼의 바람직한 상태를 말한다. 즉 육체적으로 정신적으로 사회적으로 살아가는데 아무런 지장이 없는 상태를 건강이라고 세계보건기구(WHO)가 규정하고 있는 바와 같다. 이처럼 우리 모두가 사람답게 살아가기 위해 지켜야 할 덕목 중 최고의 가치가 건강이라는 것을 깨닫는 일은 인생에 있어서 절반의 성공이라 말할 수 있는 것이다. 따라서 자연 전체와 한 몸이 되어 균형 있고 건강한 삶을 유지하기 위한 올바른 교육과 실천 노력이 필요하며 더불어 예방 섭생의 중요성과 함께 세세한 방법론도 알아야 할 것이다.

우선 의식주라는 생존의 기초 위에 가족과 사회 공동체 속의 원만한 교류를 통해 단순하고, 균형 있고, 만족스런 생활양식을 갖춰야 할 일이다. 매일매일 거할 집이 깨끗하고 쾌적하며 옷은 몸에 맞아 편안하고, 마음은 긴장이 없이 평화로운 가운데 가족 이웃과 소통하며 즐겁게 사는 삶, 살아가는데 필요한 적당량의 교육, 여가 및 취미생활을 통한 정신적 이완 그리고 가끔씩

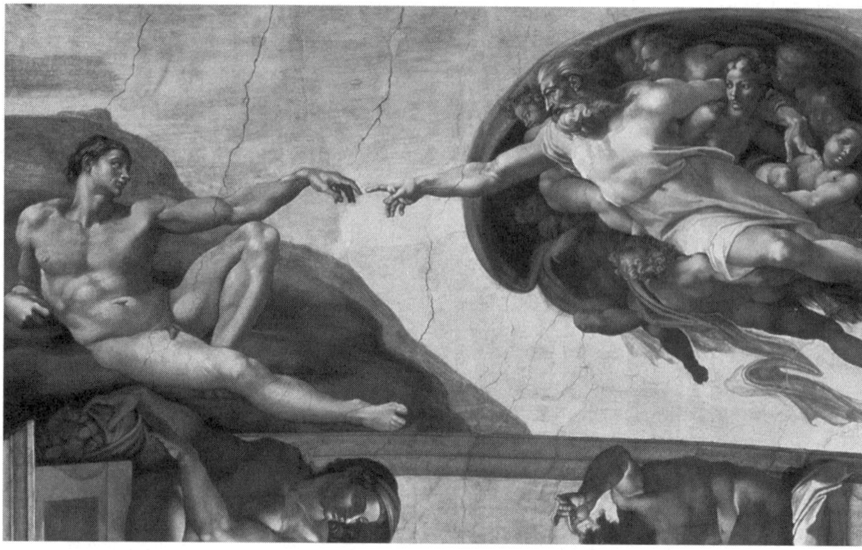

그림 5-10 미켈란젤로의 〈천지창조〉

일탈을 꿈꾸는 여행들은 반드시 많은 돈이나 큰 욕심으로만 성취되는 것은 아니다.

로마 교황청 시스티나 성당의 천정벽화로 유명한 미켈란젤로(Michelangelo, 1475~1564)13)의 '천지창조' 라는 그림의 두 손을 떠올려 보자. 커다란 의지를 가지고 천지만물을 창조한 조물주의 손은 단단한 근육으로 우뚝 서 있는 반면 언제나 수동적이고 소극적인 인간의 표상 아담의 손은 무기력하게 처지고 늘어져 있다.

풍성한 열매를 얻는 것에 소망을 두고 힘써 일하는 농부의 근육도 마찬가

13) 미켈란젤로는 르네상스 시대 대표적인 화가로 회화와 조각, 건축 등에 뛰어난 작품을 많이 남겼으며, 힘있고 감정이 담긴 인간 중심적인 표현을 시도하였다. 조각 〈다비드〉 〈피에타〉, 회화 〈천지창조〉 〈최후의 심판〉 등을 남겼다.

지다. 참으로 아름답게 단단하고 관절은 적당히 유연하여 움직임에 아무런 지장이 없음을 본다. 그러나 구경꾼의 근육들은 처지고 늘어지며 기혈의 흐름은 원활하지 못해 여기저기 질병의 흔적이 나타난다. 수리도 안하고 관리도 안한 채 오래 묵은 하수관은 빗물이 조금만 쌓여도 역류현상이 일어나 주변에 물난리를 일으키지 않는가?

미국의 전 대통령 지미 카터는 '나이 드는 것의 미덕' 이란 과연 무엇인가를 서술하는 과정에, 노년에 접어든 사람들이 여전한 건강을 유지하고 행복과 즐거움을 찾아나가는 비결을 아주 실감나게 설파하면서 자신도 열심히 실천하는 삶을 살고 있는 모습을 보여주고 있다. 그는 노년기에 도달했을지라도 여전히 목표를 갖는 것이 중요하고 타인과 좋은 관계를 유지하며 재미있는 사회활동에 항상 참가하라고 권한다. 또한 성취하고 싶은 목표를 설정하여 그에 대한 긍정적 자신감을 키우며 다른 사람에게 도움이 되는 일을 찾아 봉사하는 삶을 살 것을 권한다.

그러나 무엇보다도 가장 중요한 것은 자기존중감이다. 오래 전 학창시절에 우연히 접했던 마인드 컨트롤이라는 프로그램을 기억해보면, 여기에서도 자기존중감 또는 자긍심의 개발을 상위 목표로 설정하고 전 과정이 운영되었는데 이를 통해 평생 나 자신의 삶을 운영함에 많은 도움을 얻었던 것 같다.

마음의 이러한 정서는 육체의 건강에도 지대한 영향을 끼쳐 총체적으로 면역시스템이 강화되는 결과가 나타나면서 말기 암도 치유되거나 생존기간이 연장되는 사례도 더러 확인된다. 즉, 똑같은 말기암 증상을 가진 두 그룹의 환자를 대상으로 연구를 했던 바, 고전적인 암치료 방법을 그대로 활용하면서 종교적 신앙심과 명상요법을 추가한 그룹이 그러지 않은 다른 그룹에

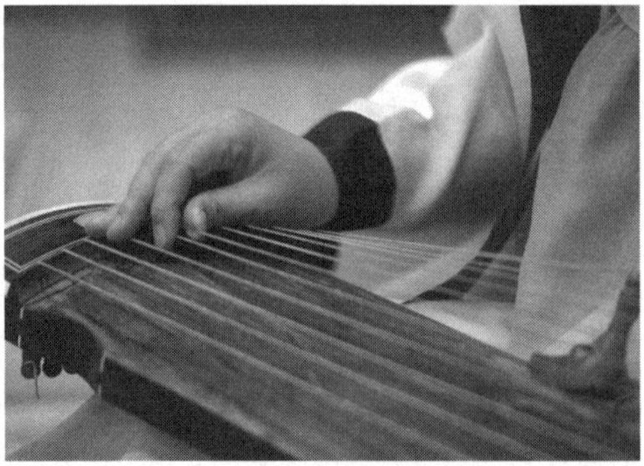

그림 5-11 가야금 12줄의 화음처럼 12경락의 음양이 균형과 조화를 이루며 들려주는 연주가 우리의 아름다운 삶이다.

비해 월등하게 수명이 연장됨을 확인한 결과가 있다.

현대 문명 속에서 단순하게 산다는 것, 말은 쉽지만 사실은 얼마나 복잡한 일인지 모른다. 탁 트인 자연 속에서 몸을 움직여 열심히 일하다가 피곤하지 않게 알맞은 때에 일을 마치고, 맑고 깨끗한 공기와 햇빛, 시냇물 소리를 항상 벗 삼으면서 손수 심어 가꾼 곡식과 야채와 과일을 먹으며 조용하고 소박하게 산다는 일! 누구나 꿈꾸는 이러한 삶을 누리기 위해 사전에 준비해야 할 과정이 그리 쉽지는 않다는 말이다.

그러나 적어도 우리가 원하는 삶은 자동적으로 내게 주어지는 것이 아니라 열심히 노력해서 얻어야 하는 것이니, 인생의 궁극적 목표를 추구하기 위한 지혜와 노력이 더해지는 가운데 기회는 반드시 오는 것이라 생각된다.

기의 운동 변화로 인하여 우주 안의 모든 사물이 생성되고 소멸되며 이것이 인체에서는 하나의 생명활동으로 인식되었음을 우리는 이미 알고 있다. 따라서 균형 잡힌 삶, 조화로운 몸과 마음은 경락의 건강한 흐름, 즉 기의 활발한 흐름과 충만함 가운데 있다. 이 소중한 우주 생명 요소를 위하여 어찌 잘 다스리고 가꾸고 보존하지 않을 수 있겠는가!

우리 몸에 똑같은 모양의 경락 흐름이 있을지라도 기가 막히다, 기가 죽는다, 기색이 안 좋다, 기가 질린다 등의 부정적인 표현보다는 기색이 훤하다, 기가 통한다, 기감이 좋다, 기가 펄펄 산다, 기똥차다 등의 긍정적인 표현으로 채워지는 건강한 경락과 삶의 방식이, 곧 우주 대자연과 함께 나를 살리고 인류를 살리는 해법이 될 것이라 확신한다.

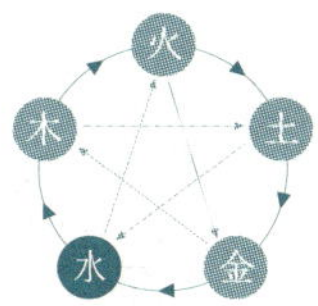

09 스토리텔링으로 한의학 몸풀기

이 책을 집필하기 시작하면서 경락과 뇌의 관계성을 통하여 동서양 양대 의학의 면면을 살피고 비교하다보니 뇌의 좌반구, 우반구 이야기가 자연스레 등장하게 되었다. 좌우반구 이야기를 통하여 또한 자연스레 철학과 역사와 문화 속으로 깊숙이 젖어들게 되었다.

그랬다. 고대 그리스 시기의 사상과 경험을 접하면서 그 시대 사람들이 사유하고 경험하는 세계관과 인체관이 동양철학의 유기적 정체관과 대부분 비슷한 유형으로 전개됨을 발견하면서 거대한 우주적 이야기 속으로, 과거 속으로 빠져 들어가는 희열을 느꼈다.

스토리텔링이라는 용어는 최근에 각 학문 분야에서 매우 활발하게 연계되어 재미있는 서사적, 은유적 표현의 도구로 등장하고 있다. 모든 학문의 발단이 나름대로의 철학적 배경과 역사와 문화를 가지고 있을 것이다. 또한 그 뿌리와 흐름의 역사를 인식하는 가운데 '온고이지신(溫故而知新)'의 정신으로 새로운 터전을 일구고 싶은 욕망은 어느 분야에서나 있을 것이다.

그렇다면 왜 '이야기' 인가? 한의학과 몸을 이해하는데 이야기가 왜 필요한 것인가?

이야기는 문제 해결을 위하여 필요한 과정이요, 요소이다. 눈 오는 겨울

밤 아이가 잠을 못자고 칭얼대면 엄마는 뒷산의 호랑이와 곶감 이야기를 해주면서 달래주기도 하고, 혹시나 사랑하는 딸이 사랑의 상처로 눈물짓고 있을 때면 엄마는 또 자신의 과거 삶을 들춰내며 어떻게 그 아픔을 이겨냈는지, 그리고 조금만 지나면 얼마나 멀쩡해지고 그 대신 얼마나 아름답게 성숙해지는지 절절히 이야기로 엮어내 준다.

심지어는 각 지방의 명칭에도 그 지역의 전통, 특성, 특산물 등에 따라 이야기가 전해 내려오니, 이른바 '전설의 고향' 이라는 구슬픈 이야기들이 일찍이 많은 사람들의 입에 회자되기도 하였다. 그리고 밤하늘의 수많은 별자리에 붙여진 각양각색의 아름다운 이름과 그에 얽힌 신화를 기억하며 잠을 설친 사람도 많았을 것이다. 그리고 우리 모두는 아마도 아라비안나이트라는 재미있는 어릴 적 이야기마저도 다 기억하고 있을 것이다.

공옥진의 병신춤부터 시작하여 안동 하회마을의 양반탈춤, 심지어는 뮤지컬의 캣츠, 오페라 유령까지 이들 모두에는 참으로 애절하기도 하고 풍자적이기도 하고 감동적이기도 한 이야기보따리가 한 가득 있어 관객들의 감동과 공감을 자아낸다.

정말 이야기를 들으면 일단 마음이 편해진다. 즐거워진다. 귀는 쫑긋해지며, 졸리던 눈은 빛나게 되고, 마음 문은 활짝 열린 채 몸과 몸을 서로 밀착시키며 행여나 놓칠세라 단어 하나하나 음미하며 듣게 된다. 그리고 점차 이야기가 진행되고 밤이 깊어지기 시작하면서 그 자리엔 흥미진진함과 함께 서로의 마음엔 '공감' 의 사다리가 연결되기 시작한다.

인간의 다양한 경험은 삶에 상당한 영향을 미친다. 즐겁고 좋은 경험으로 인해 몸과 마음이 건강을 유지하는 힘을 얻기도 하고, 고통스럽고 슬픈 경험으로 인해 몸과 마음이 큰 상처를 입어 건강에 악영향을 끼치기도 한다.

그래서 환자를 진단하고 치료함에 과거의 경험과 현재의 상황은 매우 중요한 치료의 열쇠가 된다. 이로서 의사와 환자는 질병을 가운데 두고 그 발생된 길을 따라 이야기를 시작하게 되는데 이것이 곧 의료 커뮤니케이션이다. 병이 오래되고 깊으면 그만큼 이야기는 길어지고 깊어질 것이다. 참으로 아름다운 진료실의 풍경이 아닌가!

과연 요즘의 의사들은 환자에게 얼마만큼 깊고 진실된 이야기를 전해줄 수가 있을까? 불과 서너 시간 정도의 짧은 시간동안 100명 이상의 환자를 진료해야 하는 의사들은 환자와 어떤 대화를 나누게 되는 것일까?

예전의 몸은 질병 중심의 몸이었다. 병이 나서 아프면 당장 훌륭하다고 소문난 의사를 찾아 가서 그 원인을 찾아 제거하고 나서야 드디어 치료가 완료되었다며 비로소 안도의 한숨을 내쉬었다.

그러나 21세기 들어 의학의 폭발적인 혁명이 거듭되면서 삶의 질 향상 욕구와 함께 각종 정보와 지식이 팽창하는 가운데 자기 흥미 위주의 삶이 보편화되어 환자라는 소비자 중심 의학으로 패턴이 바뀌게 되었다.

따라서 유능한 의사는 환자를 치료에 적응시키는 과정에서 우선 공감하는 마음의 장치를 건설하기 시작한다. 그리고 이것이 이야기를 이끌어가는 중심 무대 구조가 된다. 정신과 치료에서 역할 바꾸기 치료도 일종의 스토리텔링이다. 객관적인 타인의 입장이 되어서 상대의 이야기 속으로 빠져 들어갈 때 비로소 상대의 입을 빌어 자신의 허점과 모순을 발견하게 된다. 그러는 동시에 원인 치료의 해법도 찾아낼 수 있는 것이다. 이 또한 연극적 자아에서 일어나는 공감과 소통 현상이며 신통한 치료의 명약인 것이다.

일반적으로 복잡한 삶의 시뮬레이션을 그리면서, 반복과 변화가 조화를 이룬 기술로 문제 해결과정을 위한 매뉴얼이 작성되는데 여기엔 감동의 요소가 필수적이다. 그 매뉴얼이 너무 고요하고 평온하면 지루해서 안 되고, 너무 앞뒤가 산만하고 불일치하면 꽉 막힌 듯 갑갑해져서 안 된다. 적당히 밀고 당기는 긴장감과 일체감이 있을 때 비로소 감동이 일어나는 것이다.

의사와 환자 사이의 감동은 이러한 이야기의 과정을 통해 공감이라는 튼튼한 사다리가 놓이게 되고, 이젠 환자 자신이 왕이라는 환상과 자긍심 속에서 긍정적 치료를 받을 수 있도록 환자 콘텐츠에 맞춘 통섭의 스토리텔링 요법이 시작되는 것이다.

이에 서사중심의학(Narrative based Medicine)이라 불리는, '절대 진리는 없다' 라는 의식의 확산에서 나온 의학의 한 패턴이 그 모습을 드러내게 되었다. 지식 정보의 시대에 들어와 패러다임의 변화 욕구가 급격히 일어나면서, 지식 체계의 완고한 중심이 붕괴되고 쉽고 편하고 소통하기 쉬운 이야기 시대가 도래됨과 함께, 지식과 기술체계 담론에서 내러티브 이야기로의 변화, 질병중심의학에서 인간중심의학으로의 변화들이 서서히 나타나고 있는 것이다.

미국 콜로라도에 있는 한 병원을 배경으로 찍은 '패치아담스' 라는 영화가 있었다. 이는 어려운 이웃들을 위한 인간중심의학을 실천하고 있는 실화를 바탕으로 만들어졌다. 바로 병원의 기계적이고 엄격하고 딱딱한 권위주의적 분위기를 배척하고 의사의 흰 가운마저 벗어던진 채 환자와 더불어 신나게 놀이하고 웃고 떠드는 이야기로 이어지는 치료와 적응과정이 매우 행복한 장면들로 연출되었다. 이러한 과정에서 의사와 환자는 공감의 사다리를 통해 하나가 되고 치료의 속도도 상상할 수 없을 만큼 빨라지는 것을 경험하는 것이다. 여기에 바로 미래의학이 어디로 가야하는지에 대한 스토리텔링의 시대정신이 작동하기 시작한다.

소통과 융합의 시대라 불리는 지금, 예를 들어 한 시대에 공존하는 문학과 물리학과 의학이 서로 공감할 수 있는 것인가? 만일 그렇다면 그 공감의 요소는 무엇인가? 또 하나의 예를 들어 옛 시대의 철학과 의학이 오늘날의 현대과학과 의학을 만나 과연 공감할 수 있는 요소는 찾아질 수 있는가? 이는 당연히 고금을 막론하고 시대적 변화와 적응단계를 통하여 형성된 시대정신이 그 당시의 문화와 사회의 특성 및 다양성을 함축하게 된다는 사실을 인식할 때 그 해답은 자명해질 것이다.

신(神) 또는 기(氣)에너지 개념의 중심에 있던 고대 그리스 시대를 지나 르네상스 시대에 이르면 인간성 회복이라는 화두가 빛을 발하기도 하다가, 근대에 들어서서는 실증주의, 합리주의가 주장되었다. 그리고 초립자물리학이나 인공위성 발사, 또는 유전자지도 작성 등 급격한 과학의 발전을 이룬 현대에 들어와 우리 인간은 모든 것을 정복한 양 의기양양했지만, 오늘날에 와서는 어떠한가? 모두가 건강하고 행복한가? 탈현대의 시대라고 말해도 좋을 만큼 인간과 자연의 조화를 노래하며 다시 옛 시절을 그리워하고 있지는 않은가?

여기에 고대의 신 또는 기의 세계와 현대의 초미립자 사이의 관계성 존재 여부, 즉 신구시대의 정신적 교감 가능성 여부가 매우 궁금해진다. 일찍이 6세기 초반 철학자로서 우주의 생성과 변화 및 수학적 관점을 논했던 탈레스의 주장을 힘입어, 만물이 근원에서 발생하여 궁극적으로 그곳으로 다시 돌아간다고 하는, 만물의 이치와 생명 발생의 메커니즘을 대입한다면, 정신적 또는 기의 세계가 초미립자의 세계와 상당한 정도의 교감이 가능할 수 있다는 가설을 세울 수도 있다.

한편, 중국의 금원시대의 사대가 학파들은 치료의 중심을 어디에 두어

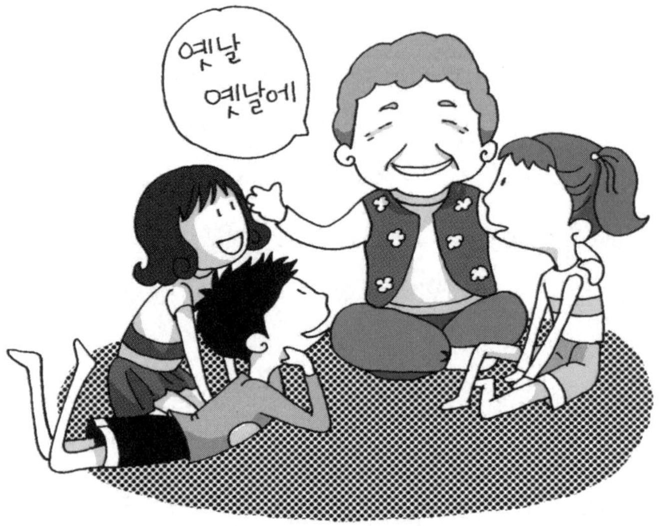

그림 5-12 이야기를 들으면 마음이 편해지고 서로의 마음에 공감의 사다리가 생긴다. 이야기는 문제해결을 위한 과정이고 요소이며 앞 세대의 세계관과 가치관을 다음세대에 전달하는 강력한 방식이다.

야 하는지에 대한 제 각각의 주장을 나름대로의 설득력 있는 이야기로 설파하여 그 시대의 치료의학을 선도하였다. 그런데 한국 한의학에도 그러한 시대정신이 다분히 존재함을 볼 수 있다. 중의학과 구별되는 신토불이의 정서가 깃든 허준의 동의보감, 몸의 체질을 분류하여 치료에 응용했던 이제마의 사상의학 등, 여러 학파의 한의학 이론들이 각기 그 고유의 색깔을 나타내며 그 시대의 정신, 그 시대인에 딱 맞는 이른바 맞춤치료를 선도하였던 것이다.

고대 그리스 철학의 당시 사상과 경험을 기반으로 해도 좋고, 한의학의 관점에서 우주 자연과 깊은 관계 맥락을 형성하고 있는 경락학적 몸담론을 재료로 삼아도 좋다. 환자와 의사가 허심탄회하게 놀 수 있는 열린 마음의 공간과 여유가 존재할 때, 질병마저도 삶의 일부로 이해하고 다스릴 수 있는 긍정의 이야기가 만들어질 때, 환자의 세미한 감각은 신뢰와 자신감으로 무장될 수 있을 것이다. 그리하여 온 몸에는 탄력이 생겨 피부를 뚫고 들어가는 침 자극은 어느덧 긍정적 무해자극, 황홀한 자극으로 작동될 것이며, 목젖으로 넘어가는 쓰디 쓴 한약도 '달콤 쌉쌀한' 시럽으로 탈바꿈해 참으로 즐거운 치료 과정이 연출될 수 있을 것이다.

바야흐로 미래의 의료 콘텐츠는 인간중심적, 서사적이어야 한다는 근거하에 제3의료, 즉 신의학의 관점에서 서사중심의학의 개념이 태동하고 있는 것이다. 여기에는 의료의 방식과 시스템의 변화가 당연히 수반되면서 행복과 삶의 질 향상을 위한 복지나 건강추구 문제가 강하게 대두될 것이며 소비자 욕구의 다양성에 따른 새로운 맞춤형 의료 패턴이 출현할 것이다.

미래 사회나 미래 의학에 대한 예측은 이 책에 자주 등장하는 뇌의 좌우 반구를 중심으로 한 몸담론을 보더라도 과거와 현재의 시대정신에 입각한 분석을 통해 얼마든지 가능하다고 본다.

요즘 대학에 많이 대두되고 있는 교육 시스템의 하나인 문제 중심 교육(PBL)방식 개발 프로젝트도 바로 이러한 관점에서 출발한 것이다. 지식이나 기술을 중심으로 한 교육에서 벗어나 학문에 대한 올바른 정체성 확립과 함께 문제 인식과 해결을 위한 방법론을 구축하려는 움직임이 크게 대두되고 있는 것이다.

이에 더하여 의학의 영역에서는 기초학문과 임상학문의 연계성 교육 및 연구 풍토가 더욱 절실해지고 있는 가운데, 지식의 함양은 물론이고 타 유사 학문과의 소통과 융합을 통한 새로운 의료모형, 삶의 질 향상을 위한 새로운 의료방법론 구축이 더 큰 과제로 남아있다.

'만물은 흐른다'고 주장한 헤라클레이토스의 관점을 다시 상기시켜 본다. 시대의 흐름과 시대의 정신 그리고 문화의 변천에 따른 에너지와 생명을 담은 미래의학이 저만치서 우리를 기다리고 있음을 주지하면서 더 많은 긍정과 소통의 이야기들이 재잘거려주기를 기대한다.

10 21세기 러브소나타- 몸맘 만지기

몸 안에 마음이 있다

유기체 내 모든 체계의 상호 연결성을 강조하는 네트워크 개념에는 기존 주류과학의 패러다임을 깨는 다양한 의미가 함축되어 있으니 몸이 마음을 또는 마음이 몸을, 지배하거나 지배당하는 것이 아니라 '마음은 그냥 몸이 된다' 고 한다.

같은 의미로 다이앤 코넬리가 처음 제안한 '몸맘(bodymind)' 이라는 용어는 '몸과 마음은 분리되지 않는다' 는 뜻으로 동양적 사고가 많이 개입되어 있다.

인체의 수많은 정보를 기억하고 보전함에 의식적 행위와 무의식적 행위 사이의 대화는 펩타이드와 그 수용체들의 역할로 이루어짐이 연구 결과 나타났다. 지능적 정보가 한 계통에서 다른 계통으로 이동하는 정신신체 네트워크는 곧 '이동성 뇌' 와 같은 역할을 하면서 신경, 호르몬, 위장 및 면역계를 상호 연계시켜 마음과 정신 즉 감정이라 부르는 세계의 활동 통로 역할을 맡게 된다.

사랑과 미움의 마음, 정신, 영혼 등을 포함하여 감정의 분자 개념에 대해 생화학자 캔더스 퍼트는 몸의 정보를 물리적 실재로 변환시키는, 즉 마음을 물질로 변형시키는 세포수준의 신호로 보아야 한다고 설명하였다.

또한 현대인의 심각한 병 우울증에 대하여 프로이드는 특히 자기 자신에게 돌려진 억압된 분노라 표현하였다. 이처럼 평소 몸의 특정 펩타이드 흐름과 동행하는 감정이 표출되지 못하고 만성적으로 억압된 채 내부에 쌓이면 정신신체 네트워크에 지장이 초래되어 우울증이나 불면증 등을 유발시킬 수가 있는 것이다.

그러니 몸과 마음을 통일시키는 정직한 감정은 참으로 건강한 것으로, 분노 공포 슬픔 평화 용기 기쁨 등의 감정이 밖으로 적절하게 표출됨으로써 우리를 긍정적인 세계로 인도해준다. 이처럼 심신 세포 수준의 의사소통이 건강과 질병을 이해하기 위한 기반이 된다는 희망은 새로운 패러다임의 의학을 위한 매우 소중한 재료이다.

원시적 단세포 동물인 테트라히메나는 인슐린, 엔도르핀 같은 인간이 만드는 똑같은 펩타이드를 제조하는 것으로 알려져 있는데, 그것의 단세포 표면에서 인간 뇌에 있는 아편제수용체, 즉 감정의 공통 유산이 발견되었다는 사실이 재미있게 느껴진다. 감히 만물의 영장이라 어깨를 으쓱하기엔 약간 체면이 안서는 듯하지만, 이것은 곧 단세포에서 인간을 거쳐 우주에까지 이르는 공명의 이야기로 연계됨을 의미한다.

유기체 전체에서 뇌와 분비선들이 면역계 소화계 자율신경계와 연결하는 정보체계를 가지고 있다는 증거로, 면역세포상에 나타나는 어떠한 수용체도 다 뇌세포에서 발견된다는 점을 들 수 있다.

이처럼 분자 수준에서조차도 마음과 몸 사이에 어떤 구분도 없다. 인간과 단세포 동물 사이에 감정의 분자까지 공유되고 있다는 사실에서, 유기체의 정보체계가 질병을 이해하고 그에 관한 치료법 세우기에 보다 쉽게 접근할 수 있는 열쇠를 찾을 수도 있는 것이다.

그러나 아직은 마음과 감정이 면역기능이나 소화계 등 기타 기능에 얼마나 영향을 주는지에 대한 실험실 데이터가 부족한 실정이다. 한의학의 오행귀류에서도 설명한 바와 같이 여러 종류의 생각과 느낌, 또는 감정들이 어느 질병에 어떻게 특이적으로 영향을 주는지에 대한 과학적 연구가 필요하다.

'증거의 부재가 부재의 증거는 아니다' 라는 유명한 실험실 표어가 있듯이, 마음의 세계, 정신영역에서 일어나는 일을 과학적 용어로 규명하기란 쉽지는 않다. 그럼에도 최근 몇 년 전부터 특히 몸맘의학, 마음과 몸을 연계지어 다루는 심신의학 영역에 대한 새로운 인식이 점차 확산되는 가운데 과학적 증거 데이터를 제시하라는 강한 요구를 받고 있음도 사실이다.

그러나 암의 발생 메커니즘을 보더라도 마음과 몸의 관계성은 여실히 증명된다. 즉, 어떤 종류의 스트레스이든 이들은 모두 펩타이드의 흐름을 방해하는데 이때 부가적으로 면역계 자연살해세포의 종양 공격 능력에도 지장을 주게 되어 속절없이 암의 침범을 받을 수도 있는 것이다.

이와 같이 몸과 마음을 연계시켜 그 체계를 바로 인식하고 끌어안는 그곳에 한의학의 경락체계도 한 몫을 담당할 수 있을 것이다. 각 장부와 연계된 경락은 어쩌면 면역세포와 수용체들이 고속도로처럼 오가는 미세 경로로서 그 기능을 발휘할 수도 있고, 펩타이드를 함유하는 랑게르한스 피부세포가 그 길을 따라 존재한다는 단서로서의 정보 통로일 수도 있다.

한의사가 침을 놓다보면 환자의 몸에서 미약에너지를 느끼는 경우가 있다. 침을 통한 물리적 자극은 몸의 수용체와 리간드들의 결합을 유도하면서 함께 복잡하고 역동적인 춤을 만들어내는데 이때 바로 미약 에너지가 발생되는 것이 아닐까 추론해볼 수 있다. 또한 침을 놓는 행위를 통해 의사의 마음과 감정이 환자에게 전달되고, 동시에 침자극에 대해 신뢰와 기대로 찬 환자의 마음이 의사에게 전달될 때, 그 사이에서 일어나는 기의 진동, 공명현상은 치료의 효과를 극대화시킨다. 이것이 바로 '엄마 손은 약손'의 효과이다.

병이 호전될 수 있다는 기대가 실제로도 결과를 변화시킨다는 플라시보 효과는 치유에 마음이 관여한다는 강력한 증거로서 심신의학의 차원에서는 결코 배제할 수 없는 치료 효과의 또 다른 패턴이라 여겨진다.

신체정신요법이라는 것도 있는데 척추지압을 통해 치유 에너지와 감정의 수준을 접속시켜 각성을 유도하는 치료법이다. 즉, 치료사가 척수 양쪽을 지압해줌과 동시에 의식 안으로 떠오르는 외상의 시각적 이미지를 대화와 함께 털어내 줌으로써, 환자는 자율신경절에 오래 전 저장된 외상의 기억과 감정이 함께 방출되는 경험을 할 수가 있다. 경락의 순환에서 척추 중심과 그 양변으로 흐르는 독맥과 방광경의 혈위들이 내부 장기의 속성이나 감정 영역에 연계되어 치유효과를 발휘하고 있는 것과 비슷한 원리이다.

이처럼 몸 안에 쌓여 막혀있는 감정이 에너지의 흐름, 즉 기혈의 소통을 막아 전신 건강에 고장을 일으킬 때, 침술이나 명상, 신체정신요법 또는 두개천골요법 등의 에너지 만지기로 인해 환자는 가슴에 묵어 잠자고 있던 병의 요소들을 다 털어내 버릴 수가 있는 것이다.

소통과 흐름을 매개로 유기체 전체를 살아 움직이게 하는 것, 이것을 물리학자와 철학자들은 미약 에너지라 불렀고, 한의학에서는 경락의 기로 정의하였다. 그리고 인도에서는 프라나라고 불렀고, 프로이드는 리비도, 앙리 베르그송은 생명의 비약이라 불렀던 반면, 캔더스 퍼트는 감정의 생화학분자 즉 신경펩타이드와 그 수용체들이 운반하는 정보의 자유로운 흐름이라 여겼다.

다시 말해 인간의 정신세계는 물리 영역에서는 펩타이드와 그 수용체로

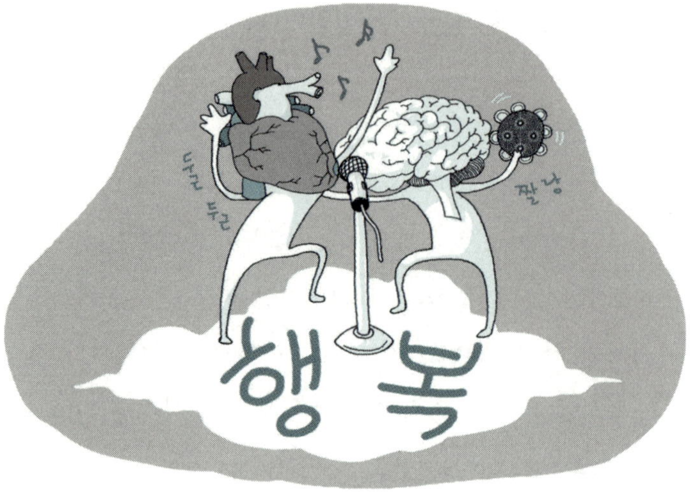

그림 5-13 몸과 마음을 조화시키는 정직한 감정은 건강한 것으로 우리를 긍정적 세계로 인도해 준다.

서, 물질 밖의 영역에서는 우리가 경험하고 느끼는 감정과 영혼의 정보로서, 마음과 몸 두 영역 사이를 여행하면서 건강에 영향을 주고 있는데 이것이 바로 경락의 체계에서 기의 조절 이론, 즉 조기치신(調氣治神)의 이론으로 설명되고 있는 내용이다.

행복이란 것도 결국, 감정의 요소가 정신신체 네트워크를 통해 자유롭게 흐르며 몸의 여러 계통 기관 세포들을 조화롭게 조정해서 유연하고 리듬 있게 움직이도록 할 때 느껴지는 감정이다. 이 행복감 역시 건강과 직결되어 있음은 몸의 생리와 감정의 불가분의 관계를 한번 더 대변하고 있는 것이다.

그러기에 때로는 환자를 치유하는 과정에 놀이를 동원하는 것도 바로 이러한 이치에서 나온 것이다. 놀이를 통한 정신적 이완으로 내면의 조깅을 기대하며 어린아이 같은 감정적 건강을 유지시켜주는 차원의 노래, 춤, 운동 등이 응용되기도 한다. 때로는 따스한 족욕을 시켜주면서 발을 어루만져주거나 가슴 깊숙이 끌어 안아주는 우주적 예수의 큰 사랑도 경험시킨다.

마음과 몸과 영혼이 공존하는 실체를 의학적 치료환경 안으로 가져오는 일은 우리의 소우주에 상대되는 대우주를 인식하고, 하늘 안의 커다란 정신 신체 네트워크 안에서 전일적(holistic) 사고로 접근할 때 가능하다.

그런데 우리라는 많은 점들을 이어주고 의사소통시키고, 조화시키고, 통합시키는 요소는 무엇인가? 지금껏 말해왔듯이 감정이다. 감정이 연결선이 되어 공감 연민 기쁨과 슬픔으로 각 사람과 사람의 사이를 흐르고, 우리 몸을 돌아다니면서 그 안의 모든 세포들이 함께 반응해서 진동하는 것, 곧 감정적 공명이라는 것이다.

이렇게 감정의 분자들이 모두 함께 진동할 때 모든 생명의 단일성은 유지되며 그곳엔 곧 평화가 깃들게 된다. 몸의 평화요, 사회의 평화요, 인류의 평화이다. 그리고 그것은 곧 몸과 마음과 영혼의 건강함이다.

어느 과학자가 말하였다.

"과학은 인간과 대자연을 이해하기 위한 탐구였고 진리의 탐색이었다. 가장 숭고한 형태의 과학은 신비한 차원의 영적 노력이고 진리를 찾아가는 노력이다. 그리고 그 노력은 우리 자신과 서로에 대한 신뢰에 바탕을 두고 협동과 의사소통의 가치를 보듬어 안는다."

태초에 하나님이 천지를 창조하사 코에 생기를 불어 넣었던 그 시점부터 오늘까지, 음양오행의 우주는 여전히 우리 몸 경락에 생명의 기를 불어넣고 있으니 부단히 몸과 마음의 에너지를 만져주며 살아볼 일이다.

참고문헌

1) 과학사상연구회, 과학과 철학, 서울, 통나무, 1992
2) 김완희 외, 한의학의 형성과 체계, 대구, 중문, 1990
3) 김용옥, 노자철학 이것이다, 서울, 통나무, 1989
4) 김현원, 생명의 물 기적의 물, 서울, 동아일보사, 2008
5) 김홍경, 동양의학혁명 총론, 각론, 서울, 신농백초, 1999
6) 로돌포 이나스, 꿈꾸는 기계의 진화, 서울, 북센스, 2007
7) 박찬국, 한의학특강, 서울, 집문당, 2002
8) 스툭스 외, 과학적으로 논증한 임상침구학, 서울, 정담, 2011
9) 윤길영, 동의학의 방법론연구, 서울, 성보사, 1983
10) 이언 맥길크리스트, 김병화 역, 주인과 심부름꾼, 서울, 뮤진트리, 2011
11) 이영준, 악관절을 이용한 전신치료의학, 서울, 고려의학, 2007
12) 장회익, 물질, 생명, 인간, 서울(파주), 돌베개, 2009
13) 장회익, 삶과 온생명, 서울, 솔, 2004
14) 전국한의과대학 진단생기능의학교실, 생기능의학, 서울, 군자출판사, 2008
15) 전일동, 약동하는 우주, 서울(파주), 자유아카데미, 2009
16) 제러미 리프킨, 공감의 시대, 서울, 민음사, 2010
17) 존슨 얀, DNA와 주역, 서울, 몸과 마음, 2002
18) 지미 카터, 나이 드는 것의 미덕, 서울, 끌리오, 1999
19) 질 볼트 테일러, 장호연 역, 긍정의 뇌, 서울(파주), 윌북, 2010
20) 최용태 외, 침구학, 서울, 집문당, 1998
21) 최혜실, 스토리텔링-그 매혹의 과학, 서울(파주), 도서출판 한울, 2011
22) 캔더스 B, 퍼트, 김미선 역, 감정의 분자, 서울, 마루벌(시스테마), 2009
23) 프리초프 카프라, 이성범, 김용정 역, 범양사출판부, 1989

24) 필립 매피톤, 매피톤 건강법, 서울, 고려의학, 2004

25) Beck RW. Functional neurology for practitioners of manual therapy. London. Churchill Livingstone. 2008.

26) Bland JS. et al. Clinical nutrition: a functional approach. Gig Harbor. Institute of Functional Medicine. 2004.

27) Chaitow L et al. Multidisciplinary approaches to breathing pattern disorders. London. Churchill Livingstone. 2002.

28) Haines DE. Fundamental neuroscience for basic and clinical applications. London. Churchill Livingstone. 2005.

29) Iain McGilchrist. The Master and his Emissary. New Heaven & London. Yale. 2009.

30) Kandel ER et al. Essentials of neural science and behavior. New York. McGraw-Hill. 2002.

31) Kandel ER et al. Principles of neural science. New York. McGraw-Hill. 2002.

찾아보기

찾아보기

찾아보기

찾아보기

찾아보기

찾아보기

찾아보기